中国苗医史

主　编　田华咏　杜　江

中医古籍出版社

中国苗医史/田华咏，杜江编著. -北京：中医古籍出版社，2008.8

ISBN 978-7-80174-647-4

Ⅰ. 中… Ⅱ. ①田…②杜… Ⅲ. 苗族-民族医学-医学史-研究 Ⅳ. R291.6

中国版本图书馆CIP数据核字（2008）第100701号

中国苗医史

田华咏 杜 江 主编

责任编辑 伊广谦

封面设计 于天水

出版发行 中医古籍出版社

社 址 北京东直门内南小街16号（100700）

印 刷 北京亚太印务有限公司

开 本 850mm×1168mm 1/32

印 张 11

字 数 276千字

版 次 2008年8月第1版 2008年8月第1次印刷

印 数 0001~2000册

ISBN 978-7-80174-647-4

定 价 20.00元

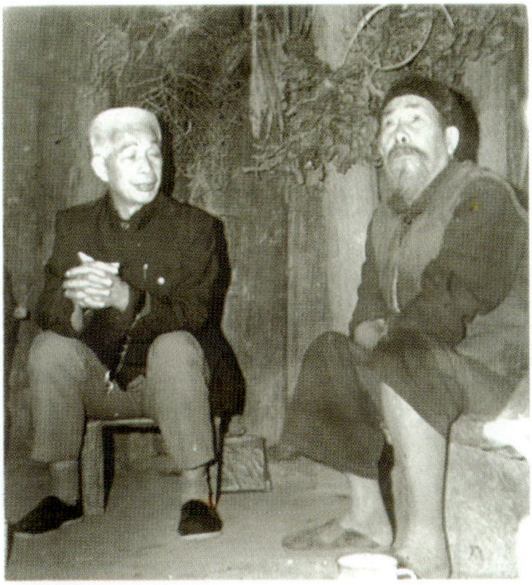

1986年10月14日，湖南省人大常委会副主任石帮智老红军到花垣县猫儿乡老苗医龙玉六家，与龙玉六亲切交谈，实地考察苗族医药。左1为石帮智。（资料照片）

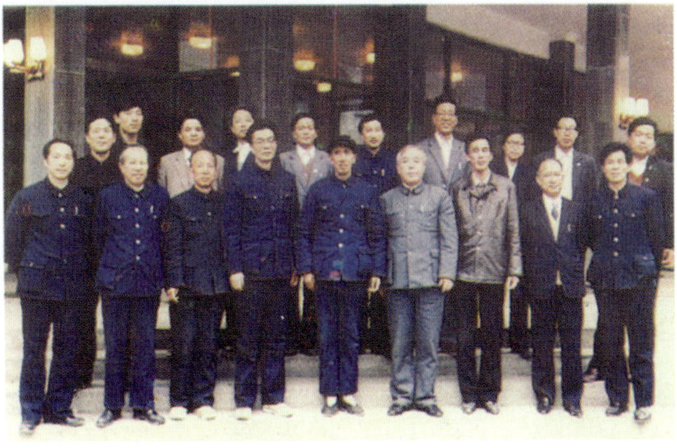

1988年5月，卫生部副部长兼国家中医药管理局局长胡熙明考察湘西民族医药。（前排右四为胡熙明、右五为老苗医刘开运）（吴长初摄）

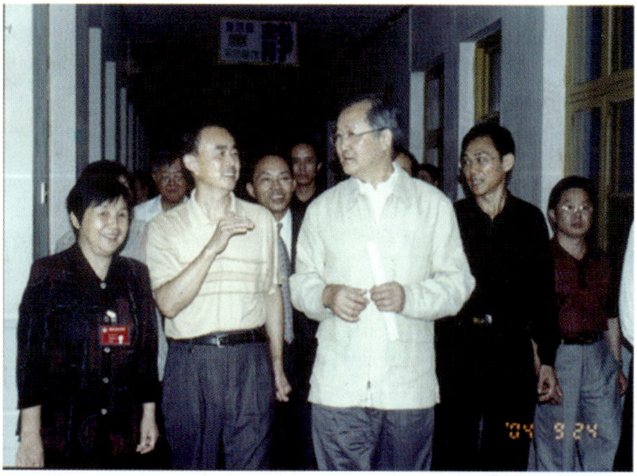

2004 年 9 月 24 日，卫生部原部长张文康考察湘西民族医药研究所。（右 3 为张文康部长，左 2 为田华咏）（资料照片）

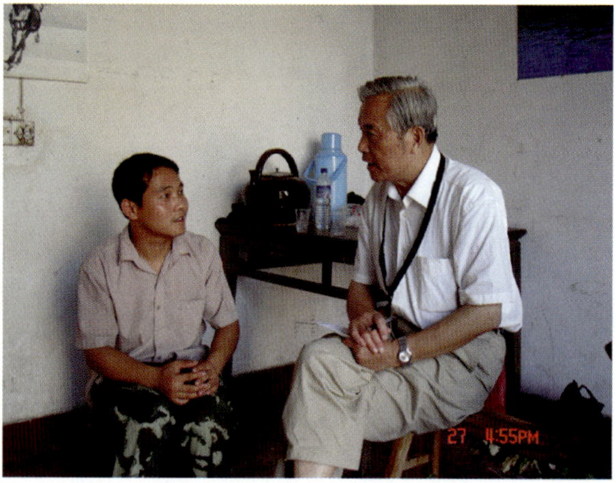

中国民族医药学会会长、国家中医药管理局原副局长诸国本教授考察苗医药。诸会长与湖南省麻阳苗族自治县青年苗医亲切交谈。（田华咏摄于 2007 年 9 月 27 日）

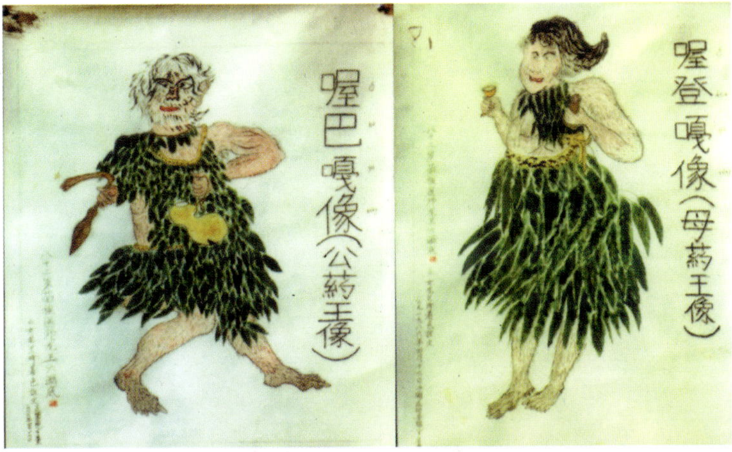

湖南省花垣县老苗医龙玉六手绘的苗族“药公”“药母”像

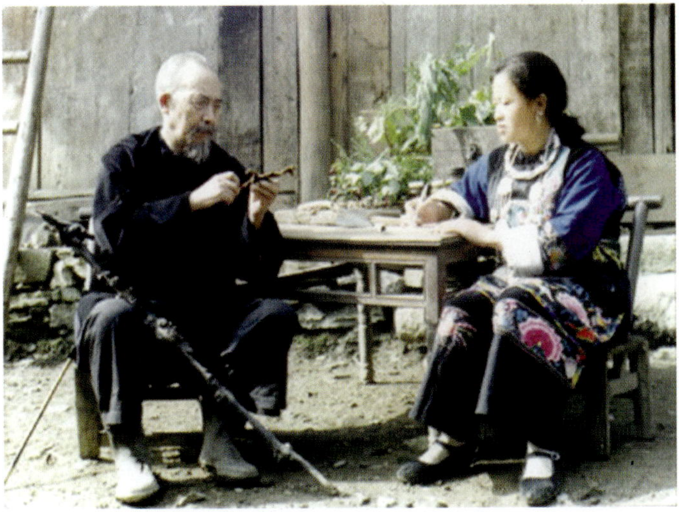

湖南省花垣县老苗医龙玉六传授苗医

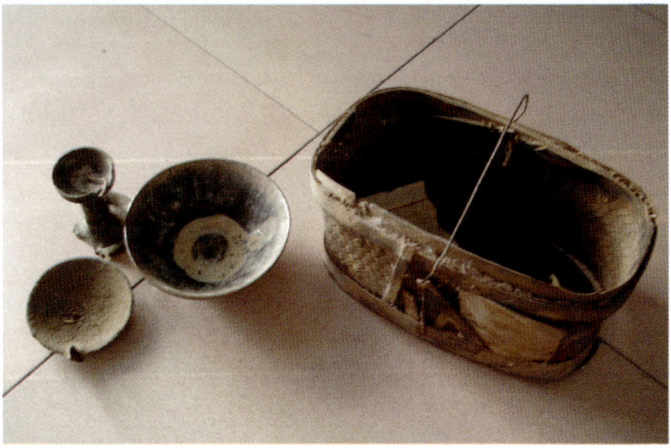

麻阳苗族自治县苗族民间医生用于灯火疗法的油灯，用于火功疗法的油火碗。(田华咏摄于 2007 年 9 月 27 日)

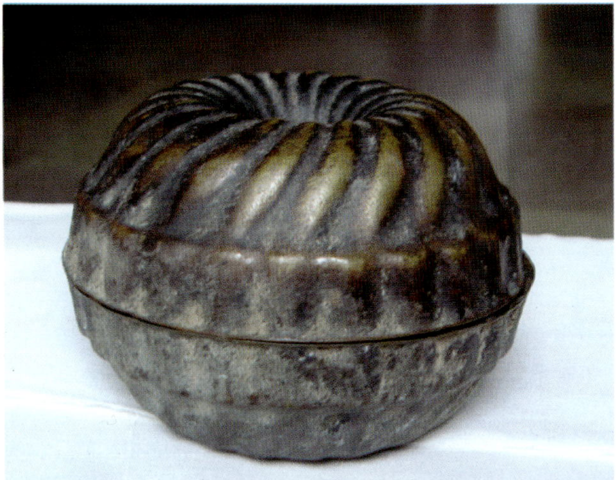

苗医冲“阴阳水”器具。(田华咏摄)

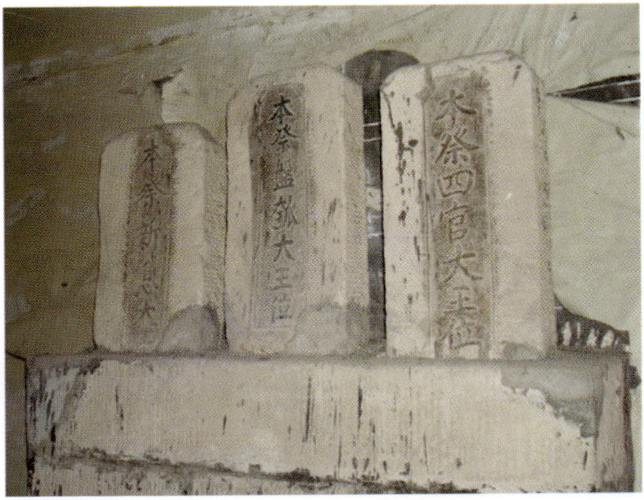

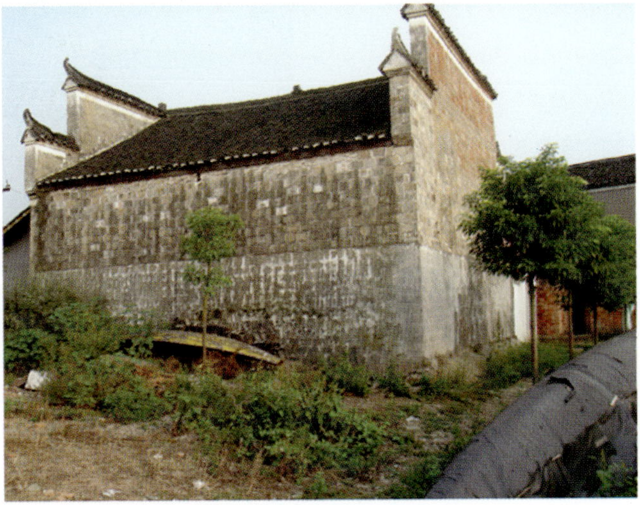

以上为麻阳苗族自治县漫水盘瓠庙群

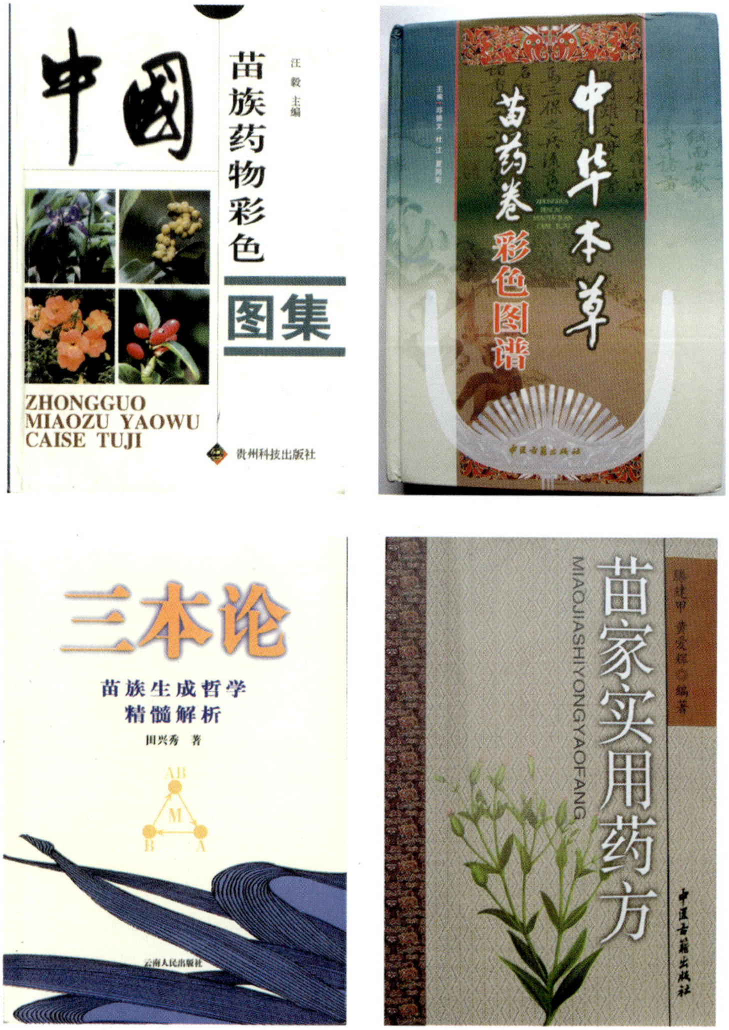

已出版的部分苗医药著作

《中国苗医史》编委会

主　　编　田华咏　杜　江

副 主 编　滕建卓　田　兰

编　　委　(按姓氏笔画为序)

田　兰　田华咏　杜　江

张元忠　张东海　滕建甲

滕建卓

编写单位　湘西土家族苗族自治州

民族医药研究所

贵阳中医学院

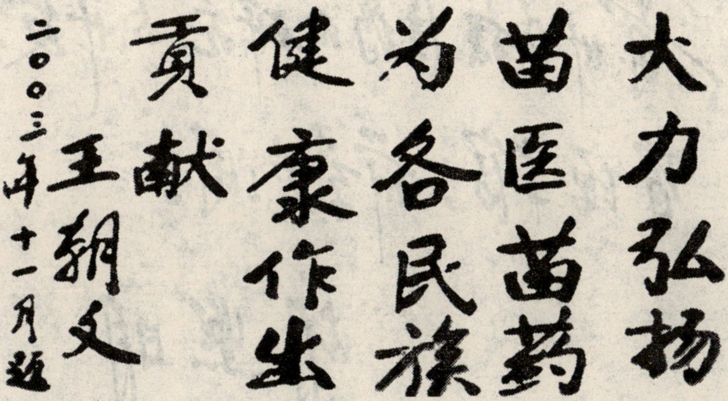

2003 年 11 月 9 日，贵州省原省长，全国人大常委会民族委员会原主任王朝文同志在“第一届中国贵州龙里苗医药文化博览会”期间，为老苗医罗琪林先生题词。

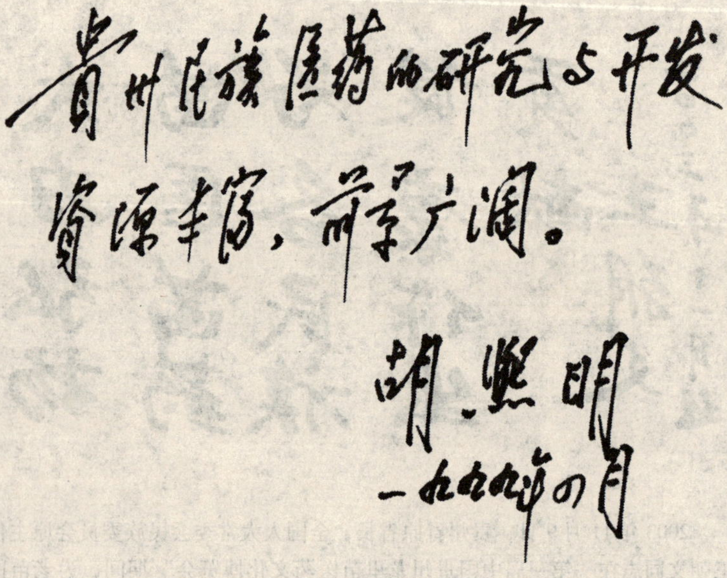

卫生部原副部长胡熙明为贵州苗药研究与开发题词。

上溯史源　下传真经
草木药石　罗其成林
前承祖先　后惠人民

諸国本
二〇〇六年
四月一日

2006 年 4 月 1 日，中国民族医药学会会长，国家中医药管理局原副局长诸国本教授为湖南省怀化市百草堂老苗医罗琪林先生题词。

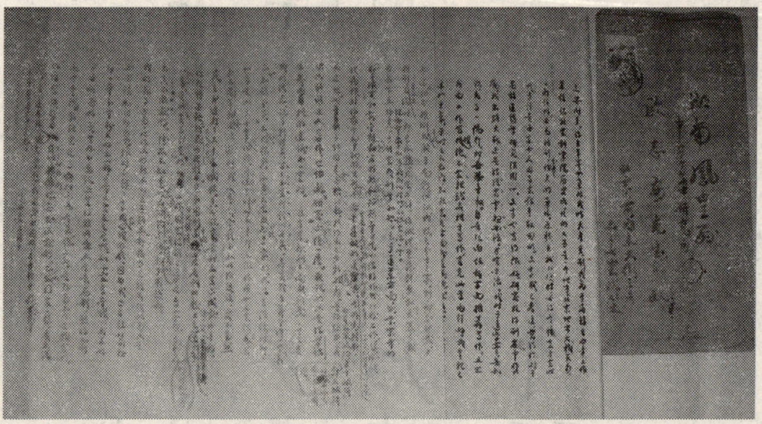

我国著名文学大师沈从文先生 1983 年 2 月致信凤凰县中草药研究所欧志安苗医，探讨苗医药发展。（欧志安供稿）

主编简介

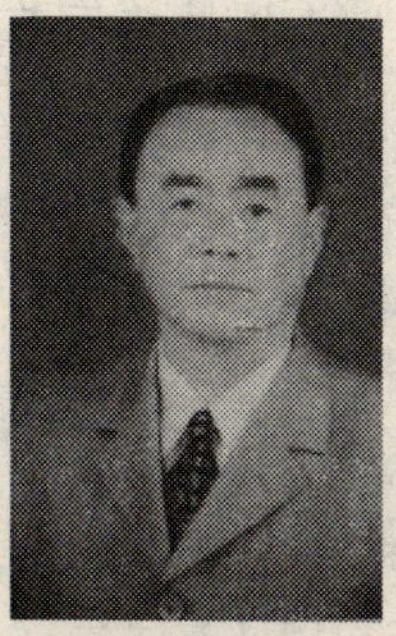

田华咏，男，土家族，湖南省龙山县人。1971年毕业于解放军军医学院（现南方医科大学）。供职于湘西土家族苗族自治州民族医药研究所，任所长20年。从事民族医药研究30余年。现任中国民族医药学会土家族医药专家委员会主任委员，湖南省中西医结合学会民族医药专业委员会主任委员，湖南省中医药学会民族医药专业委员会副主任委员，湖南省中医药科技奖励评审专家等职务。曾任湖北民族学院客座教授，湘西自治州科技奖励评审委员会委员。

主编出版学术著作有：《土家族医药学》（1994年）；《中国民族药炮制集成》（2000年）；《土家族医学史》（2005年）；《土家族医药研究新论》（2006年）。联合主编出版学术著作有：《苗族医药发展史》（2007年）；《苗医正骨》（2007年）。以上著作均由中医古籍出版社出版，公开发行。合作出版学术著作（副主编）有：《中国民族医药外治法大全》（1994年）；《中国民族民间特异疗法大全》（2006年）；《土家医方剂学》（2007年）。还参编出版学术著作多部。在国内学术期刊上发表有关土家族、苗族、侗族、瑶族、白族等南方民族医药学术论文百余篇。

曾获国家中医药管理局基础研究奖1项，湖南省科技进步奖3项，还获厅、州级科技进步奖10余项。

近年来，先后获" 湖南省职工自学成才奖"、" 全国职工自学成才奖"、" 全国职工自学成才标兵"、" 中国中西医结合贡献奖"、" 全国中医药科技管理工作优秀工作者"、" 全国民族医药工作先进个人"、" 湘西自治州科教兴州奖"、" 湘西自治州十大新闻人物" 等多项奖励或荣誉称号。

主编简介

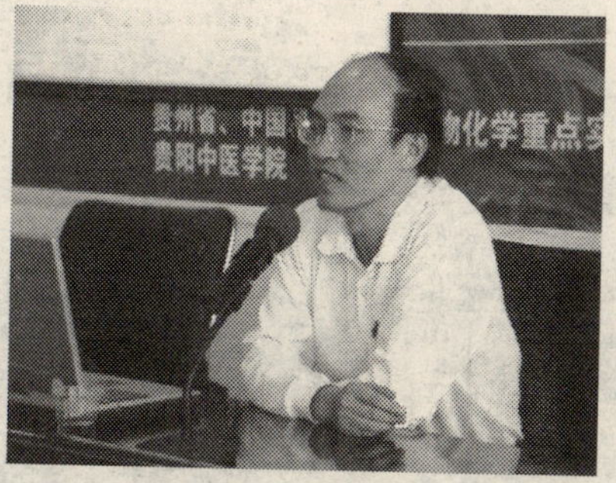

杜江，男，汉族，1959年出生于贵州省织金县。教授，硕士生导师，贵阳中医学院学科带头人。1982年毕业于贵阳中医学院药学系，同年分配到原贵省中医研究所从事科研工作，历任研究室主任、副所长等职。现任贵阳中医学院药学系副主任，贵州省中医药研究院民族医药研究所副所长。主要从事苗族医药基本理论、民族药的研究与开发方面的工作。获科技进步奖5项；主持编写《土家族医药》、《中华本草苗药卷》、《中华本草苗药卷彩色图谱》等专著和《苗医基础》、《苗医药发展史》、《苗语》等教材；发表研究论文70多篇，主持开发各类新产品20多个，其中部份产品远销海外。现为中国民族医药学会苗族医药专家委员会主任委员；中国中医药学会临床药物评价专家委员会委员；中国医史文献学会委员（理事）；贵州省民族医药学会常务副会长；贵州省中医药学会常务理事。

苗医药的身影（序）

研究少数民族传统医药，我十分尊重本民族专家自身的经历、来自他们本地的调查和用本民族文字表述的医学经纶。对没有文字的民族，则欣赏他们用飘着乡土气息的汉文来著书立说。我读过达尔文时代的探险家的故事，一直警惕研究民族文化中居高临下的殖民观念，反对抱着文化偏见的任何管窥蠡测，讨厌那些从海滩上捡了几只贝壳就炫耀广庭的浅薄之辈。

田华咏等几位湘西和贵州的学者编著的《中国苗医史》是一部历史文献和田野调查相结合的综述性著作，有很强的历史文化感，他们从众多的史料中披沥出不少苗医药文化的“内部档案”；也有较强的时代意识，收录了现代苗医药的研究成果和一批传人。他们是土生土长的专家里手，他们在叙述历史的时候带着光宗耀祖的心态。中国的历史文化实在太丰富了，那些从司马迁的史学体系之外泛溢出来的民族文化已遍地皆是。荆楚文化、巴蜀文化、盘瓠文化，以及“鬼神与山水共存，巫祭与人世相伴”的巫傩之风，都深深地刻印在苗族医药的基因之中。不了解苦难的苗族历史，就很难理解苗族的传统医药。

问题只是在于，民族传统医药已经走到今天，它必须融入当代中国的现代化大潮，受到历史的无情审视和声光电磁的精神洗礼。它不是古董，而是鲜草；它可能医巫不分，但必须神药两解；它坚持自己的山水林田路，却又必须适应当代的工农兵学商。于是我们不得不取其精华，弃其糟粕，很想用自己的好马对别人的劣马。但最后发现，我们无需刻意比拼，我们的骏马依然在苗家山寨的林间小道上奋力前行，正在走出历史的阴影，留下一连串新的蹄痕。

诸国本

2008 年 7 月 16 日

前　言

田华咏

（一）

一个有着六七千年悠久历史的苗族医药文化，在即将成为历史记忆的关键时刻，是党和政府的民族政策挽救了苗族医药，将它从快要消失的悲哀和痛楚中解放出来。仅仅用了20余年的时光，使曾经有过辉煌历史，也行将远逝的苗族医药学重登祖国传统医学的殿堂，成为我国当今重要卫生资源并彰显出巨大的活力和生机的医药学。苗族医药学在为人民健康服务，在发展我国民族卫生事业中发挥着积极作用。

苗族医药历史最为悠久，有过辉煌成就。这段历史体现在西汉刘向笔下的精辟论述："吾闻古之为医者曰苗父，苗父之为医也，以菅为席，以刍为狗，北面而祝，发十言耳，诸扶而来者，举而来者，皆平复如故。"苗父为远古时代苗族的先民，是当时苗族的巫师。经过苗父治疗后的病人"平复如故"而康复，说明了苗父的医巫之术高超。在传说时代苗族医药的开创和传授离不开神农、蚩尤、祝融、苗父和"药王"五位神话人物，也是苗医历史上的象征性代表人物。五位大神人为苗族先民创立了医药，他们代表了一个远古时期苗族医药原始历史阶段，记录五大神人探索苗族医药文化的过程，五大神人的医药神话主要体现为苗医的"神药两解"这个医药文化现象，是以神为象征的苗族原始医药文化形态，即氏族部落医药文化。巫的出现和苗族先民的沟通鬼神的巫教，使苗医药蒙上"巫医一家"的面纱，形成了巫与医结合为象征的巫医文化形态。这个巫医文化伴随苗族走过了几千年的历史，本来已成为陈封的记忆或印刻的遗迹，但是这历史的记忆或遗迹在现今苗族民间尚存，巫术或巫术治病的现象部分苗医还在应用，如“取吓”、“画水”、“占卜术”、“过阴”等。这些与巫有关的医疗活动可能还会在他们手中应用。在“神药两解”和“巫医一家”这个历史进程中，后来出现了以医药治病为象征的苗族医药文化形态。在苗族医药三种文化形态上，前两种文化形态对中国医药发展影响至深，后一种医药文化，即苗族医药曾经在历史有了辉煌。苗医医药伴随苗族走过了几千年的历史沧桑，从蚩尤战败，“三苗”失去家园，“荆蛮”的迁徙等苗族氏族集团几千年的动荡，使苗族医药在迁徙和动荡中丢失了许多医技精华，失去了昔日的辉煌。苗族医药的历史是从昔日的辉煌和兴旺到衰败，再从衰败中振兴与发展中走来。今天，我们重温苗族历史，要牢记昨日的切肤之痛，才能再创苗族医药的今日辉煌。将昨天的辉煌与痛楚，今日的继承与创新记录下来，总结前人经验，指导未来发展，就是我们编著《中国苗医史》的愿望。

（二）

在我孩提时代的记忆中，苗家住山中，讲话听不懂，衣服有花边，项上带银圈，头上带银饰……神秘极了。我的家乡在湘鄂边的一个土家族、苗族、汉族杂居的山乡，那里山清水秀，民风淳朴。在清清的湾塘河（又名兴隆街河）上游的大山中座落着两个苗族村寨，一个叫苗沟村，一个叫苗源村，属苗族山寨。在这苗家的山寨中有我小学的同学，在与他们戏耍中了解到一点苗家习俗。真正接触苗族医药是在上世纪80年代中期。那是1984年元月中旬，当时天上飘着鹅毛大雪，乘汽车到凤凰县参加由湘西自治州科委和州卫生局主持召开的科技成果鉴定会，对凤凰县欧志安苗医研究完成的《湘西苗医史考》成果进行鉴定。参加成果鉴定会的代表来自医学界、民族学界和科技界的专家学者。我时任湘西自治州民族医药研究所副所长，作为民族医药界代表参会。说实话，对于苗族医药发展史这样一项研究成果，我是很陌生的。但好在专家中有精通苗学的专家，他们在评议时发表了有关苗族历史、苗医药史方面的学术观点，使我获益匪浅，使我了解到苗族医药有那么悠久的历史和神奇的医技。欧志安先生5万多字的成果论著《湘西苗医初考》，随后在1984年第2期《中南民族学院学报》（自然科学版）全文发表。这是我国有关苗医药史学研究的第一部专题论著，对后来我国苗族医药研究起到了重要的引领作用，成为当时我国苗族医药研究的标志性成果。就是这次成果鉴定会，我与苗族医药结下了不解之缘。

（三）

1985年，湘西土家族苗族自治州对全州民族民间医药人员进行全面普查，旨在摸清全州民族医药人员的本底情况。通过调查，当时全州有民族医药人员1850人，其中苗族医药人员600人，占32.4%。在调查中，我虽然在土家族医药这个调查组，但在乡村调查时也接触了不少当地苗族医药人员。调查中我虚心向他们学习，悉心收集民间苗族医药“口碑”文献和“手抄本”等苗医资料。就是这些文献资料成为我后来研究苗族医药的第一手资料或原始“素材”。1989年春，在完成全州民族医药调查的基础上，由我所组织州内苗医药专家、学者对苗族医药文献进行整理研究，其项目名称为《湘西苗医》。经历半年的整理研究，于当年9月编写完成《湘西苗医》第一稿。我作为组织者与参与者又一次系统地学习和研究苗医，深感苗医的博大精深。在以后的时间里，我曾无数次到土家苗寨调研，做民族医药的田野调查，按现在时髦的话来讲，属于苗族原生态医药文化的收集整理工作。由于资料的不断累积，近几年来对苗族医药的研究兴趣也大了，开始对苗族医药发展历史的专题研究，试图从不同层面，采取不同方法探讨苗族医药历史、特点及发展前景。近几年将研究内容进行专题总结，写成论文陆续在专业期刊上发表，内容涉及苗族医药历史、多元文化背景下的苗族医药文化，中国苗医药特征等方面，如“从苗族原始神话探寻远古苗族医药文化”（《中国民族民间医药杂志》）；“苗瑶语民族医药文化探源”（《中国民族医药杂志》）；“略论中国苗族三大医药文化圈的形成与特色”（《贵阳中医学院学报》）；“中国苗族医药域间学术特点比较研究”（《中国民族医药杂志》）；“略论中国苗医学特征及其对人类医学的贡献”（《中国民族医药杂志》）；“苗族医药研究二十年评述”（《湖北中医杂志》）；“苗医骨伤科史略”（《中国民族医药杂志》）；“骨伤科苗药整理与研究”（《中国民族医药杂志》）；“走向21世纪的苗族医药文化研究”（《苗家养生秘录》序）等学术论文。2003年冬，我着手苗族医药发展史的研究。这项研究得益于贵阳中医学院民族医药研究所杜江教授领衔，贵州省资助的《中国苗医药》项目邀我共同参加该项的研究工作，嘱我负责苗族东部地区苗族医药的调查研究及负责编写《中国苗医药》中“苗族医药发展史”的内容。按编写大纲和体例，2004年夏天，6万余字的《苗族医药发展史》初稿编写完成后送杜江教授统纂。由于苗医教学的需要，2007年春，贵阳中医学院将《苗医药发展史》作为“苗医药系列教材”正式出版，供苗族医药学类专业使用，为此感到欣慰。限于篇幅，不能在《苗医药发展史》专题中拓展编写，就萌生了再编写一本比《苗医药发展史》更为详细的苗族医药史的想法。2005年，在湘西土家族苗族自治州民族医药研究所、贵阳中医学院的支持下，我们编写组成员到我国苗区广泛收集各地有关苗族医药史学方面的“口碑”、馆藏等资料，特别注重新中国成立以来，特别是近30年我国苗族医药发展方面的资料。这期间我用较多的心思将中国苗族医药几千年的发展历史进行梳理，初步理出了发展脉络，找出了发展规律，总结出了苗医药特色。在此基础上，我们着手《中国苗医史》的编写工作。

（四）

关于中国苗族医药史的研究，近30年来国内专家学者做了不少的研究，也取得可喜成果。这些成果体现在：欧志安先生的《湘西苗医初考》；杜江、田华咏、张景梅主编的《苗医药发展史》；陈德媛等人编著的《苗族医药学》；陆科闵、王福荣主编的《苗族医学》；包骏、冉懋雄主编的《贵州苗族医药研究与开发》；邱德文、杜江主编的《中华本草·苗药卷》等著作中的有关苗族医药历史的论述。近几年，国内学者对苗族医药历史也作过专题论述，在专业期刊上发表了多篇关于苗族医药发展史的论文。如贵阳中医学院吴元黔的"苗族医药发展简史述略"；田华咏的"从苗族原始神话探寻远古苗族医药文化"；冉懋雄的"苗族族源与苗族医药溯源探讨"、"苗族医药探源论"等；谭学林的"贵州苗族药开发应用简史"，"苗族早期医药活动特点初探"，"从苗族用火遗风看其早期医疗保健成就"等；张东海的"苗医骨伤科史略"；杨德泉的"清末至民国年间湘西医药简述"。这些论著从不同角度论述了中国苗族医药的发展历史。

（五）

《中国苗医史》的编写，坚持以史为证和"史""实"结合的原则。"史"的采集按"史籍"和"口碑"史两大部分兼收并蓄。"史籍"是指汉字古籍上记录的有关苗族医药的文史资料。"口碑史"主要指千百年流传苗族民间有关苗族医药的歌谣、传记、神话、故事、古歌、民俗等历代口耳相传的苗族医药内容。特别是对没有文字的苗族，这些“口碑”文献资料尤为重要。很多在文献上没有记载的东西，都是通过历代口耳相传而传承下来的。湘西的《苗族古老话》就是例证之一。正是《苗族古老话》传衍了苗族生存哲学，正是苗族生存哲学诠释了苗族医药学的相关基本理论。在“实”方面，注重用“事实”说话。在“事实”的选用中，将苗医药古今医疗、药物、保健等“事实”作为史料写入各章节中，体现出《中国苗医史》的“史”与“实”的紧密结合。两“史”并重和“史”“实”结合，就是我们编写《中国苗医史》的基本指导思想。在编写中的第二个基本观点就是“略古详今”。古籍上所载的苗族医药史料有限，不能充分用古代的史料研究苗医历史，只能“略古”。“详今”史料注重在今，故大部分资料来源于近20多年我国苗族医药研究成果，把这些成果写入《中国苗医史》中，展示现代苗族医药发展成就，这就是“略古详今”的原由。这本书中古代发展史约占三分之一，现代发展史占去了大部分，这也是符合我国苗族医药发展史的实际情况。

编著完

丁亥年十月二十八时逢大雪

于湘西吉首2002月

注：湘西土家族苗族自治州民族医药研究所成立于1978年2月。

目录

绪论

苗族医药历史最为悠久。有学者认为，苗族医药文字资料在史书上要比汉医药早得多。汉族医药，以黄帝创《内经》为先河，作为中医的里程碑，首创了中医药学的文明史，标志着中医学理论体系的初步确立。《黄帝内经》成书于春秋战国时期，有两千多年的历史。关于苗族医药学的历史，西汉刘向在《说苑辨物》中有一段精辟的论述，他说："吾闻古之为医者曰苗父，苗父之为医也，以菅为席，以刍为狗，北面而祝，发十言耳，诸扶而来者，举而来者，皆平复如故。"刘向笔下的"苗父"，何许人也？现代医史学家刘镜如先生在《中医史话》中指出："苗父是远古时代居民，苗黎族的巫师。"他有较高的医术，经过苗父治疗后的患者"平复如故"。通过苗父这个典故，从中可以看到苗族医药是由苗族先民创造的。苗族医药文化之源，是从"苗族的农医始祖是神农"和"蚩尤传神药，医治百病"等远古神话时代的传说或传记中传承下来的。苗族人文始祖是蚩尤。蚩尤活动的年代，距今约五六千年，大致与传说中的华夏族首领炎帝、黄帝为同一时代的首领。历史典籍中有关蚩尤的记载较多，如《史记·五帝本纪》中曰："蚩尤，古天子。"《龙鱼河图》记载："黄帝摄政，有蚩尤兄弟八十一人，并兽身人语，铜头铁额，食沙，造五兵，使刀戟大弩，威振天下。"文中所说的"兄弟八十一人"，就是历史上通常所说的九九八十一个氏族或部落，即以蚩尤为首领的九黎部落联盟。在苗族民间有关蚩尤的传说最多，不管是湘西或黔东北、黔东南、滇东北及黔西北各地都流传有关蚩尤的神话和历史故事。我国著名苗学专家武新福指出："传说时代的蚩尤九黎部落集团，就是后来苗族的最初先民，或至少包括了苗族的先民。看来，把苗族的族源追溯到蚩尤为首的九黎集团是有根据的"。[1]是蚩尤将分散九黎氏族部落进行联盟，使九黎部落成为当时最强盛的部落联盟之一。蚩尤还是一位远古大苗医，对苗族最初先民的医药做出重要贡献。相传蚩尤在青年时代向生翁爷爷拜师学艺，掌握了一百二十种药，成了能治百病，起死回生、返老还童的神医。蚩尤还是那个时代的"明阴晓阳"的大神。苗族医学的历史，特别是传说时代的苗医历史，蚩尤是功盖于世的。苗族医药历史，可追溯至远古。从传说时代的伏羲氏就有医药。《帝王世纪》伏羲氏篇中就有认识人体的论述："所以六气、六脉、五行、阴阳、四时、水火升降，得以有象，百病之理，得以有类。"在那个年代，对人体与疾病、五行、阴阳、人体与自然的关系认识，是我国早期的医学理论，比《黄帝内经》要早2~3千年。伏羲认识疾病，认识自然，是我国关于医药知识的最早记载。伏羲氏与苗族医药文化有什么渊源关系呢？在《春秋运斗枢》中这样记载："伏羲、女娲、神农，三皇也。"在远古的神话传说中"伏羲没后有女娲，女娲没后有神农，神农没后有燧人，燧人没后有祝融，次有高原、高阳、高辛三世，三皇之后而有轩辕黄帝……"，按此历史脉络，伏羲氏之后有神农、祝融等苗族先祖，伏羲氏创造的医药知识自然也会传给后人。在蚩尤时代，炎帝神农氏与苗族最早先民有割舍不断的密切关系。著名史学家何光岳在《炎帝氏族的繁衍与迁徙》一文中指出："伏羲后有炎帝、炎帝氏族中蚩尤，此后还有祝融氏族……"近来学者研究考证"苗族的农医始祖是神农"。苗族的农艺巫医源于神农，神农与苗族先民有水乳交融的关系，"神农尝百草，日遇七十毒，得茶而解之"（《神农本草经》），"始尝百草，始有医药"（《帝王世纪》）等史书记载有关于神农创医药之事，正如《医学渊源诠》曰："医书之古者

《内经》，则医之祖乃岐黄也。本草起于神农则又在黄帝之前，可知医之起，起于药也。”探知了神农氏与苗族先民的密切关系，神农氏与祖国传统医药的渊源关系后，有理由指出神农是中华医学始祖，也是苗族医药的始祖或者说苗医始于神农是有其道理的。

在传说时代，苗族医药由神农、蚩尤开创和传授外，还有苗族先民中的大神，即被称之为火神的火正官祝融。是祝融将火用于生产生活中，用火将食物煮熟，改变了过去食生食的习俗，起到预防疾病的作用。传说祝融在广寿子的传授下“修三纲，人皆不病”，传授给祝融《按摩通精经》九十卷。祝融又将按摩治疗术传授给苗族先民，为民治病，还起到强体养生、祛病延年、健康长寿的作用。苗族上古时代，有一位医术高超，药到病除，神传疾解的大神医，被称为苗药祖师的苗父。上古神医苗父，是一位集药物、方术治病的高人。

在苗族民间，最具有医药神话意义的要称“药王”。“一个药王，身在四方，行走如常，餐风宿露、寻找药方”的歌谣在我国苗族民间流传最广，认为“药王”是苗族历史上的医药始祖。结合文史及民间传说，神农氏与“药王”爷爷可能是上古时期苗族先民中的两个神话人物。现代《辞海》中关于药王与神农是这样解释的：“首创医药，世称药王，后遂以药王为颂神农之称。”苗族民间传说中的“药王”爷爷，描绘为“周身透明”和“有翅能飞”的神人。神农在苗族人民心目中是医药始祖，称为“药王”爷爷也是常理之中的事。苗族“药王”爷爷是否就是神农氏或者将神农氏作为“药王”爷爷的原形，这些都是千古流传下来的神话故事。神话与传说也是一种“口碑”文化，在没有文字的民族历史中，“口碑”文献，也是一种历史佐证。神话就是神话，用不着多去考证。无论是神农、蚩尤还是药王都是神化的人物形象。是后人把许多苗族先人对医药知识的最初探索，汇积在某一人身子上，就成为苗医历史上的象征性的代表人物。他们所代表的是一个历史时期，是一个探索医药文化的历程，更是后人对先人的一种敬仰和崇拜。

苗族医药历史从传说时期医药知识的原始实践积累开始，就萌芽了医药理论。在经过巫与医的结合，神与药的相互联姻，巫在这时期起到了孕育传衍和发展苗族医药的作用，历史上这个时期的苗族医药形成了“巫医一家”和“神药两解”的文化形态。是巫这座桥梁将苗族医药文化传接到秦汉以来有文字记载的苗族医药的时代，从这个时期开始，有关苗族药草、疗法、临床资料见诸于史料中，如楚辞中屈原的作品中记载了沅湘间楚地药物、药浴疗法；《山海经》中记载的药物、疾病名称与苗族医药也有许多近似的内容；《神农本草经》中收载楚地出产的楚人所用药物；到唐宋以来许多医药本草著作中也记载古时苗人地域及苗人用药及药方等。这些史料的出现，对没有文字的苗族，再现了苗族医药的历史。明清以来的本草专著中记述苗族药物最多的，首推李时珍所著的《本草纲目》。据欧志安先生考证，在《本草纲目》中有同音同义记载的苗药名近40种药物。欧氏还认为，其它著作中有苗族药物二者同音同义的，有《饮膳正要》、《尔雅》等著作。清朝中期以来，苗疆各地修史修志，在各地志书中收载较多的苗族药物、传统疗法、预防保健、临床方药等医药史料。还在一些有关苗族调查报告中也有专述，如民国时期凌纯声、芮逸夫《湘西苗族调查报告》，吴泽霖、陈国均《贵州苗夷社会概况》，吴泽霖《贵州短裙黑苗的概况》，石启贵的《湘西苗族实地调查报告》等专著中，对苗族医药进行专章或专段论述。

综上所述，苗族医药文化历史，大体经历了三个发展阶段，在不同时期形成了三种形态不一的医药文化现象。一是以神为象征的苗族原始医药文化形态，即氏族部落医药文化，如神话传说中的“神农尝百草”，“蚩尤传神药”，“祝融授按摩术”，“苗父药到病除，神传疾解”，“药王传医方”等以神为主，神药两解的原始医药文化形态，二是以沟通鬼神的巫教为象征的巫医结合的巫医文化形态。如苗巫医的“过阴”、“望鬼术”、“驱鬼术”、“占卜术”、“神明术”、“放蛊术”等巫术与医药相结合，祈求病愈的巫医文化形态。三是以医药治病为象征的苗族医药文化形态。[2,3]

从秦汉以来的2000多年里，苗族医药从巫医传衍到有苗族医药文字见诸于史料中，是苗族医药从萌芽、形成和发展时期。新中国成立后，党和政府重视民族传统医药的继承与发展，使苗族医药得以快速发展，特别是最近二十多年，对苗族医药的继承、整理与提高，使苗族医药从千百年的“口传”医药完成了历史的跨越，成为“文传”医药，也是祖国传统医药的重要组成部分。苗族医药从原始神话传说时代的“神农尝百草”“蚩尤传神药”“祝融传按摩强身术”的辉煌时代，到春秋战国时代的巫医传衍，以及在相当长的时间里苗医处于衰落低潮时期，到了明清时间又得以发展，再到新中国成立以后，苗族医药进入快速发展时期。这个发展期大约经过30年的时间，经历了三个阶段。第一阶段是从上世纪70年代末到90年代中期，即苗族医药的发掘，收集和整理研究时期。第二个阶段是从上世纪90年代中期到2003年这段时间，以贵州为中心的苗药的研发时期。第三个阶段是从2003年以来国内苗族医药从苗医调研、苗药研发到苗族医药从理论到实践的系统研究，是促进苗医药快速发展时期。

第一阶段苗医研究及标志性成果。从上世纪70年代末到90年代初的10多年时间里，湖南湘西和贵州省的苗族医药研究在国内率先兴起。从苗族医药本底调查到民族药物的普查，摸清了两地的苗族医药基本情况。这一阶段研究的标志性成果有：一是湘西自治州凤凰县欧志安等人的研究成果，即《湘西苗药汇编》、《湘西苗医史考》。两项研究成果先后获1982年、1984年湘西州科技成果奖。两部专著先后出版或公开发表。二是贵州省中医研究所陈德媛教授等人编著出版的《苗族医药学》、贵州省黔东南苗族侗族自治州民族医药研究所所长陆科闵教授出版的《苗族药物集》。这一阶段的研究成果展示了我国苗族医药悠久的历史、丰富的资源、独特的方技和较为完善的苗医理论。

第二阶段苗医研究及标志性成果。这一阶段从上世纪90年代中期在不到10年的时间里，以贵州省为中心的苗药研发取得显著的成效。其标志性研究成果为：1999年，包骏、冉懋雄主编出版的《贵州苗族医药研究与开发》一书，收载贵州地方标准苗族药材165种；2001年，汪毅主编出版的《中国苗药彩色图谱》一书，收载苗药360种；2003年，贵州省食品药品监督管理局制定了《贵州省中药材、民族药材质量标准》共收载品种420种。2003年，贵州省对154个地方苗药药材标准升为国家药材标准。贵州有苗药制药企业70多家，目前，已有60多家制药企业成功通过国家GMP认证，生产苗药产品154种。2005年，贵州省苗药的年产值超过30亿元，约占贵州省医药工业总产值的40%。生产的苗族药物成方剂有片剂、胶囊剂、颗粒剂、喷雾剂、滴剂、酊剂、糖浆剂等20多个剂型。以贵州为代表的我国苗药产业化开发，成为我国两大民族医药产业化之一，即以青海、西藏为龙头的藏药产业开发和以贵州的苗药开发，代表了我国民族医药产业化的格局。

第三阶段的苗医研究及标志性成果。2003年，全国首届苗族医药学术研讨会以来，标志着我国苗族医药进入了一个新的发展阶段。这一阶段是我国苗族医药全面系统的研究阶段，也是我国苗族医药发展最好的时期。主要体现在以下几个方面：一是苗族医药理论的深入再研究。这项工作是以贵阳中医学院杜江教授牵头的全国苗族医药研究项目《中国苗医药》，其协作地区有湖南湘西州、湖北恩施州、云南省文山州等国内主要苗族地区。

《中国苗医学》全面构建我国苗医药的历史、基础理论、药物资源、独特疗法、诊疗特色、药物方剂等等。这一阶段的标志性成果有：杜江教授等人编著的《中国苗医药》（待出版），2005 年邱德文、杜江教授主编的《中华本草·苗药卷》，2007 年杜江、田华咏、张景梅等人的《苗族医药发展史》，2006 年贵州省松桃苗族自治县唐海华编著出版的《苗族药物学》等专著。二是湖南湘西苗医药研究从原来一般调研，进入专题研究。其标志性成果有：2005 年滕建甲等人出版的《苗家养生秘录》，2007 年滕建甲、黄爱群出版的《苗家实用药方》，2007 年张东海、田华咏等人出版的《苗医正骨》等专著。三是湖北省恩施土家族苗族自治州近期对当地苗族医药也开展调研，其标志性成果有：2005 年咸丰县祝均辉主编出版的《风湿病苗药本草荟萃》，2006 年咸丰县彭再生、祝均辉主编的《湖北苗药》。四是在苗医临床上加强了专科专病的建设，提高了苗医临床活力。2003 年以来，贵州、湖南、湖北三省苗医专科建设进入国家中医药管理局全国民族医药专科专病建设项目。在首批 14 个项目中，苗医专科专病就占了 3 个，说明了苗医的专科专病的优势。它们是贵州省黔南自治州中医院文明昌教授领衔的“苗医皮肤病专科”，湖南湘西自治州民族医院和自治州民族医药研究所彭芳胜教授承担的“苗医土家医结肠炎”专病，湖南省恩施自治州咸丰县中医院祝均辉教授承担的“苗医土家医风湿病专科”。这三个苗医专科专病经过近 4 年的建设，于 2006 年通过国家中医药管理局的验收，成为我国民族医药的重点专科专病项目。国家中医药管理局“十一五”期间全国民族医重点专科专病建项目中，也有苗医专科项目，如湖北省来凤县民族医院的苗医肛肠病专科，贵州省黔南自治州中医院的苗医呼吸内科。五是最近科技部批准的十一五期间民族医药发展关键技术研究，作为国家支撑项目也有苗族医药关键技术项目入围。苗药半截烂作为有毒苗药进行立项研究，对今后苗药炮制研究将起到引领作用。“名老民族医药人员医术医技抢救性发掘整理”项目中，贵州省有一位名老苗医列为其中。六是国内苗族地区的州（市）科技或中医药主管部门立项资助当地苗医药的基础及临床研究，使我国苗族医药得以全面继承与发展，如湘西自治州2007年批准立项的“苗医正骨整理及临床应用研究”，2005年贵州省卫生厅批准立项的“黔东苗医药基础理论研究”等等。[4]

综上所述，苗族医药经过20多年的调研，从一方一药，一技一法到系统的收集整理，将口耳相传，将流散民间千百年的口碑文献整理成为具有科学理论的中国苗医学。

苗族医药从兴旺到衰败，再从衰败中振兴与发展，这个时期虽然漫长了一点，但终究还是把苗族医药的“医之魂，药之灵”保留下来，才有今天的苗医盛世，苗族医药又重新回到了祖国传统医药的大雅之堂，成为当今我国民族医药临床活力较强，医药研究与开发最好的民族医药学之一。

参考文献

[1] 武新福．中国苗族通史［M］．贵阳，贵州民族出版社，1999：25

[2] 田华咏．从苗族原始神话探寻远古苗族医药文化［J］．中国民族民间医药杂志，2006（8）：32

[3] 田华咏、田菂．苗瑶语民族医药文化探源［J］．中国民族医药杂志，2006，5：1

[4] 田华咏．关于支撑苗医药可持续发展几个问题的探讨．2007苗医药可持续发展论坛论文集，2007：1

第一章　苗族概况

苗族是一个有民族语言，历史上创造过文字或者民族文字而又失传了的民族。苗族是我国历史最悠久、为中华文明贡献最多的少数民族之一。也是最勤劳、最富有牺牲精神的民族，同时也是灾难最深重的少数民族。史学家王桐龄在《中国民族史》一书中指出："当时，苗族文化相当发达，第一发明刑法，第二发明了武器，第三发明了宗教。后来汉族所用五刑、兵器及甲胄，而信奉之鬼神教，大抵皆苗族所创，而汉族因袭者。"著名史学家宋文炳先生在《中国民族史》中也指出："苗夷文化……惟上古时期，极为发达，影响汉族也很大。简单叙述约分为，一刑法，二兵器，三宗教……此三件均为苗族发明，有裨益于汉族甚大。"值得一提的是，苗族历史上除上述三大发明外，还发明了苗医、种植、金属冶炼、兵法和历法，被称为苗族先民的八大发明。这些发明与创造说明了苗族先民们在长期生活生产实践中，在与大自然作斗争中，充分发挥了民族的智慧和才能，为壮大和发展中华民族，丰富和成就中华文明史做出了重要贡献。

第一节　苗族流源

苗族历史悠久，大约在五六千年前的炎黄时代苗族先民就"饮马黄河"登上中华文明的历史舞台，成为中华文明的重要创造者。有学者认为："大溪文化……其主人为苗蛮民族的先民"[1]苗族的人文始祖蚩尤，与炎帝（为姜）、黄帝（为姬）被后世共尊为中华民族的三大人文始祖[2]。

蚩尤与九黎。“九黎”是我国远古时代生活在中原大地上一支较早的部落联盟。“九黎”的部落首领叫“蚩尤”。当时“蚩尤”统领的氏族百姓就是“苗民”。有关“九黎”与“蚩尤”的汉史记载有《越绝书》曰：“蚩尤，少昊之末，九黎之君。”《史记·五帝本纪》正文载：《龙鱼汪图》曰：“黄帝攝政，有蚩尤史弟八十一人，并兽身人语，铜头铁额，食沙，造五兵，刀戟大弩，威振天下。”《史记·五帝本纪·集解》孔安国曰：“九黎君号蚩尤。”《国语·楚语》注释：“九黎，黎氏九人，蚩尤之徒。”《战国策·秦策一》高诱注释：“蚩尤，九黎民之君子也。”《风俗通义》曰：“颛顼有子曰黎，为苗民。”《周书·吕刑》曰：“蚩尤对苗民制以刑。”说明在黄帝攝政时期就存在以蚩尤为部落联盟为首领的九黎部落集团。以上这些史料记载，说明了“九黎、”“蚩尤”与远古时代的“苗民”有着至深的渊源关系。历史上史书记载蚩尤的版本较多，散见于《山海经》、《书经》、《逸周书》、《大戴礼记》、《吕氏春秋》、《庄子》、《韩非子》、《管子》、《列子》、《尚书》、《国语》、《归藏》、《尸子》、《战国策》、《史记》、《汉书》、《论衡》、《盐铁论》、《越绝书》、《水经注》、《十三州志》、《皇览》、《世林》、《路史》、《太平御览》、《焦氏易林》、《述异志》、《竹书纪年》、《五经异义》、《春秋元苞命》、《通典》、《太平寰宇纪》等史典中。

在我国苗族民间还有许多关于蚩尤的神话传说、民间故事等。如《传说蚩尤》、《蚩尤传神药》、《蚩尤神话》、《蚩尤智斗饿虎》、《蚩尤成家的故事》等等。苗族民间还流传祭祀与蚩尤的故事，如在东部方言的“吃牛”，中部方言的“鼓藏”、西部方言的“跳场”，这些活动中都与祭祀蚩尤有关。这些传说故事充分说明历代苗民对蚩尤的敬仰和崇拜，同时也印证了蚩尤是苗族祖先这一史实。

苗族历史悠久，可追溯到距今约 6 ~ 7 千年前。那时，我国黄河、长江流域生活着三个最强大的氏族部落联盟——炎帝、黄帝和蚩尤。在《尚书·吕刑》曰："王曰：若古有训，蚩尤惟始作乱，延及于平民，罔不寇贼，鸱义奸宄，夺攘矫虔。苗民弗用灵，制以刑，惟作五虐之刑曰法……民兴胥渐，泯泯纷纷，罔于中信，以覆诅盟。虐威庶戮，方告无辜上于。"（江灏译注《今古文尚书全译》：434 页）相传在五帝时代，蚩尤是五帝传说时代的一位英雄，与黄帝、炎帝生活在同一时代。蚩尤部落氏族集团分布的地域范围在黄帝、炎帝两个族群的南方。历史上的蚩尤，一直以造反者的形象在历代流传。《史记·五帝本纪》载："蚩尤作乱，不同爷命。于是黄帝乃征师诸侯，与蚩尤战于涿鹿之野，遂禽杀蚩尤。相传黄帝与蚩尤大战七十一回合，难分伯仲。黄帝把蚩尤围在涿鹿（今山西运城市解州，古称涿鹿）山上，三年久攻不下。黄帝征讨蚩尤最后一战，采用多变的战术，取得胜利，最后斩杀了蚩尤。黄帝命人将蚩尤的身体和头颅分埋两地，以防他作乱。因此，当地人称此地为"解州"。解州村民认为是蚩尤的后代，所以又称"蚩尤村"。"蚩尤村"在山西省运城市东郭镇西南处，该村是历史上著名的"黄帝战蚩尤"战场的遗址。传说蚩尤在当地行善而积德，为周围各部落拥护。历史上的"蚩尤村"，现改名为"从善村"。蚩尤是古代苗族先民积大德之人，千百年来受到人民的爱戴。蚩尤战死后，其"蚩尤冢在东平郡寿张县阚乡城中，高七丈，民常十月祀之。这赤气出，如四绛帛，民名为蚩尤方复。"（《史记·五帝本记》裴≤《集解》引《皇览》文）这是后人对蚩尤的祈祷，蚩尤时代许多遗址成为中华文明的遗产。蚩尤为中华民族的历史文明做出了重要贡献，也确立了蚩尤在中华文明史上的杰出地位。他的贡献在于继承和完善了伏羲氏上元太初历；蚩尤最早发明了古金（金属）武器；蚩尤最早制定了刑法；蚩尤还能利用多种药草治疗多种疾病，为创立苗医药也作出贡献。在“逐鹿中原”中，蚩尤被黄帝所杀，其部落成员一部分留在黄河流域，融合于后来的华夏族之中。另一部分向南迁徙，渡河南下，退居“左洞庭，右彭蠡”的江淮流域，经过多年的生息繁衍，又形成了一个强大的部落联盟，称为“三苗”或“三苗国”。“三苗”是继九黎部落联盟之后，由苗民建立的强大部落联盟，或称部落政权，后来加入尧舜部落联盟。

在大禹继位后，三苗成为夏禹统治下的诸候。在尧、舜、禹时期，“九黎”的后裔又形成了新部落联盟，史称“三苗”，或称“有苗”“苗民”等称谓。尧、舜、禹传说时代伐三苗一系列战争，使三苗集团分布区进入不少黄河流域的族群，进入民族之间分化与重新组合时期。有关“三苗”的历史，在史料上有记载。如《尚书·吕刑》注释：“苗民即九黎之后，颛顼诛九黎，至其子称为三苗。《国语·楚语》记载：“三苗九黎之后，颛顼代少昊，诛九黎，分流其子孙，为居于西裔者三苗”。从以上史料中不难看出“三苗”与“九黎”的关节。历史上对“三苗”的看法有几种。一是认为“三苗”是国名。如《战国策》注释为：“驩兜，三苗皆国名。”《山海经》中说：“三苗在赤水东。”二是认为“三苗”为氏族名。如《汉书·地理志》曰：“三苗本有苗氏之族。”《通志·氏族》曰：“三苗”，“古人名……三苗氏。”《竹书纪年》曰：“有苗氏员固不服。”在尧、舜、禹时代，“三苗”同样受到压迫和不断的征讨，最终“三苗”战败。三苗集团一分为三，向西和西南迁徙。迁徙的一部分三苗进入荆州的崇山峻岭中居住下来。夏、商、周时期，史料中又出现了一个南方庞大的部落集团，史称“荆蛮”或“蛮荆”。主要居住地在长江中游一带，因为在南方，又称“南蛮”。认为“荆蛮”是“三苗”或“有苗”的后裔之一，“三苗”不是“荆蛮的全部，还应包括生活在荆楚之地的其它民族集团或部落。“蛮”与“苗”

读音相近，二者可以音转，还有在史料上记载“南蛮”与“有苗”可以相互替代，如《吕氏春秋·召类篇》曰：“尧战于丹水之浦以服南蛮。”这句话在《汉学堂丛书辑·六稻》中记为“尧与有苗战于丹水之浦。”说明“南蛮”与“有苗”的相互替代关系。[3]关于“荆蛮”，在史料中有这样的记载：《毛诗正义》曰：“蛮荆，荆州之蛮也。”关于古代荆州，在《尚书正义》中记载：“北据荆山，南及衡山之阳。”这块土地大约包括今天的湖北荆州到湖南的衡山等地。三苗又经过数百年的艰难生活，后又发展强大起来了，被称之为“荆蛮”或“荆楚”。历史上的“荆蛮”就是“三苗”的后裔。一部分“南蛮”由于发展较快，形成了一个新的氏族群体，历史上称他们为楚族，建立了楚国。另一部分因发展缓慢，没有强大的实力，在殷、周国的战争下，又向西迁徙，进入了湖南、贵州、四川、湖北、广西等边远山区，在那里生息繁衍。还有一支称为“窜三苗”到“三危”的地方，又经过无数次辗转后，也进入了西南地区的滇、黔边境，融入了南蛮集团。“三危”，山名，今甘肃省敦煌县东南有三危山。在《尧典》中曰：“分北三苗”，“窜三苗于三危”。窜于三危的三苗，是被禹战败后，其中一部被逐到西北之地的古代苗族先民。

到了秦汉时期，他们已经迁徙移到五溪、武陵山区，称之为“武陵蛮”、“五溪蛮”，而取代了“荆蛮”。“荆蛮”后裔进入武陵山区后，由于自然条件恶劣，生活艰苦，居住分散，再也没有形成象苗族历史上“九黎”、“三苗”、“荆蛮”那么强大的集团，没有与中原集团抗衡的实力了。到春秋战国以后的秦汉时期，因“楚荆”的“荆蛮”所处的地区属于南方的武陵郡，“楚荆”、“荆蛮”这一称谓逐渐变为“武陵蛮”。在武陵郡内的武陵山脉有五条河流（大河），即雄溪、沅溪、西溪、横溪、辰溪。北魏郦道元《水经注》曰：“武陵有五溪，谓雄溪、沅溪、西溪、横溪、辰溪，悉蛮夷所居，帮谓五溪蛮。”这一时期称为

"武陵蛮"或"五溪蛮"。"武陵蛮"或"五溪蛮"是对生活居住在这一地区的区域性少数民族的统称。"武陵蛮"也不能完全等同于当今的苗族，还应该包括世代生活在这一地区的其它少数民族，如土家族、侗族、瑶族等。

苗族是在迁徙中谋求生存的民族。关于苗族的迁徙，据有关专家考证，认为苗族"至少就进行了五次大迁徙"[4]。认为从"九黎集团"蚩尤"涿鹿中原"战败被杀，被迫离开黄河下游和长江下游的东部平原，向西南的长江中游地带迁徙，形成"三苗"集团或"三苗国"这是第一次大迁徙。"三苗"集团不断受到尧、舜、禹集团的征讨，"三苗集团"被瓦解，迁徙进入江西、湖南的山区居住，被称"荆"或"荆蛮"这是苗族历史上的第二次大迁徙。秦灭楚（公元前223年）后，苗族大量向西南迁徙，进入了五溪及武陵山区（湘、黔、渝、鄂毗连的武陵山脉）后，被称为"武陵蛮"、"五溪蛮"，这是苗族历史上的第三次大迁徙。秦汉至唐宋时期，封建王朝又对"武陵蛮"、"五溪蛮"采取了不断的军事征战，迫使他们再度向西迁徙，进入贵州、云南、四川的大山区居住，这是苗族第四次大迁徙。元明以来，由于战乱，苗族陆续从武陵山区、五溪一带迁入贵州、广西、四川（含重庆市）、云南，又由云南、广西迁徙入东南亚的越南、老挝、泰国等地。整个元明清三个朝代，苗族迁徙总体上呈现出由东向西的势态，西至滇黔，东至湘桂。苗族历史上经过五次大迁徙，使苗族成为国际性的民族。

关于"三苗"与南方蛮族的关系，秦汉以来的历代史学家认为，三苗多指国名。《尚书·舜典》："三苗，国名"。历史上的三苗，同时还是"君"名和"族"名的代称。"三苗之先为缙云氏，又为九黎之后，或说蚩尤即九黎之君"，蚩尤被杀后人称三苗之先君。"三苗之族"从三苗世系、民族属性诸多方面探讨，有学者认为"是一个独具自已世系和民族特点的非华夏系统的民族；而其地域则在中国南部，即属于南方‘蛮’族”[5]。在南方“蛮”族中，苗蛮系民族（魏晋时期）主要分布在荆州、雍州、郢州、司州境内，主要苗蛮系民族有：荆州、雍州诸蛮，在《南史·夷貊传》载：“荆、雍州蛮，盘瓠之种落布在诸郡县。宋时因晋于荆州置南蛮、雍州置宁蛮校尉以领之。考武初，罢南蛮并府，而宁蛮如故。蛮之顺附者，一户输谷数斛，其余无杂调。而宋人赋役严苦，贫者不复堪命，多逃亡入蛮。蛮无徭役，强者又不供官税。结党连郡，动有数百千人，州郡力弱，则起为盗贼，种类稍多，户口不可知也。所在多深险。居武陵者有雄溪、樠溪、辰溪、酉溪、武溪，谓之五溪蛮。”武溪蛮一部分融入汉族，而大部分与当今的土家族、苗族、瑶族有渊源的关系。

莫徭蛮：莫徭，始见于《梁书·张缵传》“州界零陵，衡阳等郡，有莫徭蛮者，依山险为居，历政不宾服。”莫徭蛮是在同一时期的武陵、长沙蛮、零陵蛮诸蛮的基础上出现的。据历史考证，“莫徭实际上是盘瓠之后的一部分，已开始分化而独立成为一个氏族群体。”其分布区在湘西南与广西接壤之地。

豫州蛮：在《南史·夷貊传》中载：“豫州蛮，禀君后也……西阳有巴水、蕲水、希水、赤水、赤亭水、西归水，谓之五水蛮。所在并深阻，种落炽盛，历世为盗贼。北接淮、汝，南极江、汉，地方数千里。”历史上的豫州蛮，乃禀君之后裔，从湖北江陵，后迁汉水下游，至庐江这块地方称为豫州，生活此地的苗蛮称为豫州蛮。

由于苗族多次大迁徙和分散居住，而形成了许多支系，长期生活在各支系的小群体之中。维系苗族的纽带是血缘关系和地域关系，各支系又具有民族认同感，认为苗族共同的祖先是蚩尤。黔东南苗族尊称为“榜蚩尤”，湘西苗族称“剖尤”，川、黔、滇苗族直接称为“蚩尤”。蚩尤是苗族文化认同和苗族文化精神的象征。从“三苗”开始到荆蛮时期，是苗族迁徙散居时期，也是苗族多支系形成时期。关于苗族的族属渊源，是顺着这么一条脉络发展起来的：即“九黎”（蚩尤）→“三苗”→“荆蛮”→“楚人”→“武陵蛮”（五溪蛮）→“××苗”→“苗族”。或简单的概括为“九黎”→“三苗”→“蛮人”→“苗族”这么一个轮廓。历史上苗族分布较广，《隋书·地理志》载：“其人率多劲悍决烈，盖亦天性然也。南郡、夷陵、竟陵、沔阳、沅陵、清江、襄阳、舂陵、汉东、安陆、永安、义阳、九江、江夏诸郡，多杂蛮左，其与夏人杂杂居者，则与诸华不同。其僻处山谷者，则语言不通，嗜好居处全异，颇与巴、渝同俗。诸蛮本其所出，承盘瓠之后，故服章多以斑布为饰。”到隋代苗民多居今湖北、江西亦有分布。唐代以后，苗民逐向西南退缩，退至今湘、黔、渝、鄂接壤之地。也有学者认为：蚩尤部落的发展脉络为九黎蚩尤→三苗驩兜→先楚芈氏、熊氏、苏氏→长沙蛮→武陵蛮→梅山蛮→梅山苏氏、峒主苏甘。经专家多年研究考证，认为苏甘故里在湖南省冷水江市西部枫神山。历史上的蚩尤部落是一个以冶炼和战斗擅长的部落。蚩尤是中华民族的始祖之一。（《蚩尤故里在湘中》湖南日报2006年10月16日B1版）这里所指梅山蛮及梅山苏氏，是武陵蛮的一个分支。梅山苏氏的枫神山在今湖南省冷水江西部，北靠雪峰山麓，与“五溪”地区毗邻，历史上是武陵蛮的活动地。苗族都生活在各自的共同地域中，都为共同的命运而斗争，在生活、生产和斗争中形成了共同的文化。苗族共同文化体现在语言、文学艺术、节日庆典、风情习俗、民间工艺、宗教信仰、远古神话等非物质文化之中。苗族文化精神之源是蚩尤，也称蚩尤精神。战争迫使苗族在无数次大小迁徙中形成许多支系，由于各支系长期的地域分隔，因而形成了各支系间的文化差异。现今的苗族按地域和语言大体分成三大居住区，也即是三大文化圈。以湘西为中心的东部文化圈，以黔南为中心的南部文化圈，以黔、滇、川边区的西部文化圈。苗族文化在经历了4~5千多年的流离迁徙才逐步形成而传承下来。综上所述，“苗族形成于九黎时代，相当于正史称的炎黄传说时代。”[6]

对苗族称呼，是根据历史上迁徙所居地区而形成的支系不同，也有了不同的称呼。在贵州省乾隆年间的《贵州通志》载："在贵阳、大定、遵义有花苗；在贵定、龙里、黔西有白苗；在修文、镇宁、黔西有青苗；在铜仁有红苗；在都匀、黎平、镇远有黑苗。”各地苗族之间的差异是方言和生活习俗等因素而形成的。

由于长期智慧的创造和历史的积淀，世界性苗族文化才呈现出今天所看到的多姿多彩，目不暇接的景象。

苗族与苗族文化的独特发展历程，说明了这样一个事实，那就是中华文明多元一体，中华民族多元文化汇流的历史。

第二节　苗族人口

苗族是我国人口较多的少数民族。据2000年全国第五次人口普查，有894万苗族，居全国少数民族人口数的第4位。分布在全国各省、市、自治区，主要分布在贵州省、湖南省、云南省、重庆市、广西壮族自治区、湖北省、四川省、广东省、海南省，以及浙江省、安徽省、江苏省、福建省。苗族人口众多，是一个世界性民族。全世界现有苗族1000多万，中国约900万，全国各省市自治区均有苗族居住。我国苗族主要分布在长江以南，苗族人口超过10万的有8个省、市、自治区，分布在170多个县市中。国内超过百万苗族人口的有3个省：贵州省（430万）、湖南省（193万）、云南省（104万）。10万以上人口有重庆市（50万）、广西壮族自治区（46万）、湖北省（21万）、四川省（14.7 万）、广东省（12 万）。1 万人口以上的省有：海南省（6.1 万）、浙江省（5.3 万）、安徽省（5.2 万）、江苏省（2.2 万）、福建省（2.2 万）。千人以上的有 15 个省、市、自治区，有河北省（0.8 万），新疆区（0.7 万），山东省（0.69 万），河南省（0.54 万），江西省（0.54 万），北京市（0.53 万），上海市（0.48 万），黑龙江省（0.32 万），辽宁省（0.3 万），山西省（0.28 万），内蒙古自治区（0.22 万），天津市（0.16 万），吉林省（0.15 万），甘肃省（0.15 万），陕西省（0.14 万）。还有 3 个省、市、自治区苗族人口在 300～500 人之间，如青海省（436 人），宁夏自治区（407 人），西藏自治区（389 人）。我国苗族人口分布具有大分散，小聚居的特点。苗族主要聚居地以贵州为中心，向湘、渝、川、滇、桂周边省区幅射而形成我国的苗族居住地带。还有 100 多万苗族分布在国外，如东南亚的越南（55.8 万人）、老挝（31.5 万人）、泰国（11.9 万人）、缅甸（2 万人），以及欧美和大洋洲的美国（有苗族 20 余万人。美国明尼苏达州的圣保罗·明纪阿波利斯是苗族的聚居区，有苗族 Hmoob 人口 4 万多人）、法国（1.5 万人）、加拿大（2000 人）、澳大利亚（1000 人）、德国和阿根廷等 10 多个国家。

第三节　苗族语言

苗族语言，目前国内学者认为，苗语属汉藏语系苗瑶语族苗语支。苗语根据语音、词汇差别将苗语划为三个方言，七个次方言，二十三个土语。三个方言为东部方言（湘西方言）、中部方言（黔东方言）、西部方言（川黔滇方言）。

湘西方言（东部方言），又分东部土语和西部土语。使用东部土语的有湘西泸溪、古丈、龙山等县的部分地区的苗族。使用西部土语的在湖南省湘西自治州、怀化市的麻阳、新晃县，贵州省松桃、铜仁、榕江、紫云、望漠等县市，渝东的秀山、酉阳、黔江、彭水等县，广西壮族自治区的河池、南丹、都安等县市，还有湖北省的宣恩县、来凤、咸丰县等。目前使用湘西方言（东部方言）的苗族约110万人口。

黔东方言（中部方言），又分北部土语、南部土语、东部土语。使用北部土语的苗族分布在贵州省黔东南自治州的凯里、麻江、丹寨、雷山、台江、黄平、剑河、镇远、三穗以及福泉、镇宁、兴仁、贞丰、安龙等县（市）。使用南部土语的苗族分布贵州省榕江、从江、丹寨、三都等县，广西壮族自治区的融水、三江县。使用东部土语的苗族分布在贵州省的锦屏、黎平、剑河县，湖南省的会同、靖州、通道等县。使用中部方言的苗族约有210万人。

川黔滇方言（西部方言），又分七个次方言，十八个土语。川黔滇次方言又分三个土语，滇东北次方言，贵阳次方言又分北部土语、西北土语、西南土语、南部土语、中南土语，惠水次方言又分北部土语、西南土语、中部土语、东部土语，麻山次方言又分中部土语、北部土语、西部土语、南部土语，罗泊河次方言又分第一土语、第二土语，重安江次方言。使用西部方言的苗族约250万人，是苗族使用最多的一个方言。

第四节　苗族民俗

苗族有丰富多彩、特色浓郁、形式多样的民俗。苗族的古歌古词将苗族远古神话和悠久历史用“口碑”传承至今，苗族古歌古词（湘西也称古老话），主要包括开天辟地、铸日造月、人类起源、洪水滔天、战争迁徙等篇章。苗族民歌是流传民间的大众娱乐形式的歌曲，有独唱、对唱、合唱等。民间音乐主要有芦笙调、唢呐调、民歌曲等。苗族传统乐器主要为打击乐器和管弦乐器。芦笙和鼓是苗族地区传统乐器，形成了苗族的芦笙文化和鼓文化。苗族青年男女喜欢吹奏木叶、口弦，借以表达爱情。如黔东南一带的苗族青年通过“游方”；广西融水一带的“坐寨”；云南文山、楚雄一带的“踩月亮”；黔中、黔西一带的“跳花”；湘西一带的“会姑娘”等活动，交流感情、恋爱成婚。苗族舞蹈有湘西的跳香舞、接龙舞、跳仙会舞、草团舞、盾碑舞、先锋舞、采桑织锦舞、土地舞、开山舞、渡关舞、龙舞、狮舞、棍舞、刀舞、跳桌子舞、鼓舞（又有木鼓舞、铜鼓舞、踩鼓舞），还有花鼓舞、皮鼓舞等。贵州黔东南的木鼓舞、芦笙舞、铜鼓舞、踩鼓舞，西部苗族的迁徙舞等。苗族民间工艺有蜡染、刺绣、挑花、银饰制作等。还有剪纸、编织、工艺绘图等。苗族服饰款式多样，民族特色明显。据说有各种款式的苗族服饰 140 多种。其制作工艺有挑花、刺绣、蜡染、织花、镶花等。苗族喜饮酒，每逢贵客临门要敬拦门酒。苗家用酒展示饮酒文化风俗。“以酒祭祖、以酒待客、以酒传情、以酒烘染气氛。”苗家的节日多，主要有鼓藏节也称“吃牯脏”（鼓社节）、赶年场吃新节（过春节）、苗年、赶清明、四月八、龙船节（端午节）、六月六、七月七、姊妹节（捞鱼节、开秧门）、芦笙节、赶秋节、杨梅节、花山节、爬坡节、祭鼓节、敬桥节、种棉节、敬秧节、踩鼓节、过秀节、吃信节、按桃会、跳香会、桃葱会。

第五节　民族自治

苗族主要居住在西南及中南一带，分布在全国各地，以贵州、湖南、云南、重庆、广西、湖北、四川、广东、海南九个省、市、自治区的山区分布为主。苗族居住地区在历史上形成了几个比较大的固定的区域。一是以武陵山区为居住地的苗族东部区域，包括湘、黔、鄂、渝毗邻的20多个县市。二是以苗岭、大苗山、月亮山一带的苗族南部区域，包括黔东南州及黔南各县市，桂东北的融水、龙胜等县，湘西南的城步县等。黔东南苗族侗族自治州的清水江流域和雷公山地区是我国苗族最大的聚居区，大约全国的五分之一苗族同胞居住在这一地带。三是滇黔川边的乌蒙山区一带的西部区域，如贵州省的镇宁、紫山、关岭、兴仁、晴隆，云南省的麻粟坡、马关、屏边、金平、镇雄、彝良、禄劝，广西的隆林等县。以上各区域内基本上连战一片，形成了我国苗族居住的三大区域。除上述成片居住外，还有海南岛五指山区的琼中和亭保苗族居住区，目前有苗族6.1万人口。此外，还有一些地方苗族同其它民族杂居而形成的区域。新中国成立后，苗族实行了民族区域自治。目前，在苗族地区建立了6个联合自治州，他们是：湖南省湘西土家族苗族自治州、湖北省恩施土家族苗族自治州、贵州省黔东南苗族侗族自治州、黔南布依族苗族自治州、黔西南布依族苗族自治州、云南省文山壮族苗族自治州。5个苗族自治县，他们是湖南省城步苗族自治县、麻阳苗族自治县，广西自治区融水苗族自治县，贵州省松桃苗族自治县，云南省屏边苗族自治县。17个联合自治县，他们是湖南省靖州苗族侗族自治县;，贵州省紫云苗族布依族自治县、威宁彝族回族苗族自治县、镇宁布依族苗族自治县、关岭布依族苗族自治县，印江土家族苗族自治县、道真仡佬族苗族自治县、务川仡佬族苗族自治县；海南省琼中黎族苗族自治县、亭保黎族苗族自治县；重庆市彭水苗族土家族自治县，酉阳土家族苗族自治县、秀山土家族苗族自治县；云南省禄劝彝族苗族自治县、金平苗族瑶族傣族自治县，广西自治区隆林各族自治县（苗族8.3万人），龙胜各族自治县（苗族2.2万人）；1个享受民族自治的开发区、即原重庆市的黔江土家族苗族自治县，于2000年撤销自治县建立黔江开发区。目前实际上苗族在我国23个县区实行民族区域自治。此外，还在国内建立了以苗族为主体或与其它民族联合自治的民族乡229个。

我国苗族生活居住区域分布走向，由东向中，向西连接成片，或区域性的民族交错杂居，构成了三块较大的苗族生活片区。由于区域间的语言、生活、风俗的差异，形成了区域间的文化差异现象，构成特殊的文化圈，这就是苗族文化的基础。

参考文献

[1] 王文光．中国民族发展史［M］．北京，民族出版社，2005：29

[2] 龙生庭、石维海、龙兴武．中国苗族民间制度文化［M］．长沙，湖南人民出版社，2004（序）：1

[3] 熊玉有．苗族文化史［M］．昆明，云南民族出版社，2003：35

[4] 石朝江．中国苗学［M］．贵阳，贵州人民出版社，1999：37～54

[5] 吴永章．三苗综议．三苗网，2003年9月9日

[6] 李国章．雷公山苗族传统文化［M］．贵阳，贵州民族出版社，2006：50

第二章　神话传说时代的早期苗族医药

神话传说时代的苗族医药是在九黎蚩尤、三苗、荆蛮三个不同时期而积累起来的早期苗族医药文化，也称为氏族部落医药文化。早期原始医药文化记忆在苗族神话和苗族古歌之中。苗族原生息于黄河、长江中下游，其部落联盟称之为“九黎”，其部落首领为蚩尤。传说蚩尤兄弟八十一人（部落），九个部落组成九黎集团。其后苗族先民建立了三苗国，三苗国之后又建立了荆蛮。苗族的早期医药文化成形于这三个时期。

我国史前医药知识是谁发明的？中国苗族医药是谁发明的？这是世人所共同关注的话题。在我国悠久的历史上，有伏羲“制九针”，神农“尝百草”，黄帝创《内经》的祖国传统医药文明史。关于“神农尝百草，始创医药”的文化背景，有学者认为，神农既是中国医药学的始创人，也是苗医学的始创人。神农后裔祝融传按摩强身术，将苗族医药传衍下来，尔后世代相传，才有今天的苗医学。苗族在历史上没有文字，其历史文化由苗巫师（把对熊）、理老、歌师在诗词、古歌中传承下来。苗族医药文化也不例外。

苗族早期神话传说时代的原始医药文化是苗族医药学之源。这里所说的“原始医药文化”，是指远古时代苗族先民创立的医药文化。苗族原始医药文化是苗族先民在千百年生产生活实践中积累起来的。“神农尝百草”，“蚩尤传神药”，“祝融传按摩强身术”，“苗药祖师”苗父，“药王传医方”等早期的医学知识是通过神话传说或古代文献而传承至今。

第一节 神农“尝百草”、识药效、除病痛，始创医学

“神农尝百草，日遇七十毒，得茶而解之”，“尝百草，采百药，开创医药”的传说，都指明神农是医药的始祖。神农与苗族医药文化有什么关系？根据史料记载作一初步探讨。

一、神农氏其人其事

早在5000多年前，炎帝神农氏“耕耘植五谷，训禽兽，尝百草，疗民疾”开创了灿烂的华夏文明。我国古代神性英雄有开天辟地的盘古、炼石补天的女娲、发现药草的神农、教民稼穑的后稷、治理洪水的鲧与禹。所以说，神农氏是我国古代神性英雄之一。神农氏之名，始见于《周易》。《周易·系辞下》云：“古者包牺氏之王天下也……包牺氏没，神农氏作，斫木为耜揉木为耒，耒耨之利，以教天下，盖取诸益，日中为市，尽管天下之民，聚天下之贷，交易而退，各得其所，盖取诸噬嗑。”《庄子·盗跖》曰：“神农之世，卧则居居，起则于于，民知其母，不知其父，麋鹿共处，耕而食，织而衣，无相害之心，以至德之降也。”

传说中的炎帝原是极慈爱的大神[1]，当他“出现在世间的时候，大地上的人类已经生育繁多，自然界出产的食物不够吃了，仁爱的炎帝才教人类怎样播五谷，用自已的劳力来换取生活的资料……炎帝又叫太阳发出足够的光和热来，使五谷孕育生长，从此人类便不愁衣食，大家感念他的功德，便尊称他作‘神农’。传说他是牛的头、人的身子（源于《帝王世纪》中的‘炎帝神农氏人身牛首’）。这大约是因为他在农业方面也象几千

年来帮助我们耕种的牛一样，特别有贡献吧。”传说炎帝是太阳神又兼农业之神，还是医药神。因为太阳是健康的源泉，所以和医药有关系。传说神农有一种神鞭，叫做“赭鞭”，是用来识药的，这些草药只要神农用赭鞭一打，就能识别药物是否有毒，识别药物的或寒或热，知其药物赋性，给人民治病。这就是历史上神农“鞭药”的传说。另一种传说就是历史上通常传说的“尝药”的故事，尝百草，日遇七十毒，遇茶而解之，最后尝到一种有剧毒的断肠草，因断肠而死。

《白虎通·号》：“古之人民皆食禽兽肉，至于神农，人民众多，禽畜不足，于是神农教民作农，神而化之，使民宜之，故谓之神农也。”

历史上的神农氏，典籍称之为远古帝王中的“三皇之一”。东汉·应劭《风俗通义·三皇》载：“《春秋运斗枢》曰：伏羲、女娲、神农，是三皇也。”“《礼号谥记》曰：伏羲、祝融、神农”。“《含文嘉》曰：虑戏、燧火、神农……神农，神者，信也，农者，浓也，始作耒作耜，教民耕种，美其衣食，德浓厚若神，故为神农氏也。”“《尚书大传》说：遂人为遂皇，伏羲为戏皇，神农为农皇也。”《淮南子》云：“神农播五谷也，因苗以为教。”日本学者认为[6]：“中国稻米最早是苗族发明的，后来传到日本和东南亚。”

相传炎帝神农氏曾在湖南湘东炎陵县尝药辨药，在炎帝陵西北天池附近建有“味草亭”。亭边有清泉一泓，冬夏不涸，为炎帝洗药之处，故名“洗药池”，又称天池。在炎帝陵西南十里许，有一座名曰为峤梁岭，相传炎帝采药曾到过这里，后人在山上铸有“尝药鼎”，鼎三足有盖，素质无文，盖端有蝌蚪文数十，字不可识。

神农氏别号“烈山氏”，《汉书·律历志》说：“又曰连山氏，又曰列山氏。”列山即烈山，放火烧山之意，也就是原始的刀耕火种。有关神农氏与炎帝的关系，历史上一直众说纷纭，视神农氏、炎帝为同一人。如《淮南子》云："赤帝、炎帝，号称神农。"秦汉以来，将神农氏和炎帝逐渐融合为一体，可能是当时同属于农业生产的著名部落原因，形成部落联盟的象征。也有人指出："神农氏在前，属于母系氏族社会；炎帝在后，属于父系氏族社会……炎帝是神农氏的后裔。"（罗泌《路史》）炎帝神农氏"既可作为部落联盟首领的称号，又可视作部落联盟的代号，还可视作农耕文化文明阶段的时代概念。"

神农氏对人类的贡献在于开创华夏农耕、医药、交换（贸易）三大发明。

二、在我国古代文献中有关神农氏"尝百草"，行医治病的传说

《淮南子·修务篇》："古者民茹草饮木，采树木之实，食蠃蚌之肉，时多疾病毒伤之害，于是神农乃始教民插种五谷，相土地宜燥泾肥饶高下，尝百草之滋味，水泉之甘苦，令民知所就。当此之时，一日而遇七十毒"。

《神农本草经》："神农尝百草，日遇七十毒，得茶而解之。"

《五帝本纪》："赫鞭鞭草，始尝百草，始有医药"。

《搜神记》："神农以赫鞭鞭百草，尽知其平、毒、寒、温之性，臭味所主，以插百谷，故天下号神农也。"

《述异记》："太原神釜冈，有神农尝药之鼎存焉。成阳山中，有神农鞭药处，一名神农原药草山。山中紫阳观，世传神农于此辨百药。"

《太平御览》引《帝王世纪》："炎帝神农氏……始教天下耕种五谷而食之，以省杀生。尝味草木，尝药疗疾，救死伤之命。"

明周游《开辟演绎》第十八回未王子承《释疑》云："后世

传言神农及玲珑玉体，能见其肺肝五脏，此劳事也。若非玲珑玉体，尝药一日遇七十毒，何以解之？但传炎帝尝诸药，中毒能解，至尝百足虫入腹，一足成一虫，炎帝不能解，因而致死，万无是理……”

历代有关医药文献记载神农氏创医药的有：《本草古今论》载：“本草始仿于神农，药上三百六十品，此乃开天圣人也，与天地为一体；实能探造化之精，穷万物之理，字字精解，非若后人推测而知之者。”《医学渊源诠》曰：“医书之古者《内经》，则医之祖乃歧黄也。本草起于神农，则又在黄帝之前，可知医之起，起于药也。”

三、神农与苗族医药的渊源

有学者认为：“苗族之族称为苗，考释与其先民最早学会种植水稻有关，说明苗族先民属农业氏族或部落，神农氏‘尝百草’、‘播五谷’是农业、医药的始祖。”考证苗族与神农氏的渊源，“有关史实证明苗族的‘苗’与神农有着渊源关系，苗族的农、医又源于神农。苗族的老家正是神农的活动地域，这都不是偶然的巧合，而有十分渊源的关系。古有‘民不祭非类’之说，苗族不是祭祀至高无尚的黄帝，而隆重祭祀神农及其后裔蚩尤，充分说明神农是苗族的农医始祖。”[2]

通过历史考证结合民间传说，苗医始于神农或者说是神农是苗医的始祖是有其道理的，至少说明神农与苗族确有着深厚的历史渊源关系。

第二节　蚩尤“传神药，医治百病”

蚩尤是苗族共同崇敬的人文始祖。相传蚩尤从小聪明伶俐，九岁时离家到黄河边的高山峻岭向生翁爷爷拜师学艺。“九年后，蚩尤懂得一百二十种礼规，能应变天下大事；掌握一百二十种药，成了能治百病，起死回生、返老还童的神医；精通十二道神符，成为能呼风唤雨，明阴晓阳的大神。”传说蚩尤学艺回来后，生了九个儿子，长大后都学会了蚩尤的本领，一个儿子管九个寨，九个儿子共管八十一个寨。蚩尤就成为八十一个寨的大首领。“由于蚩尤懂得一百二十种药，人病了服药能治好，死了服药能复生，老了服药还能还童。数十年后，苗寨人丁发展起来。”这就是苗族历史上“蚩尤传神药”的故事[3]。贵州省黔东南称老祖宗为榜香尤，湖南省湘西一带苗族称自已的祖先为剖尤或绞黎够尤（即九黎蚩尤），在川、黔、滇边的苗族人民直接称蚩尤。在民间有关蚩尤的传说较多，在湘西花垣县古苗河边有蚩尤洞和蚩尤石像的传说。

第三节　祝融传熟食，传按摩强身健体术

祝融是古代传说中天上的一个大神，是炎帝的后代。《山海经·海南经》：“炎帝之妻，赤水之子听沃生炎居，炎居生节并，节并生戏器，戏器生祝融。”文中所述的祝融应是炎帝的玄孙。在《山海经·海南经》对祝融的描述为“南方祝融，兽身人面，乘两龙”。《淮南了·时则篇》：“南方之极，赤帝祝融之所司者万二千里”。“南方之极”之地，是指湖南南岳衡山，是祝融所管之地，是主管南方之神。

在太上老君开天经的故事中记载了有关炎帝与祝融的关系，“神农之时，老君下为师，号曰太成子，作《太微经》，教神农尝百草，得五谷，与人民播植，以代禽兽之命也。神农没后而有燧人。燧人时，老君下为师，教示燧人钻木出炎，续日之光，变生为熟，以除腥臊。燧人没后有祝融。祝融之时，老君下为师，号广寿子，教修三纲齐七政。三皇修道，人皆不病。作《按摩

通精经》。”据传说广寿子传给祝融《按摩通精经》九十卷。祝融在南方将书中内容传授给黎民百姓，从此，黎民百姓掌握了防病强身养生的按摩术以后，病痛减少，身体越炼越强壮，起到了祛病强身，健康长寿的作用。

祝融的职务是火正，其职责为观象授时，即观测大火星和鹑火星的位置来确定农时。祝融小时候的名字叫黎，也叫做重黎，是一个氏族首领的儿子。那时燧人氏发明了钻木取火，但不会保存火和利用火。《韩非子·蠹》载：“民食果蓏蚌蛤，腥臊恶臭，而伤害腹胃，民多疾病。有圣人作，钻燧取火，以化腥臊，而民说之，使王天下，号之曰燧人氏。”祝融从小就喜观火、玩火，用火成了祝融的拿手把戏。传说火到他的手里，只要不是长途传递，就能长期保存下来。燧人氏是钻木取火，祝融氏后来发明了钻石取火。钻石取火比钻木取火又有了大的进步。在祝融的南方之地，黎民百姓用火烧菜，煮饭，用火取暖，生活照明，黎民百姓点火熏烟，驱逐野兽和蚊虫和瘴气。用火以后，黎民百姓开始食用熟食，有利于百姓的健康。黎民改吃生食为熟食，使人们吃不会生病。炎帝及其后裔燧人氏、祝融氏掌握了火，标志着上古南方民族历史性的进步。

祝融，有文献记载是楚民族的始祖。上世纪40年代在长沙出土的一件楚《帛书》，其中有“炎帝乃命祝融生四神降，尊三天”。其意为炎帝命祝融遣降四神于人间，安定日、月、星、辰，建立四极以承天覆。尊三天，指日、月、星。祝融受炎帝之命，使下界不得上通于天。（《绝地天通》）1988年，在湖北省荆门包山2号楚墓，出土的竹简记载了楚人的先祖老童、祝融。其它相关文献也记载祝融、炎帝的关系。如《礼记·月令》和《吕氏春秋》均曰：“其帝炎帝，其神祝融。”意为炎帝是南方和夏季的帝，祝融是南方和夏季的神。

祝融的贡献在于他将人工取火用于黎民的日常生活之中，熟食，用火防蚊虫，瘴气，起到祛病防病的目地。用先师传授的按摩术教黎民祛病强身，延年益寿。这两大功绩为南方三苗之民及其后楚民族的生息繁衍作出了重要贡献。也是我国较早出现的预防医学思想的萌芽。

第四节 “苗药祖师”，苗族上古神医“苗父”

西汉刘向在《说苑·辨物》一书中记载：“吾闻上古之为医者曰苗父，苗父之为医也，以菅为席，以刍为狗，北面而祝，发十言耳，诸扶而来者，举而来者，皆平复如故。”刘向笔上的“苗父”，是关于我国苗族医药史上最早描述苗医“药到病除，神传疾解”的治病过程。历史上传说“苗父曾尝百草，开创了以实物入药的苗族医药的先河”[4]称苗父为“苗药祖师”是根据苗族民间流传面尊称的。在苗语中没有医师这个名称，应是外来语。苗语中只有苗药师的称谓。苗族称药师为“江嘎”或“姜嘎”。“姜”或“江”即为师傅，“嘎”为药。由于“苗父”尝药识药，医治百病，而被后人称为“苗药祖师”。还传说苗父修炼有道，懂得能医治疾病的方术，用“神气”、“法水”为苗民治病。

第五节 “欢兜尚赤”，消疫除病，苗医预防医学的形成

欢兜与三苗有着密切的关系。欢兜，为三苗国君。认为是颛顼、祝融或鲧的后代。《山海经·大荒北经》云：“颛顼生欢头，欢头生苗民。”“大荒之中欢头之国”。郭璞注：“欢头尧臣”，称欢头为尧臣。“欢头”，即欢兜，或作丹朱，欢朱。邹汉勋

《读书偶识》云："五者一也，古字通用。"《史记·五常本纪》云："三苗在汉淮荆州数为乱……放欢头于崇山，经变南蛮。"这也说明"为乱"的三苗中包括了欢兜族[5]。

欢头与苗医的关系，表现在"欢兜尚赤"与"欢狸图腾"两个方面。"欢兜尚赤"，据《山海经·西山经》云："灌水出焉，北流注于禺水，其中有流赭，以涂牛马无病。"郭璞注："赭，赤土"。禺水，是欢兜的起源地，他们喜朱红，故又叫欢朱国喜用赤土涂脸，以双人舞蹈祭神。朱红就是当地用赭土涂牛，或涂人，用以"消除病疫瘟疫"。赭，即丹砂。在苗族民间流传用丹砂。湘西一带苗族用地道辰砂预防疾病的方法，如在端午节有喝辰砂酒的习惯，还将辰砂碾未撒于房内外于的驱虫杀毒（菌）。在古代医药不发达的情况下，苗族先民用"赤土"涂在皮肤上，可避免蚂蚁、蝇蚊的叮咬，藉以消除病疫瘟瘅。在墓葬时，在棺内撒些辰砂末，说是对尸体有防虫防腐的作用。在贵州黔东南一带，女子还以丹砂末擦额和唇，以表示吉祥和祭祀祖先。从"欢兜尚赤"的史料中，有人认为欢兜是："最早发现辰砂和首先开采辰砂和使用辰砂的人。"欢兜尚赤，为苗族预防医学奠定了基础。

欢狸图腾，在《山海经·西山经》的黄水"有神焉，其状如黄囊，赤如丹火，六足四翼，浑郭无面目，是识歌舞，实为帝江也。"毕沅解释："江读如鸿。"即帝鸿氏。这里的浑郭正是帝鸿之子欢兜，这个神物即为帝鸿的图腾化形象。正因他们喜用赤土涂脸，以双人舞蹈祭神，所以被当成六足四翼而无面目。莫山之西又有翼望之山，有"兽焉，其状如狸，一目而有三尾，名曰欢，其音如‰百声，是可以御凶，服之巴瘅。"郭璞注："黄瘅病也，音旦。"瘅"状如黄囊"，相当于黄疸病或黄疸型肝炎。古代黄水河一带的浑敦人常患瘅病，是"瘅"病流行区。欢兜人认为如能吃到狸肉，便能治好瘅病。早在5000多年前，欢兜人就已懂用狸治“瘴”病的方法，这是在医疗实践中积累的经验。

第六节 “药王”传苗医方

在湘黔边区的苗族民间，相传有一位苗族药王，常年奔走苗族民间，流传着一首歌谣：“一个药王，身在四方，行走如常，餐风宿露，寻找药方。”“三千苗药，八百单方”。据湘西凤凰县老苗医石福山介绍：“苗医的始祖是药王爷爷。”民间传说中的药王爷爷是一个周身透明，状如玻璃，长有翅，能在空中飞行的神人，他不畏艰难险阻为苗民寻找药方（岔锐岔嘎）。据说苗王爷爷每找到一味药，都要亲口尝一尝，药气在体内或周身串行，气串在人体哪个部位就能治疗那个部位的疾病。传说有一天：“他尝了一味蝶形兰花的草根，顿时满口麻辣味，急忙用水吞下，一时间，大脑如昏如麻，失去知觉。醒后回忆说：这草好生厉害，刚才我‘大比农耿’（苗语即脑壳象烂），便给这草取名‘比耿’，同行的一看，惊道：‘药王，你全身都黑了！’药王一看果然全身不再透明，将这草取名‘草乌’。”在湘黔边境还流传有关药王的歌谣：“药王药王，身如星亮，穿山越谷，行走如常，食果饮露，寻找药方”[7]。

在苗族民间，苗医们认为从古至今所用的苗药和药方就是“药王爷爷”相传下来的。“药王”到底是一个什么样的人？湘西花垣县大苗医、大巫医龙玉六在他的晚年绘了两幅“药王”的画，一幅是“公药王”（喔巴嘎），一幅是“母药王”（喔登嘎）的画。据龙玉六介绍，这两幅画的形象是先人一代一代相传下来的。（见附图）

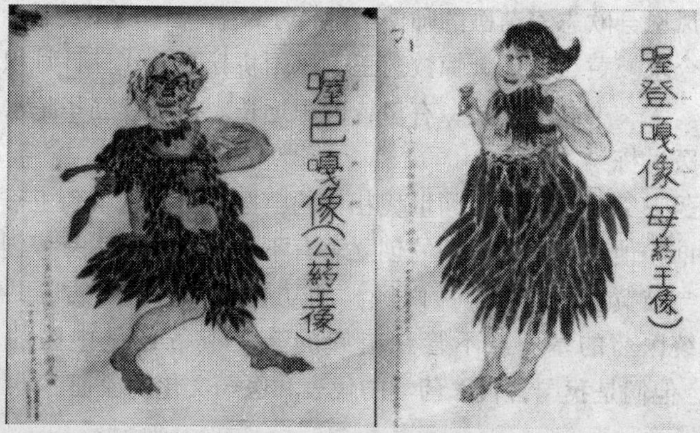

湖南省花垣县老苗医龙玉六手绘的苗族“药公”“药母”像。

在中医史学界因有神农“首创医药，世称药王，后遂以药王为颂神农之称”，将“药王”、“神农”视为一人也。苗族人民所敬颂的药王爷爷，是否与中医史学上称神农为药王有关？苗医“药王”与神农出于一人？其理在于苗族的农医源于神农，苗族的祖先之地是神农氏的活动地域，苗族的祭祀是隆重纪念神农及其后裔蚩尤有关，这些历史说明神农是苗族的医药始祖。所以说，苗族药王爷爷是否就是神农，值得探讨？从湘西苗族民间关于药王爷爷的画像，与史书上关于神农的画像是不同的。欧志安先生在《湘西苗医初考》一文中，苗族民间传说中的药王爷爷是头上长角的形象。龙玉六笔下的药王头上无角，身披树叶的喔巴戛（公药王），喔登嘎（母药王）。（见附图）

花垣县老苗医施老友传下的有关药王的歌，“吾爱药王传得法，药王传法到如今。令人照爱前人样，此是药王治病恩。昔日药王登仙去，传本留教救凡人。都是前朝传的法，前朝传子真传孙。子子孙孙传玄曾，代代相传到如今。前人留起千朝路，今有在朝往长行。此是前朝约的礼，发古流传到如今。重重叠叠上瑶台，几度吁重扫不开。刚被太阳收拾去，都教明月送将来。”

凤凰县欧志安苗医的师傅给他传了一首关于药王的诗："通古亘今求岐黄、石破天惊数药王。风雨耕耘几千代，日月积汇融一章。无文书载理论短，有口皆碑源远长。接骨续筋华陀水，堪叹苗医世栋梁。"

药王爷爷是苗族民间世代相传的苗医始祖。这个药王爷爷不管是谁？他都为苗族医药的创立著有不朽之功。药王爷爷创立苗医，与岐黄论医而创制《内经》的功名一样流芳万古，共为祖国传统医药的基石。不管是苗族的药王爷爷还是中医的"岐黄"，他们是我国古代医药学的代表和医药文化的象征。

第七节　神话传说时代的早期苗医药文化特征

对于这一时期的各种记载、传说多有差异，有的甚至有自相矛盾之处。但是，从众多的历史记载和口传文化中可以把各细小的碎片汇集而得到一个原始苗医药文化的雏形，即原始苗医药文化是从神农尝百草、辨百药，尽知其平、毒、寒、温之性，臭味所主，尝药疗疾，救死之伤；到蚩尤传神药，医治百病，起死回生，返老还童，明晓阴阳的大神医；到祝融传熟食，传按摩强身健体术；苗父"姜嘎"用"神气"与"方术"治病而"皆平复如故"的神奇疗效；再到药王爷爷餐风露宿寻找药方，出现"三千苗药，八百单方"的苗医远古医方。其特征为，"神药兼融"的文化形态。原始苗族医药文化是从传说、神话到药物的识别和临床的医药知识萌芽阶段。

第八节　关于苗医药的起源

关于苗族医药起源，实无文献可证。但从各地苗族民间千古流传的苗族古歌或古老话中可以疏理出关于苗族生息繁衍的脉络，如在苗族古歌《天天辟地歌》，湘西龙玉六传唱的《万物生存共源根》，以及在贵州黔东南等地流传的古歌或古老话中都有详细的描述。在这些“古歌”中保留了大量的言简意赅的古苗语，对研究苗族早期医药学有十分重要的意义和实用价值。

松桃苗族民间古歌 Lut bul lut denb（绿布绿盾）[7]，即“开天辟地歌”，有这样一首：

“Nius manl nins zhax bad ghuenb qit，Doub las fanx giand mex nex ninb；Bax xongx cit youx nianl rut seit，Zhut rut fanx giand nangd mox binb；Cit youx rut nggab rat nangd hent，Dangl sed dix dat lout xiongb denb；Panx deb soud jiead soud dix jint，Yians zas pans pul yias pans denb。”

这首古歌的意思是：苗族人视野里开天辟地是从“奶奴、巴棍”起的，从此人间才有人类社会，因此苗族至今沿习的傩戏里以稻草扎的 Net nux、bad ghuenb “奶奴、巴棍”，正是敬仰苗族的祖先，“奶奴”是苗母，“巴棍”是苗父。苗父蚩尤通晓巫术化水禁咒，能治好人间的各种疾病，蚩尤聪明伶俐，勇猛无比，通晓药物，打造梭镖各种兵器，勇猛作战守卫苗疆，养育子孙接连不断，种田种地庄稼遍地。

龙玉六传唱的苗族古老话《万物生成共源根》（译文），经过湖南花垣学者龙炳文、田兴秀等人整理，以《苗族生存学说》为题公开发表。[8]认为：“世界上的一切事物都是以一定的能力（搜媚若）的表现形式，一切能量都是物质（各薄港搜）的，物质的结构都是有规律（玛汝务催）的。”“事物生成共源根”的意译文，目前已有三个版本公开出版。第 1 个版本是 1989 年贵州民族出版社出版的《苗学研究》第一集中发表一个译文版本；第二个版本是 1990 年湖南岳麓出版社出版的《苗族古老话》；第三个版本是 1993 年由湖南人民出版社出版的《苗族生存哲学研究》。现将《苗族生存哲学研究》中意译文转录，以探讨苗族生存哲学与苗医学的关系。

龙玉六口述，龙炳文等人翻译的《事物生成共根源》全文如下：

事物生成共源根，
先出现天，
后出现地。
从那时起，
盘古就分开了天和地。
先安好日月，
后装齐星斗，
山水风雨都齐备。
天气罩着地，
地气映着天。
天气化成了搜媚若，
地气化成各薄港搜。
从那时起，
什么东西都具备生成条件。
仡索才来造生命，
陆地水域有生物存。
先起苔藓生鱼虾，
后有蛆虫蛇蟒鸟雀虎狼牛马；
接着才有猿猴类人猿，
最后才育原始人。
人用脑想用手做，
从古直到如今，
归他来掌管乾坤。

千万事物同一理，
事物生成共源根。
头等重要搜媚若，
第二是各薄港搜，
第三是玛当务翠，
三样缺一不得生。
生成相资双有利，
相制牵掣得平衡。
相征我求彼有应，
相夺我好彼有损。
优劣相斗有胜负，
生成难全古到今。
增多变好无穷尽，
人类前途最光明。
这是阿濮朴僮对掌管乾坤人的教育，
苗族人民从古代沿袭相传直到如今。
什么是生？
什么是成？
生是刚才发生，
成是生成存在。
生是生化动机，
成是达到目的。
无生无成，
无成无生。
有生有成吗？
许多事物得生存。
生存又会发生，
发生又会生存。

慢慢相随向前去，
增多变好无穷尽。

全文的重点从三个方面论述了事物生成根源和人类进化的历程；论述了事物生成的基本要素、关系和结果；论述“生”和“成”的辩证关系。《事物生成共源根》发表后，在国内苗学界和哲学界引起强烈的反响。有学者认为：“全篇充满了强烈的非天命观和哲学观。它的最大特点在于其辩证和实用性。”[9] 被学术界认为是苗族的“生存哲学”。近年来，国内有学者将《苗族生存哲学》用于苗族医药学术研究之中，在田兴秀、关祥祖主编的《苗族医药学》，1995 年 12 月，由云南民族出版社出版；杜江、张景梅主编的《苗医基础》，2007 年 7 月，由中医古籍出版社出版；奇玲、罗尚达主编的《中国少数民族传统医药大系（苗医药）》，2000 年 3 月，由内蒙古科技出版社出版；陈士奎、蔡景峰主编的《中国传统医药概览（苗医药）》，1997 年 11 月由中国中医药出版社出版等专著或专题中用“苗族生存哲学”论述苗族医学。将“苗族生存哲学”理论用于苗族医学，为今后我国苗医学基础研究开拓了视野。

参考文献

[1] 潘定智．苗族传统文化的几点思考［J］．苗侗文化论坛，1989，3：83
[2] 石朝江．中国苗学［M］．贵阳，贵州民族出版社，1999：24
[3] 欧志安．湘西苗医初考．中南民族学院学报（自然科学版），1984，2：3
[4] 吴荣臻．苗族通史［M］．北京，民族出版社，2007，203
[5] 潘定智，杨朝文．蚩尤自传说［M］．贵阳，贵州民族出版

社，1989：10
[6] 武新福．中国苗族通史［M］．贵阳，贵州民族出版社，1999：25
[7] 唐海华．苗族药物学［M］．贵阳，贵州民族出版社，2006：2~3
[8] 田彬，龙炳文．古老的哲学，辨证的奇葩．苗侗文化，1989，3：13~18
[9] 吴荣臻．苗族通史［M］．北京，民族出版社，2007：370

第三章　古代苗族医药

古代苗族医药是指九黎蚩尤、三苗、荆蛮战败后，向西南迁徙（指苗族的第二次大迁徙）以后的2000多年间形成、发展起来的苗族医药。这一时期指秦灭楚（公元前223年）以后，到清代末期（公元1840年）的苗族医药，经历2000多年的医疗实践，在不断的医疗活动中总结经验而代代传承下来的苗医药，称之为苗族古代医药。这一时期的苗族医药是在迁徙中传承，在迁徙中有所发展。由于苗族是没有文字的民族，医药史料只能靠口耳相传，世代承袭。但也有少量医药资料散载于有关史料之中。从秦汉以来的史志本草专著中有零星文字记载。古代苗族医药学的发展，主要体现在苗族药物学、临床治疗学、预防保健和巫医疗法等方面。

第一节　古代苗族药物

一、《神农本草经》中收载的有关苗族药物

《神农本草经》是我国最早的一部本草学专著，书中收载了365种药物，据欧氏研究，在《神农本草经》中“发现有120余种是兼用苗语记名的（以苗语东部方言标准语来辨认）现在仍能听懂，占全书所载药物的三分之一。”[1]

《神农本草经》中有白垩做药的记载，“生山谷，主女子寒热、症瘕目闭、积聚。”白垩为白善土，苏颂曰：“垩有五色，

入药惟白者耳。关于白垩，在黄帝与蚩尤战争时，蚩尤战败，聚骨如灰，数年后骨白如灰，故有白垩之山。(《神农本草经赞·卷三·下经·白垩》)

《神农本草》是秦汉之际，托名神农撰写的。汉·许慎《说文解字》对药的解释为：“药，治病草。”有“诸药以草为本”之说，当时医生们主要用草本药物治疗疾病。

二、《楚辞》中收载的有关苗族药

《楚辞》，最早见于司马迁《史记·酷吏列传·张汤传》：“……始，长史朱买臣，会稽人也，读《春秋》。庄助使人言买臣，买臣以楚辞与助俱幸。”《楚辞》是对战国时期楚国诗体(辞)的称呼。《楚辞》的主要作者屈原更是力主抗秦的政治家。屈原笔下的楚辞如《离骚》、《桔颂》、《招魂》、《九章》、《涉江》、《天问》、《哀郢》、《怀沙》等作品，是在屈原流放期间所作。屈原流放沅湘时间长达7~8年之久，许多作品都产生于沅湘之地。沅湘间又是古代的五溪之地。五溪之地历代上是“五溪蛮”或“武陵蛮”居住地。历史上“武陵蛮”是对居住在五溪地区或武陵山区少数民族的乏称。主要指现今的苗族、土家族等。

伟大诗人屈原所创《楚辞》，记录了沅湘人民生活习俗，烙上了那个时代的印记。著名文学大师沈从文先生对湘西古苗歌有过这么一段描述：“让我想象到似乎就正是二千多年前伟大诗人屈原到湘西来所听到的那些歌声。照历史记载，屈原著名《九歌》，原本就是从那种古代酬神歌曲衍化出来的。(《沈从文散文选》)

《楚辞》有关屈原的作品中记载了不少沅湘间药物，虽然这些药物多做为祭祀神灵之药，但也作为疗疾避邪之用。《楚辞》中所载花草树木较多，都是药用草本。《楚辞·山鬼》中有“采三秀兮于山间”的辞句，这是巫山神女（山鬼）的采药描述。三峡巫山历史是神农的活动区域，关于“采山秀兮于山间”之句，有的学者认为：“于山”即巫山，“三秀”即灵芝草，“秀”即花，因灵芝草一年开三次花，所以称为“三秀”。苗族民间将灵芝草作为延年益寿的长寿之药或“不死之药”。《楚辞》中的草本多为芳香类药物，主要用于祀神，这与楚国沅湘武陵地区苗人“巫风炽盛和屈原崇巫有关”。《楚辞》是公元前三世纪初楚国大夫屈原当时流放在西楚之地（沅湘一带）创作的文学作品。《楚辞》是那个时代的产物，是楚文化的代表作品，更是楚文化的产物。《楚辞》就是楚人的歌辞，具有沅湘民间特色。有学者认为：“我们进一步考察，就会发现这‘楚语’、‘楚声’中明显地包括着苗语、苗声。”如《楚辞》中记载了“申椒”（苗语中称“花椒”）、“芳椒”，即天椒，现称“花椒”。

菖蒲作为苗人用药历史悠久。菖蒲早在《楚辞》中就有记载，最早做为祀神、避邪之用。在明·李时珍《本草纲目》菖蒲条中引用宋代苏颂（《苏沈良方》）的记载说：“黔蜀蛮人亦将（菖蒲）随行，治卒患心痛，其生蛮谷中者尤佳”。这是所指的黔蜀蛮人，是生活在现今川黔一带的苗人的先祖。宋代·唐慎微著《经史证类大观本草》（成书于公元1082年），光绪甲辰·武昌柯氏重校刊印，本草卷之六·草部上品之上记述［图经曰］：“菖蒲生于洛池泽及蜀郡严道，今处处有之，……黔蜀蛮人亦将随行，卒患心痛嚼一二寸，热汤或酒送亦效，其生蛮谷中者优佳，人家移种者亦堪用，但干后卒香坚实不及蛮人持来者，此即医方所用石菖蒲也。又有水菖蒲生溪间水泽中……不及石菖蒲不堪入药用。”“其生蛮谷中者尤佳”是指产于川黔之地的石菖蒲为质地优良的药品。“菖蒲凡五种：生于池泽，蒲叶肥，根高二、三尺者，泥菖蒲，白菖也；生于溪涧，蒲叶瘦，根高二、三尺者，水菖蒲，溪荪也；生于水石之间，叶有剑脊，瘦根密节，高尺余者，石菖蒲也；人家以砂载之一年，至春剪洗，愈剪愈细，高四、五寸，叶如韭，根如匙柄粗者，亦石菖蒲也；甚则根长二、三分，叶长寸许，谓之钱蒲是矣。”《楚辞·离骚》中记载有蘼芜、菖蒲、泽兰、花椒、佩兰、肉桂、木兰、芙蓉、辛夷、白芷、艾等多种苗药。这些药物后都成为历代本草的重要药用植物。从文献考证，苗族应用菖蒲历史悠久，从秦汉时期到现在也有2000多年历史。从宋《经史证类大观本草》中记载“蛮人”用此药，也有900多年历史。书中记述的“黔蜀蛮人”、“其生蛮谷中有尤佳”，即指苗人居住的湘、黔、川、滇边毗邻的苗家山寨。

研究《楚辞》中药物，首先要搞清《楚辞》与楚国的关系，楚国与苗族的关系？楚国是在三苗故土上建议起来的王国，楚国先民活动的足迹与三苗活动的足迹吻合。楚国的巫文化源远流长，它继承了九黎和三苗的巫教。吴曙光先生在《楚民族论》一书中详细的论述了苗族汉族的渊源关系，认为：“苗楚同源”。有理由相信，《楚辞》中记载的许多药物与当地苗族药物有渊源关系。《楚辞》中也记载沅湘流域或五溪一带的地方药物称为苗药，如“菖蒲”、“泽兰”等。在沅湘一带苗区，每年端午期间，用菖蒲、艾叶挂在门上，用于避邪。

三、西汉时期《五十二病方》记载的苗语药物

西汉时期的长沙马王堆一、二号汉墓中，也发现了泽兰作殉葬品。在三号墓中出土的《五十二病方》中，记载了一些汉语无法解释的药物。“答”这种药物，就是苗语，语译过来就是“豆”。《五十二病方》中把以寒热为主的疾病称“貊”（读jie），与苗语的“茄”同音同义[1,2]。成书于春秋战国时期的《灵枢

经》，对发烧是这样记载的：“阳气太盛，则阴气弗能荼也，故曰格”。在苗语中，一直把发烧的体征叫做“格”。《左传选》中记载公元前547年齐景公：“齐候疥，遂痁，期而不瘳”。痁，即疟疾。在苗语中称疟疾为痁，是同音同义，是古苗语在史籍上的最好印证。又如，欧志安先生在考证古医书上的病名，天花病记为“鲁疮”，在苗语中则把天花称为“卜弩”，其义均在“鲁”与“弩”字上，近音同义。在“药王爷”传说故事中，尝百草尝到一种有毒药叫草乌，苗语称为“比耿”。在魏·吴普著《吴普本草》将草乌记作为“耿子”，与苗语记音是相同的。说明苗人很早就用草乌这种药物治病。用苗语传释古医书中的病名、药名、症候，是研究苗族医学史的重要途径。

四、历史上其它史料记载的有关苗族药物

“共工”，湘西苗族称为“仡戎”，汉史记载，“共工”传说是我国第一个降夔和降龙的人，也是第一个发明朱砂和使用朱砂的人，湘西苗族还称他为濮戎（龙公）。苗族的祖先“濮僮，欢兜是最早发现辰砂和首先开采辰砂和使用辰砂的人，也是从辰砂中最早提炼水银的人，是世界上最早开采辰和提炼水银的民族。”[11、12]关于濮僮、欢兜，在《山海经·大荒南经》中有记载：“欢兜生苗民”。濮人之地，据《尚书后案》记载：“湖南辰州，实古濮地。”即现今沅江中上游一带。

丹砂：[3]《庚辛玉册》云：“丹砂石以五溪山峒中产者，得正南之气为上。”范大成《桂海志》云：“本草以辰砂为上，宜砂次之。然宜州出砂处，与湖北大牙山相连。北为辰砂，南为宜砂，地脉不殊，无甚分别，老者亦出白石床上。”李时珍曰：“丹砂以辰、锦者为最。”现今的湖南省麻阳苗族自治县即古锦州地。是我国地道药材辰砂的主产地。麻阳（古锦州）是古代五溪之地，辰、锦所产为上品砂“生白石床之上，十二枚为一座，色如未开莲花，光明耀日。亦有九枚为一座。七枚、五枚者次之。”（本草纲目·石部第九卷·金石之三·丹砂）朱砂还为朝廷贡品，如《宋史·蛮夷列传》载：“咸平元年，古州刺吏向通展以芙蓉朱砂二器，马十匹，水银千两来献。”

武陵蛮自唐代以来，辰砂，即丹砂，是历代进贡之品。辰砂作为一个矿石，除药用之外，在工业上还有许多作用。

枫香脂：作为药用，历史悠久。味辛、苦、平，无毒。主治瘾疹风痒，浮肿齿痛。也名白胶香。唐《新修本草》载：“树高大，叶三角。商洛之间多有。五月斫树为坎，十一月采脂。”枫香树，又称枫木，苗语叫“堵米”。“堵”汉译是树或木，“米”，汉译是妈妈或母亲。“堵米”，汉语直译为妈妈树或母亲树。枫香树是苗民崇拜的图腾树，苗族人民敬奉枫木和崇拜“阿普苟尤”即祖公蚩尤，有着渊远的关系[4]。《广轩辕本记》云：“黄帝杀蚩尤于黎山之丘，掷其械于大荒之中，宋山之上，其械化为枫木之林。”《山海经·大荒南经》云：“有宗山者，有赤蛇，名盲蛇，有木生山上，名曰枫木，枫木蚩尤所弃其械，化为树。”在苗民的历史上，苗家山寨都栽种枫树，有枫树之山，封为禁山，不准砍伐，苗语叫“纪山普”，汉语意译为祖公山。“纪山普”即是苗民公共活动场所，又是祀祷先祖蚩尤的场所。

灯盏花：是西南苗族民间用于治疗风湿疼痛的药物。早在《滇南本草》中就有记载：灯盏花主治“左瘫右痪，风湿疼痛”。这些经验是根据云南文山壮族苗族自治州丘北县苗医临床治疗风湿瘫痪的总结而写入《滇南本草》。

三羊血：清康熙三十四年（公元1695年）张璐纂《本经逢原》中记载：“苗人取血法：以麋竹通节削锋利，活刺心血收干者良，宰取者不堪用。”山羊血“其血可治跌损作及诸血症。凡跌扑死者，未绝气，以一分许调酒饮之，遂苏，神效立见”（常中丞笔记）“山羊产滇蜀诸山中，性善走逐好斗，肉能疗冷劳，山岚疟痢，妇人赤白带下。”

《凤凰厅志》（乾隆二十一年版）记载：“苗地多药饵，而苗有疾多祭鬼不服药，间亦有以药疗之者。药名然诡异，非方书所载，统谓之草药，或吞或敷，奏效甚捷。”在卷十二物产篇中记载凤凰药物27种，有土茯苓、桃仁、地骨皮、半夏、香附、五加皮、旱莲、紫苏、金樱子、兔丝子、苍耳子、瓜蒌、木通、葛根、厚朴、小茴香、灯心、蓖麻子、谷精子、射干、金银花、土牛膝、何首乌、青箱子、天花粉、益母草等。

清贵州、湖南巡抚吴其睿（1789～1841）所著《植物名实图考》一书中，也收载了武陵山区的不少苗药。如白及条有：“白及根苗妇取以浣衣，甚洁白……白及为补肺要药”的记载[5]。《植物名实图考》的作者吴其睿，曾到湘、黔、滇及鄂、闽等地为官，在调研药用植物时采用当地民间药物名称，记录了当地俚人、俚医、乡人、夷人、湘人、蜀人、苗人、楚人等50多种。有些称谓如苗人、蒙古人、回人、吐蕃人，从历史到现今是指专称固定不变的民族[6]。在《植物名实图考》中还记载：“黔中药峒、焚茶作靛，远贩江汉”。“野草之可药可浴，根核果瓜可茹可玩者，罗罗皆持以入市”[7]。

第二节　苗家养身保健与预防医学

在养身与保健方面，苗族在很久以前便有这方面的探索和积累。例如在马王堆出土的汉代古墓中一、二号墓考证为苗族墓随葬品中除了彩绘帛画，器皿，服饰之外还有辛夷、花椒、香茅、干姜、高良姜用作医疗和保健的药品，在三号墓中除了众所周知的“五十二病方”外还有一本《引导图》，是中国现存的最早的保健运动方面的著作，是公元前3世纪末的作品。图中用彩色绘制了不同年岁的男女体操动作40多个，旁边还附有简单的文字说明。《引导图》不仅年代早，而且内容非常丰富对后来引导方面的发展、变化研究提供了可贵的线索。由于其出土地的地点和年代正是当时苗、汉文化的交汇点，也应代表了当时苗、汉医药保健的成就。[8]

苗族人民在历史上注重疾病的预防和卫生保健养生，有许多预防知识和卫生保健养生方法是在长期的生产生活实践中形成的生活习俗。如一年一度的苗家“苟表建”，即汉人所称的“扫扬尘”，每年腊月二十四这一天，苗家各家各户将室的灰尘打扫干净，迎接新年的到来。苗族民间还有将某些药物洒在室内，或者挂在房前屋后，以驱毒杀虫。《凤凰厅志》“风俗篇”中记载：“惊蛰先一晚，名家用石灰画弓矢于门，复撒灰于阶，以驱除毒虫。”又“端午悬蒲艾，谓之辟疫往来。”在湘西与黔东北一带是我国传统地道药材辰砂的盛产地，当地苗民习以辰砂撒于屋房周围，驱杀虫害。还将辰砂泡入酒中，端午节喝一口，或涂在皮肤上，说是预防长疱疮。这是“欢兜尚赤”而流传苗族民间的遗迹。苗疆苗民每天夏秋之时，习惯将一些具有杀蚊虫的苗家草药，如河柳叶、辣蓼叶、草乌叶等切断后放到厕所的粪池内，以杀虫消毒，防止蚊蝇孳生。夏秋之时苗寨蚊蝇多，用黄荆叶、土荆介、艾叶等烟熏以驱蚊虫叮咬。用八角枫、地风藤等苗药煎水洗浴，有防皮肤生疱生疮的预防作用。还有用雄黄泡酒，兑蒜内服药酒，有防“瘟疫”之疾功效。

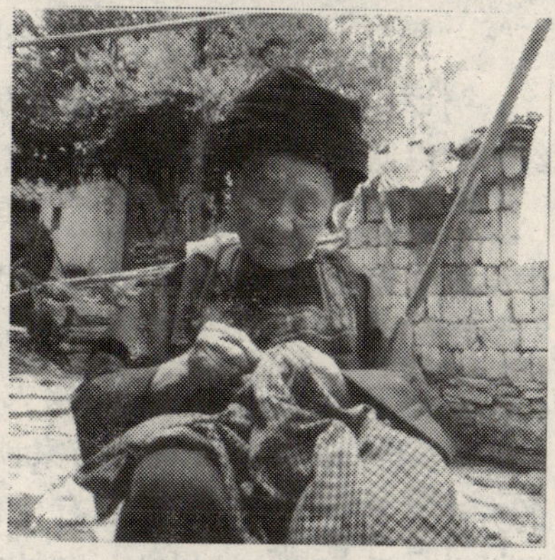

湖南省湘西凤凰县百岁苗医龙福女。

（田华咏摄于1999年4月9日）

在饮食养生上，苗家注

重具有食和疗的药物在饮食上应用。如夏天适当食用羊胆、羊肝，以清热泻火；冬季寒冷时，苗家喜食狗肉，以补虚御寒，达到湿肾壮阳，强精壮骨作用；冬季苗家还喜饮“久浆”（即甜酒）或自家酿的苞谷酒，也称之养生酒，颐养天年。“久浆”既可以驱寒保暖，又能舒筋活血，补体强身。另外，苗家还有习俗，一年四季喜喝“务叭消”（即酸汤），有开胃、健脾之功效。“务叭消”性寒，味酸，有退热、降火、防暑之功效，还有开胃、健脾、收敛、止泻作用，是苗家暑天上佳饮食。苗家酸鱼，也是独具特色的食疗佳品。苗家还有“冬吃萝卜夏食姜”的习俗，有利于养生保健。苗家作为食疗的药物品种较多，根据时令、人的体质适量调配食疗药物。

在卫生保健及疾病预防上，苗家还形成了“乡规民约”，或“防病条款”，如湘西凤凰县苗寨对共用水井立有下规：“凡在井水中洗猪菜、人菜罚钱五吊；有劳力不按时参加洗井者，罚钱一吊。”等。

苗家“隔病”习俗。苗家“隔病”方法有“挂红”、“躲摆子”、“挡路（箭）碑”等方式来阻隔疫病（指传染病）。

“挂红”隔病：苗家有人生病或生小孩时，在大门上挂一块红布，以谢绝生人来往相互传染。

“躲摆子”隔病：苗族民间有“八月谷子黄，摆子鬼上床，十有九个病，无人送药汤“的民谣，每到夏秋之季，苗家害“打摆子”的人不少。“打摆子”的人要送到室外高处气口去躲一躲，因力高处风口的风力较大，蚊子不能留存，因而可防止“打摆子”病的相互传播。苗家预防“打摆子”还有“避花蚊”的方法，每到傍晚苗家用具有芳香苗药性味的苗药，如黄荆条、辣蓼草、香芳草、桉树叶、樟树叶、艾叶、水菖蒲等药草烧薰驱散蚊子，以防疫“打摆子”病。

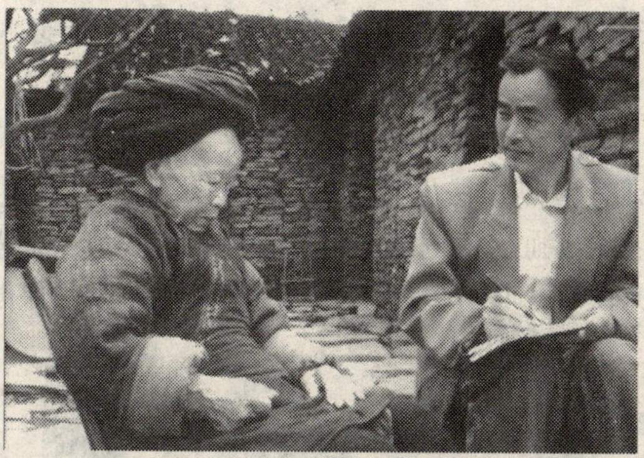

湖南世纪寿星吴躲妹

田华咏采访湖南省凤凰县山江镇“湖南世纪寿星”吴躲妹的养生之道。当时吴躲妹109岁。(吴金忠摄于1999年4月9日)

“挡路碑”隔病：在苗家村寨里某家或某村发生了疫病（指传染病），为了隔住疫病的传播，特意要在村口、路边或病人家门口放上树枝、竹丫丫或有刺的树条（如牛王刺、救兵粮树）等做为“档路碑”的标志，表示这个村或某一家有疫病发生，不要接触，以免传播。

在苗家药物预防疾病方面也有悠久的历史。贵州省黔西南兴仁县《兴仁县志》记载有：“山产蒌蒻，花如流藤，叶如毕拔，子如桑椹。苗家沥其油，醢为酱，味亦辛香。裹槟榔食之，谓可辟瘴。苗女持赠所欢，以为异品。”常用预防疾病的药物有：用铁钱莲缝在小儿帽缘上，以预防小儿“半天症”（小儿高烧抽筋引起）。用桑树叶、箭竹叶等煎水，内服，对高热“摆子”有预防作用。

用苗药“沃有及打”，“对口蕈”煎水给产妇内服，可以预防新生儿脐风。用天青地白、老虎麻根、强盗九杆子等苗药与甜酒煎水内服，预防腹泻及红白痢疾。苗家出远门或外出劳动时，随身带一点盐巴、大蒜、生姜或随身携带百味莲（止痛药），薄荷（清热解毒）等常用药物，预防暴病急病（中暑、伤寒）的发生等。

苗家虫茶保健康。虫茶是湘桂边界及云南苗族民间的传统饮料。虫茶具有清热、祛暑、解毒、健胃、助消化的功效。对腹泻、鼻、牙龈出血、痔疮出血也有较好的疗效。虫茶为南方苗族的一种清凉饮料，其价值高于普通绿茶，是苗家的保健佳品。

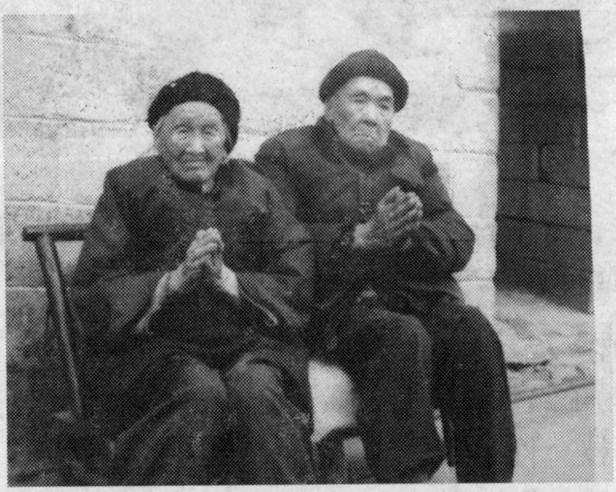

百岁苗医夫妻

湖南省凤凰县腊尔山镇中心卫生院，退休苗医吴玉堂（1897 年农历 11 月 22 日生）与妻子石金满（1894 年农历 8 月 16 日生）是一对苗医夫妻。石金满是当地有名的“接生婆”，1998 年，妇 105 岁时还为当地一苗族妇女接生。（田华咏摄于 1998 年 10 月 24 日）

黔南苗族民间有六月六上山采药的习俗，这天采的药正值一年之“中”，药效佳。所采药物以备后用。在黔南一带苗族民间，将五月五（端午节），六月六日均称为卫生节。在这些节日期间，孩子要佩挂药袋，百草煎水浴生。苗家将每逢 6 天为“灾日”，农历初一、初六、十一、十六、二十一、二十六这 6 天是“灾日”。每到“灾日”苗家男男女女、老老少少都要浴身，即苗药浴。苗家药浴作为习俗，药浴不是天天洗，一个月只能洗6次。苗家药浴是从消灾习俗演变成为卫生习俗，即有病通过药浴可以治病，无病者可通过浴身达到未病先防的目的。

第三节 古代苗医疗法

一、药浴疗法

苗医传统疗法有2000多年的历史。是屈原最早记述了用药物汤沐浴，达到疗疾之目地。屈原在《离骚》中曰："浴兰汤沐芳。"文中的"兰"即秋兰，是指现在的泽兰。用泽兰煎汤沐浴治疗疾病，是传统药浴疗法最早的记录。

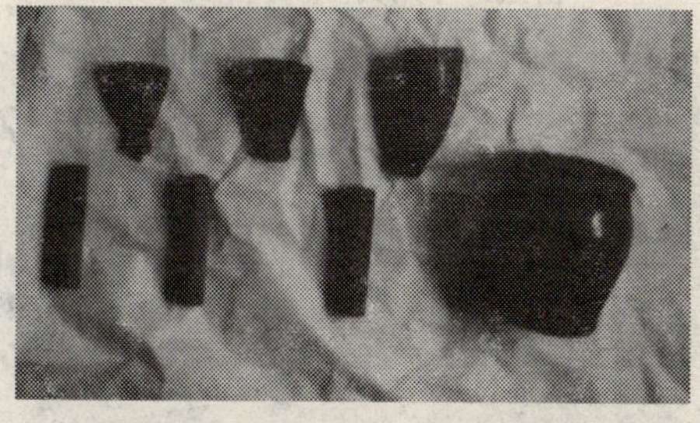

苗医诊疗用具。(资料照片)

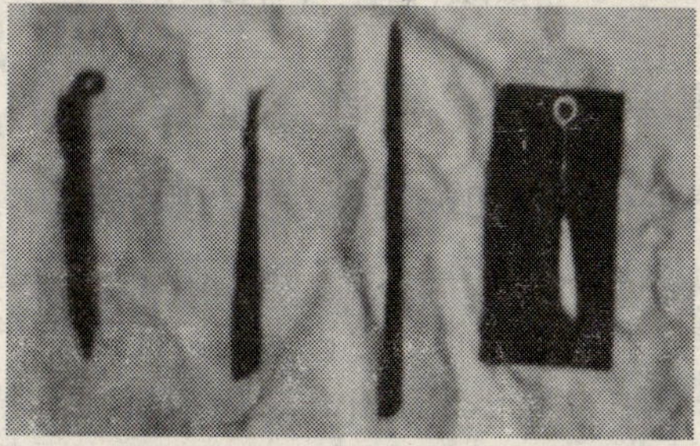

苗医诊疗用具。(资料照片)

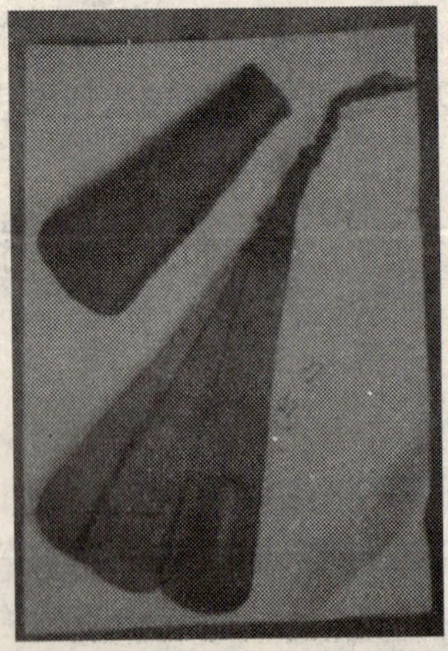

苗医诊疗用具。（资料照片）

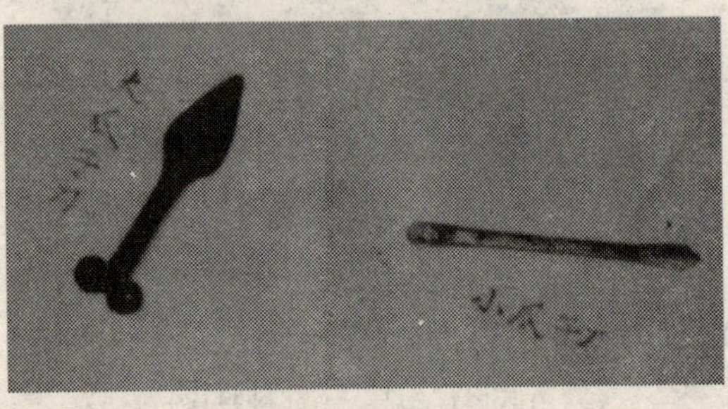

苗医诊疗用具。（资料照片）

二、治痘法

在诊疗上古代也有相关记载，如《验方新编·卷二十一·点牛豆法·（吴珍儒）序》云：“济世之道，莫先于医，医术多途，莫险于痘，稽种豆之说，上古未有，自汉代伏波将军，征武陵蛮，从壶中进兵，军中遂染此疾，厥后班师，毒气传入中国。诸医调治，皆据《内经》痛痒疮疡属心火之一言，为治痘之要领，十损八九。及至宋仁宗时，丞相王旦，初生诸子，俱生于痘。后老年生一子名素，欲为出痘，招集天下诸医有能深明治痘之法及著书立说者，重金酬谢。诸医皆言不敢深明于痘。川人闻其求医甚殷，乃为延请天姥仙娘，现身说法，取痘苗絮于鼻孔，旬日这外，告厥成功。∂ 是相传三桥善女，痘症日渐通行。然或有感天气而发者，或取苗吹于鼻孔而发者，顺则易治，朔则难医，甚至凭于危亡而勿可救药。”

据史料记载，光武帝建武十七年（公元41年）马援封为伏波将军，62岁时征讨“五溪蛮”，率军4万余人抵临沅（现湖南常德），乘沅水而上，进入壶头（湖南省沅陵县高坪乡境内）。因地势险要，遭遇“五溪蛮”的顽强抵抗，加之天气炎热，水土不服，军中疫病流行，船只不能上行，兵士死亡多。马援也身染疫病，不久，病死于军中。马援军中的疫病，其中就有痘病。痘病是传染性极强的传染病，当时是无法治疗的。在湘西苗区一带，在民国时期还有种人痘，预防痘病（天花）的医疗习惯，这与东汉时期汉军与“五溪蛮”征战中痘疫流行是有历史渊源的。有关伏波将军征战武陵在历史上确有此事，在湘西土家族苗族自治州首府吉首城区峒河北岸还有建于明朝的伏波宫，以纪念马援将军。现仍常年对游人开放。

三、拔毒法

用苗药外敷，将体内异物拔出。古代苗人用蝼蛄拔箭、消鱼骨鲠喉。蝼蛄，《神农本草经》名为蟪蛄，天蝼，梧鼠、硕鼠、螜（音斛）。《图经》中记载，苗人“还则走木空中蛮有五枝或谓之雀鼠，其形大然蝼蛄，与此鼠二物同名硕鼠与蝼蛄，有枝而空，此鼠枝不究，故不同耳，蝼蛄又名梧鼠，《本经》盖未见也。”消水肿，除恶疮。去翅足炒用。［日华子云］主恶疮水肿头面肿。（孙真人云）治箭镞在咽喉胸膈及针刺不出，捣取汁滴上三五度，箭头自出。［别录云］治鲠、用脑吞之瘥亦治，刺不出敷之即出。

四、外敷法、刮痧疗法、蛋滚疗法、熨法

伤寒病发狂兼发斑疹的诊治，在《验方新编·卷十四·伤寒·伤寒发狂兼发斑疹》一书中记录了苗人用癞虾蟆贴敷治疗之秘方。“凡伤寒发狂，眼直舌强，或发斑诊，急用铜钱于脊背、两手弯、两乳旁、两腿弯刮出青紫色，随取癞虾蟆一只（目红、皮红、腹无八字纹者勿用），破开去肠肚各物，贴心坎上，取虾蟆肝煎水服之。并用煮熟鸡蛋，去壳，于刮伤处乘热滚擦，随滚随换，其病顿减，有起死回生之功。滚过鸡蛋埋入土内，不可使鸡犬误食。此苗人秘方也。无癞虾蟆，用鸡亦可，不必食肝，终不如虾蟆之妙。又方：先用纹银放脐上，再取燕子窝泥捣融，和鸡蛋煎成一饼敷上，冷则随换，数次即愈。”

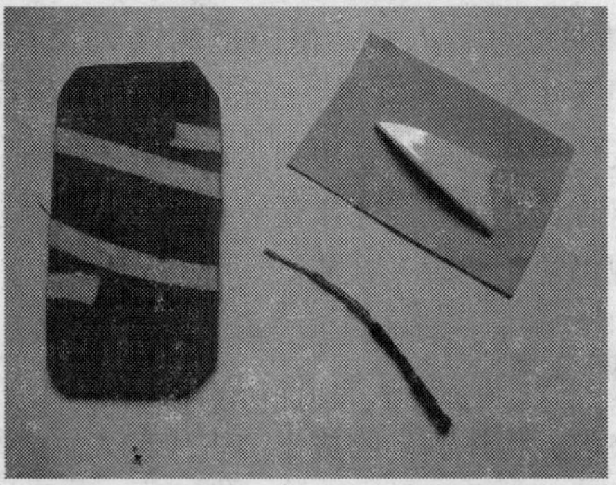

湘西苗医外治器具。杉木小夹板、瓦针、灯火棒（竹扫帚尖用黑线扎）（田华咏摄于1989年11月）

伤寒结胸停食的治疗，在《外治寿世方·卷一·伤寒·伤寒结胸停食》中介绍了苗人秘方。“伤寒结胸停食，陈香糟（六两）、生姜、水菖蒲（各四两）、盐（二两）共捣匀。炒热为饼。贴胸前痛处。以火熨之。内向即去。如渴。任其饮水吃茶。大便

利下恶物即愈。名糟蒲饼。伤寒发散未透。余毒积于经络。其症耳后后红肿。头重体倦。名发颐。在腮曰穿腮。在地阁曰穿喉。皆痰热之毒也。(按腮内酸痛者曰窄腮不酸痛者乃是发颐)天南星熬膏敷。轻者用靛花或鹿角磨涂。重者用皂角、南星、糯米末、姜汁敷。又赤豆、侧柏叶、鸡子清捣涂。又丝瓜烧存性。鸡子清调敷。又醋调壁土敷。又大黄、五倍子、白芨(等分)研末。鸡子清调节器涂。伤寒吐蛔,花椒、乌梅肉捣饼擦胸口。又方:先用纹银放脐上,再取燕子窝泥捣融,和鸡蛋煎成一饼敷上,冷则随换,数次即愈。"

第四节 畏鬼信巫、医巫一家

清·乾隆四年(1739年)本《乾州厅志》(风俗志)载有:"疾病祭竹王,俗称白帝天王。"在卷之四《红苗风土志》中载有:"乾州只有红苗一种,以其衣领、腰带皆红故名……少痘症,畏传染,不敢远行,畏鬼信巫。"在疾病项中记有:"苗地多产药饵,而苗人有疾多祭鬼,不服药,间亦有药疗之者。"《乾州厅志》卷之五《风俗志》曰:"农夫争土中色占水旱疾疫。"卷之十六艺文曰:"灵巫一病迎"(即病不吃药,惟迎巫觋)。

清·道光四年(公元1824年)《凤凰厅志》十八卷58页记载:"疾病延医服药之外,惟祈祷是务。父母病例延老者……用牲牢为请命于神,谓之打十保护。童子病则延巫为之解煞,名曰扬关……"说明湘黔苗疆苗人用苗药治疗,其方法不是医方书上所记载的,药名不同于中药,是用苗药。用药方有吞服(内服)或敷,即外敷疗法。

清·道光四年(1824年)刻本《凤凰厅志》卷之十四《名宦志》"移永绥厅治于花园,改协于茶洞,设守备于黔边螺蛳懂，星罗棋布，控制尽善……复抚之尽恩，胜则优予赏赍，带伤者必亲临抚循，并请医士瞿光辉、胡德盛随营疹视，全活甚众。”清道光《凤凰厅志》中载：“苗人畏鬼信巫，人病则曰有鬼延巫祈祷，酿酒割牲，约亲邻饮福，名曰做鬼。”

《苗防备览·风俗上》云：“苗中凡病必曰有鬼，延巫祈祷，酿酒割牲，约亲邻饮福，名曰做鬼，既祭之不愈，则委之于命。”

清代《古丈坪厅志》卷十：“苗人畏鬼信巫，人病则曰有鬼，延巫祈祷，酿酒割牲，约亲邻饮福，名曰‘做鬼’。既祭不愈，则委之于命。祭后扦标入门，不许人入其家，若不知而入，谓惊其鬼，必勤入者偿所费之数，复者如前后已。”

《松桃厅志》卷之六曰：“地居晨常上游，人多好巫信鬼，贤豪亦所不免，颇有楚风。”

苗家有祭祀习俗，分“特祭”和“常祭”。“特祭”中关于避祸的有，如患病久治不愈，祈求痊愈的特祭。为死者的亡魂，祈求神灵解脱罪恶的特祭。“常祭”中的“吃牯脏”为求免除弊病。

古代苗族医学经历了2000多年的历史，从“口碑”承传到有文字零星记载，使苗族医药学得以继承。古代苗族医药学在远古神话医药学的基础上，在苗族药物学、临床治疗、预防保健等医学实践中又有新的发展。苗族古代医学史形成于秦汉，发展于明清，复兴于近代。

参考文献

[1] 欧志安．苗族医学方法［J］．卫生信息与管理，1986，4：32

[2] 欧志安．湘西苗族医初考［J］．中南民族学院学报（自然科学版），1984，2：9

[3] 杨昌才．中国苗族民俗［M］．贵阳．贵州人民出版社，1990：540
[4] 龙炳文，石家齐．从辰砂探讨湘西苗族族源．苗族历史讨论会论文集（内部资料），1983：81
[5] 隆名骥．苗学探微［M］．北京民族出版社，2005：32～35
[6] 贵州省地方志编纂委员会．贵州省民族志．贵阳．贵州民族出版社，2002：85
[7] 田华咏．土家族医学史［M］．北京．中医古籍出版社，2005：89
[8] 谭学林．从苗医用火遗风看其早期医疗保健成就［J］．中华医史杂志，1998，28（1）：42

第四章　近代苗族医药发展简况

近代苗族医药发展史，是从鸦片战争到中华人民共和国成立之前的百余年。这一百多年，既是苗族同胞受压迫最深重的时期，同时也是苗族医药得以较快的发展时期。其成就主要体现在苗医药从原生态“田野”文化及“口碑”文献，出现在地方志书中，苗族医药理论框架也逐渐显现出来，临床各科及治疗学得以不断丰富，卫生保健，武术强身彰显出苗医活力等。

第一节　临床医学的发展

清朝，同治七年（公元1868年）刻本《永绥直录厅志》卷一“建置”中记有：“古三苗地，夏《禹贡》荆州地域，商荆楚鬼方地”。“苗人饮岩浆水，性寒，能解胎毒，无痘疹之患……苗中于水旱疾疾，亦知卜筮。”永绥，即现湘西自治州花垣县，是古苗崇山之地，是苗族聚居地，民间苗医多遍地苗药。

清咸丰五年（公元1855年），贵州省黔东南张秀眉领导的苗族起义军中有黄平黄飘苗医为义军治刀伤和疾病的佳话。

黎平苗医治毒箭射伤、毒蛇咬伤传为奇闻。

清光绪年间的《凤凰厅志》记载当地苗族“姜嘎”（药师）用药外敷，取体内弹片等异物。

伤寒发斑，苗人用外治法治疗。清·吴师机1864年所著《理瀹骈文》一书中记载：“发斑用铜钱于胸背四肢刮透，于伤处用蛋滚擦此，苗人秘法也。”

湘西知名苗族学者石启贵先生（1896~1959年），从事苗学研究30多年。早在民国二十二年（公元1933年）就是当时的中央研究院咨询，陪同时任国民政府中央研究院研究员凌纯声、芮逸夫调查研究湘西苗族。凌纯声、芮逸夫经过实地调查，撰写了《湘西苗族调查报告》一书，由商务印书馆于1947年公开发行。石启贵先生此后，又深入湘西苗寨实地调查，收集到大量的具有苗族特点的第一手资料，1940年，编写成《湘西土著民族考察报告书》。书中详细介绍了历史、地理、经济、文化、生活、语言、民俗、医药、宗教信仰等。特别介绍了苗家的《奇验医药》。石启贵的《湘西土著民族考察报告》，生前虽然未付梓问世，原稿存在吉首县档案馆。但后人在政府的支持下，于上世纪80年代中期出版。这部《考察报告》所载的资料基本上是上世纪30~40年代的苗族田野资料及馆藏文献资料。现将《考察报告》中有关苗医学的资料摘录部分，以证见当时的湘西苗医药情况。"土著苗族医生，苗谓'匠嘎'。苗药称'嘎雄'，大别之不外分内科、外科、妇科、儿科四种。偶染轻微之病，苗医一般不用药物，先用手推或铜钱刮，亦属有效。若推拿无效，倘不得已，方使用乡间土产草药。草药兼用木本、草本两种，少用市里药店之官药。因官药放存过久，正气散尽，性较平和，治难见效；纵见效而需日久。不如草药性质较烈，鲜药尤佳。故苗医治疗用鲜药，时间短而效速，人人乐用之。至于外科，苗医药疗效特好。常见落坎跌断手足者，接骨接筋，两用即愈。又有一种挑病法，一面用药服治，一面加以针挑，且可断根永不再发。"清末到民国年间，湘西苗疆的苗医药较为发达，苗族民间"少用市里药店之官药"，他们"使用乡间土产草药（苗药）"。原因是"官药放存过久……治难见效，故苗医治疗喜用鲜药，时间短而效速，人人乐用之。"苗医的传统外治法在临床应用较为普遍，如推拿疗法、刮痧疗法、挑治法等。现选外治方法治疗内病的验方几则如下：

例1，红砂症：红砂症是在患者背部呈网状块。治疗是先用冷水拍后颈窝，后用藕节煨开水当茶喝，即愈。外治法为针挑疗法，用针挑出旱烟捍内的烟屎，再将针尖刺入患处。另用铁马鞭草煨水煮服之即愈。苗医治疗红砂症采用内外兼治，疗效好。

例2，霍乱：用盐半斤放锅炒热，使达相当之热度（约60度）分包两包，频熨肚上一小时久，自愈。

例3，疟疾（打摆子）：用过江龙、小料花、轮郭草三味，捣烂用布包敷手腕处及头部上额门处即愈。还可用硃砂、白胡椒和米饭捣烂，敷肚脐，即愈。

例4，妇乳肿：用洋藿根对酒槽，捣烂敷之即愈。

例5，小儿走胎：用雷公梗煎水洗澡数次。

石氏收集苗族民间治疗疾病药方数百例，分为内科、外科、妇科、儿科四种。其中外科收载32种疾病的验方46首，内科27种疾病的验方52首，妇科10种疾病的验方18首，儿科6种疾病验方8首。

在众多验方中，都体现了苗医内外兼治的特色。如在“治十二时血穴救方”中，注重发病时辰，时辰中血入何穴位，按“子时血入心臆穴、丑时血入朝阳穴、寅时血入井泉穴、卯时血入山根穴、辰时血入无心穴、已时血入风头穴、午时血入中原穴、未时血入蟾宫穴、申时血入凤尾穴、酉时血入并地穴、戌时血入肾根穴、亥时血入空井穴。”苗医用时辰来考析病之根源，必须对症下药。

第二节　妇科及外科手术学的发展

到清末时候，苗族医药有了较大的发展，有些医术也很高明。如剖腹取胎、化水安胎等。清·《湘西通志·苗俗》记载有凤凰县两头羊苗区的苗医吴老庚用“催生方”接生，还有产后保健药“捧捧药”及“产后中风药”等护产妇药。在苗族民间相传用锅底灰、火炉或灶上之堂的烟灰冲阴阳水内服，有补益作用。这种阴阳水在孕妇的产后，婴儿脱离母体之后立即内服，服药后要避免冷食物。这种保护产妇的药在苗族民间流传久远，其意为苗族妇女在怀孕期间到孕产前休息时间少，到生了小孩后服保产妇药，以补身体。民国·《贵州通志》记载：“十九世纪末，松桃厅地甲司苗医龙老二，能为孕妇剖腹取胎，经治疗一月即告愈，曾轰动一时，传为奇闻”。

值得一提的是苗族发明的“坐式分娩法”[1]，是一种比较科学的分娩方式，采用坐姿分娩通过胎儿身体的自重产生的下垂力和子宫的收缩力双重力的作用，与仅靠子宫收缩力将胎儿扒出的卧式分娩法相比，能缩短分娩时间，难产率低，有益于母子健康。《大众医学》、《健康报》等杂志和报刊，作了推荐和报道，在上海、日本的一些医院也有使用。可以说这是苗族医学对于产科的一大贡献。

苗族对于产后的护理也十分重视，认为妇女产后身体大弱，婴儿入世适应力差都易染病，所以在生育后都会进行一些相应的药物护理。用药物煎水给妇女和婴儿洗身比较常见，满三天时洗称为洗三澡，尔后半月和满月时还要洗。认为这种方法能够预防皮肤病、风湿病和各种感染。如贵州省黔东南天柱一带的苗族妇女生育后用清热消炎的老虎麻、枇杷叶、芝芝草及有活血化瘀作用的四方藤煎水洗，1 天三次，连洗三天，能起到消炎止痛，加快伤口愈合，促进产后子宫复原的作用，即使会阴部有轻度撕裂引起的感染，主产后护理都会起到促进康复的作用[2]。

第三节　苗族药物学的发展

苗族医药学，特别是苗族药物学的发展史在史料上所占篇幅多一些。苗医在药物的应用上多用鲜药，少用陈（存）药，现采鲜用是苗医用药的一大特色。在药物的用法上，对内服药一般用煎、煮、熬等方法加工药液内服和外用。用药方法还根据治疗疾病需要选用外敷，点眼、冲阴阳水内服、外洗、药水煮治、热熨法等。在苗药的采集加工时，苗医对特殊用药也采用特殊方法加工泡炮制。如汗渍法、煨制法、酒制法、尿制法、霜制法、雪水制法等。

第四节　苗族医药预防保健的发展

苗族是很讲究对疾病预防，健身强体的民族。早在秦汉时期，苗族先民就有用菖蒲、艾叶、雄黄、朱砂避邪防病的习惯，代代相传。如每年端午节，苗家门上都要挂菖蒲、艾叶，用于避邪。因为菖蒲、艾叶具有芳香气味，可防蚊虫，还用雄黄酒洒房屋内外，有的苗家还用朱砂粉洒室内外，防虫兽。苗民还择时节，用苗药煎水内服，预防时疫疾病。在苗家山寨还有种“风水林”的习惯。苗族认为，人之所以生病，是因为荒郊野外的各种精灵作祟。苗族的每个村寨都有村寨的祖先神灵守护，妖魔鬼怪不能从正门进入村寨，但如果村寨周围没有护寨林和茅草地，妖魔鬼怪就可以从旁门左道潜入寨内，危害村民。为了保护村寨的安全，每个苗寨都要集体维护该村寨的风水林和茅草地。苗族用神圣化的观念来维护村寨的生态环境，也维护了苗山的生物多样性，其实也是预防疾病的重要措施之一。

《凤凰厅志·卷七·风俗》篇中记载防病内容：“惊垫先一晚，各家用石灰画弓矢于门，复撒灰于堦，除以驱虫毒。”“端午节悬蒲艾，谓之避邪往来，馈送角黍，并饮雄黄菖蒲酒，近河者竟渡龙舟。”“清明时扦柳于门，簪柳于首，去免蛋毒辟瘟。”“三月三日，男女簪地米菜花于首或采花悬之于壁，侯乾放于灯油盏内，夏日可驱巨虫。”“十五日择吉日，用竿缠竹叶扫除屋舍，曰打阳光……。”

凤凰苗乡《款规》中专门订有“防病条款”，要求所有参加“合款”的苗胞，都要“守款规，讲卫生”。十五条中写到：“所有款员，都要保护环境卫生；凡倾倒赃物，祸及他人者，罚钱以赔赏损失；凡带病串门，殃及他人者，罚钱以根治其病；凡在饮水井中洗猪菜人菜者，罚钱五吊；有劳力者不按时参加洗刷水井者，罚钱一吊。”“麻疯病等不得在村内居住……”，可见苗医不但注意环境卫生的保护，防止病从口入，而且注意传染病者的隔离问题，即把预防分成未病先防和已病预防传染两个方面。比如凤凰县苗乡人民为保证饮水清洁，常把井建成“三连井”，以分开饮用水，洗菜水，洗衣水。夏天走长路、上山劳动，可带点大蒜子、百味连、盐巴之类，以防中暑；冬天可吃些生姜、辣椒、花椒之类，以防感冒，医生为老鼠症或霍乱症患者看病，可预先吃马蹄香，黔东北苗族口含药物防风湿病的习俗。黔东北印江自治县格棒苗寨、罗鬼寨、岩山寨等苗家山寨的苗民，很少患风湿病。当地苗家有节日口含药物的习俗。如“接龙节”、“十月苗节”、“三月三”、“跳花节”、“吃新节”等苗族节日，无论大人、小孩都要口含当地生长的一种苗药，名叫苦藤。苦藤，是当地苗医用于治疗关节疼痛的苗药。在黔南、黔东北苗族民间还流传着这样一首民谣：“苗族一大怪，苦藤当糖块。”说明世代苗族人民有用苦藤防治风湿痛的习俗。黔东北苗族口含药物防风湿病的习俗。黔东北印江自治县格棒苗家、罗鬼寨、岩山寨等苗家山寨的苗民，很少患风湿病。当地苗家有节日口含药物的习俗。当地生长的一种苗药，名叫黑骨藤。是当地苗医用于治疗关节疼痛的苗药。出痘麻的小孩，大人不要抱出去走门串户；秋冬易染伤寒，不要在露天休息；春夏好发疟疾、痢疾，要注意饮食卫生等等。

在预防保健上，苗家很研究武术强身，以武健身。苗家武术套数较多，一般先习拳术，后习棍法，再习刀、锏、钯，叉、流星、鞭等等。在湘西苗族民间流传有“七十二手拳术秘诀”、“三十六拳术秘诀”、“十八大手拳术秘诀”、“九大手拳术秘诀”、“三大手拳术秘诀”、“三十六手棍法秘诀”、“神拳十二套”、“八合拳要法”、“神棍十套”、“神打秘诀”等几十套武术武功秘诀。苗拳，苗功是强体健身的重要体育活动，对增强体质，预防疾病，健康长寿都具有重要作用。

第五节　苗族巫医，医术的延续

苗家巫师、巫术及巫医对苗族医药学的传承起到桥梁作用。从古代的巫文化传衍而来的巫医结合的苗医，千百年来在苗族民间为苗民防病治疗。

一、迷喇端公禳鬼除病

民国期间著名民族学家陈国均在贵州调研苗族历史文化时对疾病作了描述：“苗夷民为生活所限制，不能讲究卫生，在冬春寒冷之时，正因他们自然锻炼的关系，极少有生病者；但至秋夏两季难免生病。病后苗夷区内无能医病者，惟听其自然，或请迷喇与鬼师来禳鬼种，迷喇一称迷婆，鬼师又称端公。病家先请迷喇来禳，迷得何鬼作祟，决定何种牲口解除：此时多请恩师，朋比为奸，诈骗愚至极。此种鬼事，可作心理治疗，有时、小病或能见，重病側什九致死。他仿迷信殊深，病时以为有鬼作祟非禳能不可，虽然以为天命难免，家眷中亦得其安。每年贵州各县病疫流行，迷喇鬼师乘机活动，死亡无数，殊堪痛心”[3]。

吴氏在“贵州短裙黑苗的宗教信仰”中说黑苗鬼师有为人医疗的职权。“为人医病—疾病在初民中看来，都是魔鬼作祟，把魔鬼驱逐了，疾病自然会脱身的。如果疾病是轻微的话，那家中人自己焚香烧纸，也许野鬼就被逐出。如果犯了重病，那定是大鬼为疟，那须得请鬼师出来，杀了牲畜，使用咒法，才能达到目的”[4]。

陈氏在《贵州安顺苗夷族的宗教信仰》中对苗夷族巫及病鬼作详细论述[5]。巫觋，安顺本地之巫觋名称，汉苗夷皆同，男子称“鬼师”又称“端公”，女子称“迷喇”又称“迷婆”，皆司祈神祀鬼之一，担负神与人间之沟通工作，人咸敬之。关于祭祖丧葬等事，尤须由鬼师到场主持，每一集居地之苗夷各有鬼师一二人，各种技术均幼小从师学习。常将术语咒诀等用汉字注音，录成经典，转相传授。鬼师大都务农，“行鬼”实为其副业，因行鬼略有酬报，借此亦可以稍补其经济上之不足。苗夷凡逢疾病，皆以为系恶鬼作祟。迷喇之职务，即专为人退鬼，以却疾病，有病时当即请其来家驱鬼，我人在场集上，亦可常见此种女子，为人包围，询问求治医卜，“迷喇”之技术不若鬼师之广大，故仅医治小病，若遇严重病症，或丧葬等大事，则须请鬼师主持。

病鬼，因苗夷信鬼甚空，一遇有病，即以为受鬼作祟，不知请医服药，惟延请迷喇禳解。迷喇概系老妇，请到家后所请之神既附其身，口告病人系受何鬼作祟，须采办何种物品以解除之。鬼之名称繁多，解除之方法，亦迥然不同。兹据调查所得，列举鬼名及解法如下：

1. 家神鬼——路遇族人之鬼魂，即会腹痛如绞，解法用一碗饭和水，十二张钱纸置于米筛上，送出朝门之外（即寨门外）弃之于地，病者可愈。

2. 缩头鬼——在山坡上逢此鬼后，使人呕吐不止。解法同“家神鬼”。

3. 兀条虫鬼——逢此鬼后，使人全身发冷及呕吐，解法用纸并稻草制成一条虫形，弃诸寨外三岔路口，痛者即愈。

4. 落水鬼——逢此鬼后，使人常觉腹痛，用一碗饭和水中插一柱香，扑于寨外道路上，病者可愈。

5. 吊死鬼——逢此鬼后，使人心畏涨痛，解法同“家神鬼”。

6. 豺狗鬼——在田间作工，忽觉腹痛难忍，系逢此鬼所致，可用泥土一团捏作成狗形，由病人送至远处抛弃，腹痛即止。

7. 无头鬼——行至三叉路上，如所携孩童忽号哭不止，即系遇到此鬼，可用水一碗，中置竹叶一张，送至三叉路口上，可止号哭。

8. 老鹰鬼——在寨外或田间行走，如忽觉周身轻弱肿痛，可用一小鸡，盘绕病者头顶数次后，再行送至远处，病者可愈。

9. 龙尾鬼——在田间行走，即觉双脚酸痛，即系此鬼作崇，可用花纸剪成一旗，持旗绕行寨前之田间一周，酸痛即止。

10. 树神鬼——逢此鬼后，使人周身发痛，可用头刀肉一块，茶一杯，饭一碗，送至寨中树神处，祭后其病可愈。

11. 水牛鬼——逢此鬼后，使人腹胀，可用一碗糠灰，送出寨外即愈。

12. 土神鬼——逢此鬼后，使人呕吐不已，解法同“水牛鬼”。

13. 酒鬼——逢此鬼后，使人头脑昏晕，用三张线纸烧于屋外即愈。

14. 母猪鬼——逢此鬼后，使人周身发热，可用一对蜡烛，香数柱，插于门边即愈。

二、画水巫术

苗巫师画水，在苗区比较普遍。据民国22年（1933年）原“中国科学院”凌纯声、芮逸夫赴湘西调查苗族，实地调查了凤凰、乾城（今吉首市）、永绥（今花垣县）三县的苗疆的现状。于民国二十九四月写出了《湘西苗族调查报告》，《报告》中对苗族巫术作了专题记述，特别是画水巫术治病6种疾病。

“画水的咒语，可分为两部分：一为请师父的口诀；二为水的口诀。”（1）将军水：治忽然昏倒的急症。（2）鹭鹚水：治饮食不慎，骨梗在喉。（3）雪山水：治灼伤皮肤。（4）隔山水：治隔一山跌伤或砍伤者。（5）担血水：治人受伤，血出不止。（6）封刀口水：治刀伤[6]。

苗医化水疗法，主要用于止血、止痛、接骨、退烧、止寒、安胎、驱邪等。

三、苗家椎牛，求神灵保平安；苗家打猪，求神灵除疾病

苗族椎牛，打猪祭祀祖先，求祖灵除疾病保平安。苗族椎牛是祭祀远祖，打猪是祭祀近祖。

苗族椎牛活动，在湘黔边区一带苗族地区较为流行。在明清以来的地方志书中多有记载。

清·光绪十八年（1892年）刻本《凤凰厅续志》卷十六《杂述志》曰：“查厅属苗民质本愚顽，性犹畏神，凡遇灾眚疾病，即延请巫师，毕集邻亲，各执刀椎，将牛只牵至神前，众刀齐刺，以图禳解，砍牛倒地为占验。如牛头向外，则又群焉啼哭，谓鬼不享祭，病将不起。”

《保请县志》载：“（苗）遇疾不求医，延巫求祷，叩许‘椎牛’，即病愈杀酬神之谓。其始也，集男女于庭，伐鼓鸣锣，通霄达旦，名打“猴儿鼓”，以求病者速愈。病愈之后，择日酬神。”以椎牛来占验疾病的转归，是苗族地区传统的宗教信仰习俗，是古代崇尚“血祭”的遗风，“血祭”是祭祖的形式。苗族的椎牛祭祖活动，各地形式不一样，在多样椎牛形式中，有两种仪式是普遍存在的：一是摹拟性仪式，二是纪念性仪式[7]。但

祭祀中少不了巫经，按其内容分为二大类，一是对鬼神的祈祷之辞，称为祈辞；另一类是苗族历史的直接陈述。在贵州黔东南一带苗族还有鼓藏节的盛大宗教祭典，即杀牛祭祖。鼓藏节，即大型祭祖活动，杀牛祭祖，众食肉。为防食肉过量中毒，苗人先服药（杀牛前用水送服配用好的药粉末）。古代传下来的秘方主要药物有：地锦草、苦参、地苦胆、金樱子、青木香、淡竹叶、小龙胆草、水黄花、鬼针草、风轮草、三百棒、槟榔子、刺藜、木姜子、苦拣子、吴茱萸、茵陈、千里光、隔山消等等[8]。苗家椎牛或是鼓藏节等大型祭祖活动，都是杀牛祭祖的“血祭”活动，除了祭祀祖先外，还与医药有密切的关系。

苗族“打猪”祭祖，在湘西凤凰苗区也称为“送猪”祭祖。其缘由是“家中有人久病不愈，或因诉讼无法了结，为诸祖灵‘庇佑’，才举行‘打猪，法事”。[9]苗族打猪祭祖活动的动机与椎牛相同。一是保佑平安，家道兴望；二是消除病灾和不顺心的事。苗族打猪祭祖与椎牛一样，若先许愿了，如家中有了病人，吃药久治不愈，便到市场里买一头小公猪，在碗框前烧纸焚香，亦剪一点猪毛在纸钱中焚化，主人抱着小猪对碗柜磕头祈祷，求祖灵保佑消除疾病，保证事后一定打猪谢恩[10]。“祭始祖猪的原因，是每染疾病，未加思索，就认为是尤公神灵作祟。主人便在屋内火坑的西边烧香化纸，跪拜，许愿。即以花债猪、雄鸡各一只预许献给始祖神灵。病愈后，即择吉日敬献”[11]

苗族椎牛，打猪祭祀活动，应属“特祭”。如患病过久，祈求痊愈，为死亡者的亡魂祈求神灵解脱罪恶。

第六节　近代苗族医药学的主要特点

苗族医药经过秦汉，唐宋及明清几个主要发展时期，到了近代苗族医药学从理论到临床都有了较大的发展，主要体现在以下几个方面。

一是苗族医药史料出现在各地的地方府、厅、县志书中。这些医学史料虽然零星散在，但稍加收集和归类，就能理出苗医的理论框架。如苗医临床分为内科、儿科、妇科、外科等四大临床学科。在临床治疗方法上，分内治法与外治法两大疗法。在药物的应用上“苗医治疗喜用鲜药，时间短而功效速，人人乐用之”。主张用当地鲜药，“少用市里药店之官药”。在治疗上，“苗医问病首先注重发病时辰”的治疗时辰学，如治疗十二时血穴疗时，就主张按发病时间而对症下药治疗。在苗医学临床应用中总结出有效验方、单方，为苗医方剂学奠定了基础。

二是临床疾病名称进行分科。如内科有咳嗽、蛊病症、红砂症、乌鸦症、疝气、红便、伤力劳、青蛙症、霍乱、疟疾、飞蛾症等。妇科有奶痛、乳蛾、月经不对、白带、妇女不孕等。外科有黄瓜瘤、羊瘤、吹口疮、吊肛、痨疮、九子痒、虫疮、耳烂、水毒、火疤、痔疮、外风、牙虫、蛇伤等。儿科有小儿麻痘、胎毒、小儿惊风、走胎等。

三是苗医外治法在临床上广泛应用。苗医传统外治法有手推（也称推拿疗法）疗法，铜钱刮法（刮痧疗法）、挑刺疗法、外敷疗法、热熨疗法、烧灯火疗法、麻刮法、碗针放血疗法、外洗法、药浴法等。

四是苗医用药用鲜不用陈，以保证药效。苗医用苗药治病，主张用新鲜药，不用药店存放过久的陈药，说是药物“治难见效”。

五是药物用药方法独特。在内服苗药的加工上多用煨药法、煎煮熬药的方法也较为常用。对慢性风湿疼痛，腰腿痛多用酒泡制方法。对新鲜苗药治疗外伤，如虫、蛇咬伤的用鲜药捣汁外洗或外敷捣烂苗药还有冲阴阳水法、嘴嚼法、外洗法、药水熏法、药汁点服法、冲服法等。

六是苗医外科、妇科手术的发展。到了清末，湘黔边的湘西凤凰县和贵州松桃等地苗族“匠嘎”，能用手术方法剖腹取胎，母婴平安。是苗医外科学的一大发展。

七是预防与保健。苗医提倡多参加劳动，生活有规律，不要暴饮暴食，起居有常，崇尚武功，强体健身，预防疾病。

八是医德高尚。苗医看病有求必应，随请随到；不计较报酬；苗医为民诊病，忠心耿耿，全心全意。“为民治病不要讲钱米，救人生命是大事、是好事、是积德。”

九是巫医或苗巫师施巫术治病在民间仍然流行。苗巫在“遇疾不求医，延巫求祷”的湘黔苗疆施以巫术治疗或求祖灵除疾病保平安，苗人喜接受。如化水治疗、椎牛、打猪祭祀祖先以求平安等。

参考文献

[1]《苗族简史》编写组．苗族简史［M］．贵阳．贵州民族出版社，1985年10月

[2] 杨昌文、吴正彪，贵州少数民族妇女问题研究［M］，贵州民族出版社，1995：7

[3] 陈国均，贵州苗夷社会概况．东方杂志，二十七期十六号：民国二十九年八月十五日

[4] 吴泽霖，贵州短裙黑苗的概况．东方杂志，三十六卷十六号：民国三十年八月十五日

[5] 陈国均，贵州安顺苗夷的宗教信仰．边政公论，第七、八期：民国三十一年三月

[6] 凌纯声、芮逸夫，湘西苗族调查报告．商务印书馆，1940：193～198

[7] 张应和，苗乡探奇．成都·四川民族出版社，1994：39～41

[8] 杨元龙，榕江县高田乡苗族吃牯藏追记．苗侗文坛，（47）

2004：13
［9］凤凰县民族志编写组．凤凰县民族志［M］．北京，中国城市出版社，1997：89
［10］吴羲云，湘西苗族习俗考．苗族历史讨论会论文集，1983：488～490
［11］龙正学．苗族的祭司初探．苗族历史讨论会论文集，1983：510～511

第五章　现代苗族医药

现代苗族医药发展史，是指中华人民共和国成立以来的50多年。这一时期是中国苗医学全面继承和大发展时期。这一时期大致分为前30年为继承时期，后20多年为苗医的大发展时期。

第一节　苗族医药的继承

新中国成立后，党和政府十分关心民族卫生事业的发展。党中央、国务院在各个时期都有民族医药发展工作的方针和政策。1951年10月，国务院制定的《全国少数民族卫生工作方案》中就指出："对于用草药土方治病的民族医，应尽量团结与提高。"从上世纪50年代，贵州省、湖南省湘西等苗族地区就开展民族医药的调查工作，在调查研究工作的基础上，开展苗医药的临床应用等继承工作。

1953年9月，贵州省组织民族医编写了《贵州民间草药验方录》。1956年，贵州省卫生厅编写了《贵州中医验方秘方》1~2册，搜集整理民间方药3496个，其中包括苗族民间方。1958年，又编写《贵阳市中医草药民族医秘验》第1集。当时，在贵州各地收集的民间验方几万首，编写成书的有60多种，其中影响较大，最具代表性的有由袁家玑老中医主编的《贵阳民间药草》，书中记载126种药草；由杨济中、杨济秋编写的《贵州民间方药集》，书中记载药物400余种，验方600余首。以上两部著作均由贵州人民出版社出版，国内公开发行。贵州省中医研究所也多次深入苗族民间，走访100多名老苗医及其它民族医，广泛收集苗医秘验方和采集药物标本5000多份，并进行了系统研究。1958年，贵州省中医研究所有关科研究人员对常用苗药草花、刺柏、忽布的活性成分进行抗结核研究。

上世纪60~70年代，是苗族医学继承的热潮时期，在“一根针、一把草”的活动中，开展全省的中草药调查和临床应用。1969年至1971年的三年间，贵州省中医研究所又编辑出版了《贵州草药》（两集，载药1000种）及《贵州中草药验方选》（收载民间验方495个）。贵州省药检所编印了《常用中草药手册》，贵州省中草药队也编印了《中草药资料》等书籍及内部印刷品。1972年，《贵州中草药新医疗法展览资料选编》一书出版公开发行。这些成果是对苗族医药的最好继承。

在临床及实验研究方面，贵州省中医研究所在大搞中草药活动时期，即上世纪70年代初期，对民间收集的60多种具有抗菌、消炎、清热解毒、活血止痛、止血、抗风湿的中草药（包括苗药）进行实验研究，筛选有效成份进行临床验证，并取得较好效果。如洋金花注射液的镇痛作用，八角枫治疗风湿、虎杖治疗肺炎、岩白菜治疗老慢支等[1]。

在湖南湘西苗区，苗族医药的继承工作也在有序的进行。1957年10月，湘西全州成立民族医联合诊所60所，中医和民族医联合诊所11所，吸收了216名民族医药人员参加诊所工作[2]。1959年，由州卫生行政主管部门组织全州民族医、草医开展中草药采集及献方献技活动。广大民族医药人员将家传和师传的验方、单方、医技献给国家。湘西州人委卫生科编印了《中医验方集锦》，其中有苗医滕九耀的“治疗蛇伤验方”，龙玉六“蒸气疗法治疗水肿病”等经验方。1963~1979年，有滕九耀、秧时雨、石把志、向道文、刘开远、龙巴成、姚祖贞、张竹山、滕树彬、熊兰村、周连通、杨光昭等苗医被评为湘西州名老中医药人员。湘西自治州卫生学校苗族教师刘开运老师，他自幼酷爱苗族医术，继承祖传苗医推拿手法，在医疗、教学中不断创新，提出了“补肝易动风，补心易动火”，主张“肝只清不补，补心必加清”等理论新观点。将苗医推拿方法整理归纳为推、揉、拿、按、摩、运、搓、摇、掐、捏10种手法，后被国内推拿学术界称之为“刘氏十法”[3]。上世纪70年代，刘开远副教授同该校教师方丽群合作，将刘氏小儿推拿方法进行系统的整理，编写《小儿推拿疗法》一书，1978年，由人民卫生出版社出版。该成果同年获湘西自治州科研成果奖。刘氏小儿推拿法，1988年6月，还拍成了电视教学片《推拿奇葩》，公开发行，将苗医小儿推拿疗法介绍给海内外。

在这一时期，各地苗族医药的继承工作从药物资源调查，民间单方、验方的收集，到“一根针，一把草”的临床应用，以及开展部分有效成份的实验室筛选工作都取得较好成效，起到苗族医药的继承作用，也为今后苗族医药的发展和提高打下了基础。

第二节 苗族医药的发展与提高

新时期我国苗族医药的发展与提高，是在我国改革开放以来的20多年。苗族医药学在经过了发掘、整理、总结和继承以后，得到较大发展，提高了苗医的学术水平和学术地位，特别是在苗药的研究开发方面取得重大突破，使苗医成为我国当今最具活力的民族药之一。

党的十一届三中全会以来，党和政府非常重视民族工作，把民族工作列为党和政府的议事日程。从上世纪80年代初，各地加强苗族医药的发掘和提高工作，1984年9月，国家卫生部、国家民族事务委员会在内蒙古召开了全国第一次民族医药工作会议，制定了我国民族医药发展规划，对我国民族医药发展的基本方针、主要发展目标、主要任务和措施都作了具体要求。会后，各地按照发展规划都制定民族医药相应措施，加快了各地民族医药的发展。苗族医药同其他少数民族医药一样，在继承中发展，在发展中提高，在提高中创新，苗族医药学的发展主要体现在以下几个方面。

一、组建了民族医药科研和医疗机构

全国第一次民族医药工作会议后，各民族地区相继组建了民族医药科研机构。如贵州省中医研究所成立了民族医药研究室（现已升格为贵州省中医药研究院民族医药研究所）、黔东南苗族侗族自治州民族医药研究所、黔南苗族布依族自治州民族医药研究所、贵州省台江苗族医药研究所。贵州省在上世纪90年代，一些企业也成立民族医药研究机构，如贵阳民族制药厂民族医药研究所、贵州神奇苗药制剂工程技术中心、贵州老来福制药有限公司康本苗族医药研究所等。贵州省还有几家民间医药研究机构，如遵义民族医药研究所、松柏苗族医药研究所、苗药胃肠丹研究中心、贵州省民族传统医药调研室、黔南州安富民族民间医药开发研究所。湖南省也组建了几所民族医药研究机构，如湘西土家族苗族自治州民族医药研究所，湖南省凤凰县中草药研究所（后改名为民族医药研究所）等。

湖北省恩施土家族苗族自治州内也有几家民族医药研究机构从事苗族医药的研究与开发，如恩施自治州民族医院所属的民族医药研究所、湖北民族学院所属的民族医药研究中心。最近，中南民族大学也成立了民族药物研究所，也开展了苗药的研究工作。

在有关医疗单位也建立了民族医药临床研究基地，如广西民族医药研究所下设了苗医专科，湖北省咸丰县中医院的苗族医药研究室，湖南省花垣县崇山苗医门诊部（临床与科研相结的苗医机构)。在贵州省民族地区的都匀、凯里、台江、印江、剑河、从江、丹寨、贞丰等市、县有民族医院或中医院内设立了民族医专科或病室。最近，在贵阳市建立了一所苗医医院，这些机构都在从事苗医药的临床及科研工作。其中黔南州中医院的苗医皮肤病专科被列为国家中医药管理局的重点专科，创造了良好的经济效益和社会效益。

民族医疗机构也在苗族地区建立，如湖南省湘西土家族苗族自治州民族中医院、龙山县民族骨伤科医院、凤凰县民族中医院；湖北省鄂西土家族苗族自治州民族医院（后改为恩施土家族苗族自治州民族医院），来凤县民族医院、宣恩县民族医院、利川市民族中医院；贵州省黔东南州的剑河县民族医院、铜仁地区的松桃苗族自治县民族中医院、印江土家族苗族自治县民族医院、台江县苗族医药研究所附属民族医院；广西自治区融水苗族自治县民族医院等。

二、开展了民族医药调查

1985年以来，各地开展了民族医药资源的普查工作，旨在基本摸清苗族医药人员、苗药资源、苗医药文献资料、苗医特色方药和医技疗法等。

1985~1988年，湘西自治州对所辖10县市民族医药情况进行全面的调查，此项工作分两步走，一是1985~1986年开展医药人员调查；二是1986~1988年开展药物资源普查。通过医药人员及药物资源普查，基本摸清了全州当时的民族医药基本情况。全州共有民族医药人员1850人，其中苗族医药人员600人，占32.43%，主要分布在凤凰县（198人）、花垣县（106人）、吉首市（91人）、古丈县（55人）、泸溪县（46人）、保靖县（45人）。

湘西药物资源普查工作于1988年结束，收入《湘西州中草药资源报告集》中药物名录有1835种。其中植物药1665种、动物药147种、矿物药23种。其中用苗语记音的中草药品种约占1/3。蕴藏量植物药20万吨、动物药50万公斤、矿物药150吨。

湘西自治州在民族医药的调查中，还收集到民族医药文献资料（含手抄本）17本，收集苗医单验方500余首。通过调研人员对调研资料进行文献整理、梳理湘西苗族医药理论体系框架，总结了湘西苗医临床经验等，使湘西苗医从千百年口耳相传的“口头”医学，上升为“文传”医学，湘西自治州民族医药研究所组织苗医科研人员编写了《湘西苗医》，将中国东部苗族医药基本收入到《湘西苗医》这本新编苗医专著之中。《湘西苗医》的主要特点体现在：一是用“一分为三”的苗族生存哲学为指导，认识人体、认识疾病、认识药物。二是在疾病的诊断上注意望、听、问、号、摸、讲六法。苗医将诊断方法归纳为：“一视身、二察色、三观奇象、四号脉；一观神态、二察色、三视男女当者别，四询年龄看四季，五取手部细号脉，六要细问再触摸，百病疑难有巧诀；小儿疾病最难明，仔细观察指上纹，根赤定是阴格事，根青必为水相会，血到力功实难救，纵是名医枉费心。”三是在治法上，将苗医治法归纳31种治法。即祛、散、吐、泻、消、解、止、发、收、通、洗、熏、烫、吸、刺、按、切、刮、灸、擒、扯、挑、拔、烧、化、扶、扎、放、泡、夹。四是在药物的性能和分类上，有按药物分类的如冷性药和热性药，按气味分酸、甜、苦、辣、咸、麻等；按功能分类，如“嘎本”是专治“兆本”的药物（消化不良药），“嘎湘”是专治跌打损伤的药等；按用法分类，即内服药、外敷药等。五是在药特的炮制上，有汗渍法、尿制法、霜制法、酒制法、焙制法、煨制法等。六是传统外治法，苗医的外治法很多，较为常用的有蒸气疗法、气角疗法、刮痧疗法、灯火疗法、外敷疗法、火针疗法等。七是湘西苗医的医学特点为“四个一家”，即“巫医一家、武医一家、医药一家、医护一家”。

贵州苗族医药的调研，从1981年开始的民间草医药的调查，到80年代中期的民族医药调查，经历了五年的多次深入调研，认为贵州省“民族医药有一支庞大队伍”，全省有民族医药1.6万人。据黔东南州调查，共有民族医3969人，主要是苗医和侗医。在苗族的特色上，贵州松桃一带苗医认为苗医历史悠久，是“千年苗医、万年苗药”。黔东南陆科闵先生整理出苗医的二纲（冷病、热病）、五经（冷经、热经、半边经、哑经、快经），“三十六症”、“七十二疾”的苗医理论。松桃苗医有二纲（冷病、热病），两病（冷病热治、热病冷治）、三十三临症、四十九翻、十丹毒、六疔六癀等苗医理论等。

贵州苗医的诊断方法有望、问、听、嗅、脉、摸、弹、蛋八种。苗医的脉诊有三关脉、五指脉、上马脉、下马脉、昆仑脉等几十种。苗医治法，特别是传统外治法有针挑、弩药针、硫磺针、履蛋、放血、天泡灸、烧药火、扑碗灰、艾灸、刮痧、打灯火等数十种。

贵州关岭县是苗族居住区，苗族医药资源丰富，是贵州省民族药市之一。1983年贵州省有关部门对该县药用植物进行普查，收集到民间单验方6000多个，药物标本1000多种，编印了《关岭民族药物志》。关岭县是贵州有名的民族医药之乡，每年约有一两千民族医药人员远走他乡，足迹遍及祖国大江南北，为民治病卖药，治愈了不少疑难病症，赢得了不少声誉[4]。关岭民族医“在治疗方法上，除配售草药外，尤其重视外治法，其中有推擦、放血、火针、硫磺针、糖药针、拔火罐、膏药、挑筋及外敷等民间医古法。”[5]

1984年，贵州省松桃苗族自治县对本地苗族医药进行了调查，其中四个苗族聚居的区就有苗医934人，平均每千人口有四个苗医。松桃苗医是贵州东北部苗医最具特色的一支，也是中国三大苗医文化圈之一的东部苗医文化圈重要组成部分。松桃苗医的主要特点为：疾病诊断有“看、嗅、听、问、拿”的五诊法[6]。疾病命名多以形象命名，如麦子症、米黄症是以植物来命名，男色症、缩阴症是以人体器官来命名，铜痘、铁痘矿物来命名，公鸡症、蛇症、鼠症是以动物来命名等，民间还有三十六经、七十二症、四十九翻症、十丹毒症的疾病分类；治疗方法上有内治法，还有外治法，如抽箭法、针刺法、化水法。苗医的抽箭法，主要用于中箭致病的方法。苗医认为有致病箭，中箭后症状表现为放射性牵痛。苗族民间传说，致病箭有 36 支、72 支、108 支箭。致病箭分为阴箭、阳箭、天箭、地箭、月箭、年箭等。治疗中箭疾病除用药外，还要用手法抽箭，一般抽 36 手，有的抽 72 手，还有要抽 108 手。抽箭法是湘黔边界苗医的传统外治之一。

广西融水苗族自治县有苗医 56 人，占全县民族医总数的 37.37%，融水苗医治疗疾病的方法有药物熏洗、药物煮沸淋洗，还有针、刮、推、按、拔、断穴、火灼等疗法。该县安陲乡苗医贾德忠、云忠祥用药物煮沸成汤，直接淋疗治发疯症，取得较好疗效[7]。

湖北省恩施土家族苗族自治州有民族医 455 人，收集单验 3319 个，采集药物枚本 1000 多种，收集民族医典籍，手抄本 23 种（本）。这些资源中，也包括当地苗族医药人员和药物资源及医学资料。在医学资料有一手抄本名为《苗医顺口溜》，记载了苗医的理、法、方、药等资料。

在云南的马关、屏边、蒙自、禄劝、文山，重庆的黔江、彭水、秀山、酉阳等地区苗医的队伍也十分可观，除了有一些固定的行医摊点之外，每逢赶场之日都有有众多的苗医沿街进医卖药，而业余行医者多在家中为村寨患者解除病痛，成为农村医疗保健的一支不可忽视的力量。

三、苗医研究及临床专科专病建设

（一）苗医研究

我国苗族医学研究从上世纪80年代初期开始，各地科技主管部门作为科技立项进行研究，还有一些科研院所立项以及科研人员自选课题对苗族医药进行系统的研究。如湖南省科委1987年批准立项的“苗族诊断和治疗方法研究”、湘西自治州科委的“湘西苗族医药整理”等。尔后，各地苗医药科研立项，通过多层次、多途径的申报获得各级科技主管部门的立项资助。有国家中医药管理局立项资助项目，省、自治区中医药管理局的立项资助项目、省教育厅的科研立项资助（高校）等。近几年对苗族医药科研立项的资助强度也大了，级别也高了，有利于苗族医药研究多出成果。如2001年国家中医药管理局设立专项资助项目有民族医药文献整理项目，民族医药专科专病建设项目。获得资助立项的有民族医药文献整理项目《中华本草，苗药卷》；2002年，国家中医药管理局设立了全国民族医药专科专病建设项目。第一批全国民族医药专科专病建设项目共14项，其中有关苗族医药专项专病建设项目有：湖南省湘西自治州民族中医院承担的“苗医土家医结肠病”专病建设项目；湖北省咸丰县民族医院承担的“苗医土家医风湿病”专科建设项目；贵州省黔南州中医院承担的“苗医皮肤病”专科建设项目。这些专科专病项目，经过几年的建设，于2006年通过国家中医药管理局的验收，成为全国重点民族医药专科专病单位。

在苗医的研究中还取得一批科技成果，其中部分成果获各级政府的科技成果奖励。湖南省湘西自治州获得苗医科技奖励的项目有：由凤凰县欧志安研究完成的《湘西苗医汇编》、《湘西苗医初考》均获湘西自治州科技成果奖；由湘西民族骨伤科医院（现为龙山县红十字民族骨伤科医院）与湘西自治州民族医药研究所张东海、张立、田华咏、瞿显友完成的《苗医正骨方法及柏林接骨散治疗骨伤疾病研究》成果，分获湖南省中医药科技进步奖和湘西自治州科技进步奖；由凤凰县民族中医院龙玉山、欧志安、张继德等人研究完成的《苗医外治法研究》成果，由龙山县民族骨伤科医院与湘西自治州民族医药研究所张东海、田华咏等人研究完成的《湘西苗医正骨技术整理研究》分获湘西自治州科技进步奖。

贵州省苗族医药研究也取得多项成果并获奖。如贵州省铜仁地区《松桃苗医药基础理论研究》成果，获铜仁地区科技进步二等奖。

（二）苗族医药专科专病建设

为了更好发挥苗医的临床疗效，各地对苗医药治专病疗效好，社会反映好的专科、专病列为重点建设项目，其中有三个项目列为国家中医药管理局首批民族医药专科专病建设项目，如前文所述。这些专科专病建设项目充分体现了苗族医药的特点和优势。各地也加强了苗医的专科专病建设，如湖南省吉首大学医学院苗医小儿推拿、湘西自治州龙山县民族骨伤科医院的苗医正骨方法；凤凰县民族中医院的苗医肝病专科、花垣县崇山苗医门诊部的骨质增生专科、花垣县民族中医院的苗医腰腿痛专科，贵州省黔南州中医院的牛皮癣专病、结核病专科，湖北省恩施土家族苗族自治州来凤县民族医院开设的苗医痔瘘科。

四、苗药研究

20 多年来，各地对苗族药物研究从资源到开发做了大量的工作，取得了显著成绩，特别是苗药的研发，成为国家食品药品监督管理局审批的六种民族药（藏、蒙、维、傣、苗、彝）之一，以贵州省为龙头的苗药产业，与藏药并驾齐驱，成为我国两大民族药产业。

（一）苗药资源研究

目前，有2000余种苗药收载于各地苗族医药专著，还有一批苗药进入国家药典。收入《中国民族药志》第一卷（1984年版）中的苗药有40种，第二卷（1990年版）中的苗药30种；收入《苗族药物集》（1988年版）中的苗药165种；收入《湘西苗药汇编》（1989年版）中的苗药500种；收入《贵州民族药物集》（1989年版）中的苗药91种；收入《苗族医药学》（1992年版）中的苗药340种；收入《贵州苗族医药研究与开发》（1999年版）中的贵州地方标准苗族药材165种；收入《中国苗药彩色图谱》（2001年版）360种。2003年，贵州省食品药品监督管理局制定了《贵州省中药材、民族药材质量标准》收载品种共420种，其中除续收载品种235各外，新收的185个品种大都是常用的苗族药品种；新出版的《中华本草·苗药卷》和《中华本草·苗药卷彩色图谱》中收入的苗族药391种，并附400余幅彩图。2006年，出版的《湖北苗药》收载苗药397种；2005年，出版的《风湿病苗药本草荟萃》收载苗药193种；2005年，出版的《苗族医药学》收载苗药330种；2006年，出版的《苗族药物学》收载苗药4351种；2007年，出版的《苗家实用药方》收载常用苗药367种（附别名录中）；2007年，出版的《苗医正骨》收载具有治疗伤科疾病的苗药210种。在几部待出版的苗医药专著中也收载了地方苗药。

现将收入苗医著作中的苗药名录附后。

1.《苗族医药学》苗药名（340种）

贵州民族出版社1992年出版的《苗族医药学》一书，收载各类常用苗药，包括药名、来源，苗族药用经验有其样图标本340种，其中植物药有：一支箭、一朵云、一枝黄花、八月瓜、八爪金花、九花茶、九龙盘、十大功劳、三匹风、三角风、三颗针、土人参、土大黄、土牛膝、土茯苓、土常参、土荆芥、土栾儿、土一支蒿、大枣、大蓟、大血藤、大通草、大风藤、万所青、万寿竹、山柳、山乌龟、山枝茶、千里光、千金子、千年耗子屎、川谷朱根、小蓟、小血藤、小通草、小喇叭、马桑、马勃、马兰、马齿苋、马尾松、马蹄金、马鞭草、飞龙掌血、木瓜、木槿皮、木姜子、无花果、天麻、天门冬、天南星、云实、车前草、五倍子、五匹风、五香血糖、毛大丁草、月季花、风轮草、凤尾草、凤仙花、牛至、牛蒡、牛泷草、勾儿茶、乌头、乌梅、乌桕、化香树、六月雪、元宝草、火麻仁、水三七、水冬瓜、水菖蒲、水黄连、水黄花、水蜈蚣、水田碎米荠、玉竹、玉米须、石韦、石榴根、石菖蒲、石胡椒、艾麻、四块瓦、号筒杆根、叶上花、瓜楼、瓜子金、白芨、白前、白牛胆、仙茅、仙鹤、仙桃草、龙葵、生姜、生扯拢、关夏、半边莲、对月莲、田基黄、丝瓜、地榆、地锦、地苦胆、地星宿、地瓜籽、地乌泡藤、吉祥草、百合、百部、麦冬、血三七、血水草、朱砂莲、同荆、灯草、灯盏细辛、红姨妈菜、红苋菜、重楼排草、阴行草、连钱草、杉树根、杜仲、苍耳、芫荽、花椒、花脸七、芭蕉、芙蓉花、旱八角莲、吴萸、皂角刺、伸筋草、何首乌、沙参、谷精草、冷水花、灵芝、鸡屎藤、鸡冠花、拐刺、构权、板栗花、刺楸、刺梨根、刺三加、刺五加、刺红包、楷杷树根、茗叶细辛、青藤香、青鱼胆草、鸢尾、虎杖、虎耳草、岩豇豆、侧柏、狗脊、狗牙瓣、爬岩姜、鱼腥草、鱼锹串、鱼眼菊、金毛狗、金钱草、金银花、金樱子、金刚藤、金爪儿、金毛耳草、委陵菜、兔儿风、卷柏、油茶、泽兰、泽泻、夜关门、草决明、枸杞、茯苓、浮萍、洋桃、姜黄、姜花、钩藤、独蒜兰、独脚莲、牵牛、香附子、得椿、肺心草、南布正、南蛇藤、夏枯草、南天竹、南瓜、柿子、胡桃、芹菜、茵陈蒿、荆芥、茴香、桐油树、贯众、桑、桑寄生、算盘子、拳叁、海金沙、海蚌含珠、益母草、射干、鬼针草、臭牡丹、臭草、鸭跖草、透骨香、杜梗、黄精、曼陀罗、密蒙花、猫儿屎、商陆、淫羊藿、续断、淡竹叶、鹿衔草、鹿药、剪刀菜、猪鬃草、猪尾巴、银杏、蛇倒退、蛇莲、野凤仙花、野葡萄、野叶烟、野油菜、野鸦椿、野棉花、野芹菜、野凤仙花、野菊、接骨木、排风藤、菟丝子、黄荆茶叶、黄栀子、黄药子、黄花菜、葛根、散血莲、落新妇、鹅不食草、骚羊古、紫花茄、紫草、紫珠、紫苏、黑骨藤、黑节草、黑豆、棕、萹蓄、葛麻茵、蒲黄、辣蓼、槐叶蘋、腹水草、鼠麹草、蓖麻子、蒲公英、漆姑草、蜘蛛香、豕希莶草、樟树、箭叶蓼、薄荷、葶本、藜芦、藿香。

动物药有：九香虫、口袋虫、乌鸦肝、乌梢蛇、牛肉、甲鱼、白颈蚯蚓、地蛄牛、老鹳嘴裸、鸡蛋、灶心土、河蚌、鱼虱子、虎骨、茴香虫、豹骨、蚱蜢、猫抟、鹅气管、蜈蚣、蜂蜜、蜘蛛、蝉蜕、滚山珠、鲤鱼、蝼蛄、螃蟹、螺蛳、蟾蜍。

矿物药及其它药有：石膏、朱砂、硫黄、雄黄、血余炭、泥蜂窝、茶枯、烟屎、露蜂房。

2.《湘西苗药汇编》药名（478种）

植物药441种，动物药30种，矿物药7种。

一朵云（摆右楚、锐打）、一把抓、一把果、一颗针、一口血（阿平栗）、一点血（阿三七、阿店扯）、一支箭、一支蒿、一柱香（欧盘巩）、一点白（1）、一点白（2）、一蔸棕（黛德葱部）、一包针（一古拐，锐角纠）、七姐妹（咯哙茫，萌伢敬）、七叶一支花（欧嘴赛）、七叶黄荆条（荚钵酱）、十月泡（勾寒藜、吡姐）、女月泡根（洞巴比紧）、卜心子、八角劳（黛果弱、蔸尼各）、八角香、八角枫、八月瓜、八月瓜根、八百崽（吉朵角）、八面根七（巴木桂）、人发（扭逼）、人尿（妥）、人耳屎、人指甲（口敌布）、九盏灯、九里光（彼灵广、锐巴窝色）、九木香、九头狮子草、三七、三皮风、三两金（宝迟拐）、三两银（宝迟挨，咯苦沁）、三两银果、三颗针（扩蔸苟、哦呻打咔)、三不跳（刹莫嚼)、三钢丝（补帕奴)、三角凤、三角枫（打输蔸)、三月泡、三月泡根（巴扁哚吡苟)、土大黄、土三七、土茯零（1)、土茯苓（2)、土荆介、土凉薯、大泽兰（男仿药)、大蒜（桃舒)、大浮标、大血藤、大岩蕨（如卵喵、味介喵)、大叶下红、大关门、大关门根、千年矮、千脚虫、千年老鼠屎、川芎、川楝皮、子上叶、小杆子（闪汝)、小木通、小土人参（枇类略)、小金刀、小香血藤、小茴、小据子草、小关门（锐锦彪、茫扣朱)、小叶下红（戒格情)、小厥草、小金樱、小钱草、小锦鸡尾草、马勃、马蹄香草、马齿菜、马脚草、马蹄菜、马鞭草（锐奔普、锐叭场)、马兰丹（锐叭啦丹、欧味扁)、马桑树（走哪走帅马奴)、马桑根（走帅马)、女贞树、女贞子叶、女贞子根、女儿红、王不留行、天南星（桂土汝)、天泡子、天青地白（巴抱叭)、无花果（比耙棍)、无花果根、无根藤、木耳菌、木通藤（大光叶板力刚)、松藤、木芙蓉花（奔江秧)、木芙蓉花根、木贼、王倍子果、五加皮、王四风、五叶风（吡戈嫩)、五步蛇、车前仁、见风清（走交莫列)、见风消根、见血飞、牛膝草、牛胆汁、牛担结石、牛屎、牛蒡草、牛蒡草根、牛血连、牛角七、牛箭草、毛蜡烛、毛马蹄香、月月红、月月红叶、月月红根、凤尾蕨、凤仙花、凤仙花草、乌莓子、乌头、乌鸡、乌柏根皮、乌柏果、乌柏叶、乌泡莲、乌泡、乌泡根、乌泡嫩尖、乌稍蛇、火草、火炭母、火炭母根、巴岩姜、水银、水灯草、水薄荷、水菖蒲、水蜈蚣草、水杨梅柳、水产子草、玉米（宝忱)、玉米须（巴尼宝忱)、玉米棒、玉簪花、玉簪叶、石膏、石蒜、石榴果、石榴花、石榴村根、龙皮龙胆草花、龙舌兰、田螺、田螺壳子、田七草、四块瓦、四匹箭、号筒根、仙人板、仙人指头、仙鹤草、白芨、白果树（图味滚)、百合（巴合栗)、白茅草、白茅穗、白茅花、白粟树、白毛草、白毛草根、白辣蓼草、白扁豆子、白扁豆叶、白扁豆花、白鱼腥草、白鸡冠花、白鸡冠草花、冬虫夏草、半寸子、半寸子叶、半寸子根、半边花、半边旗、百蛆韭、芋头、芋头根、地蛋（吡奴斗）、地龙（地巩斗）、地枇杷、地牯牛、吉祥草、夹竹桃、老龙角、老君扇、鸟鸹山（锐小叶）、老鼠王、老鼠王叶、吊杆草、竹渣、竹叶草、竹根、竹叶黄、竹叶菜朱砂、朱砂根叶、红枣、红萝卜、红辣蓼、红子珠、红子珠根、红牛膝、红鱼腥草、红鱼腥草根、鸡屎藤、鸡小肚、豆腐木、麦冬、麦根块、杉木奶、杉木嫩尖、杉木树皮、杏仁（咯全蹦吡）、李子、李树胶、李树根、仁仲树、花椒子、花椒根、苍耳、苍耳果、苍耳子根、芦苇根（巴芳咯盖力拉）、芭蕉果（吡白）、芭蕉花、芭蕉水、芭茅草（筒尤）、旱连菜、谷精草、皂角树、皂角藜、皂角叶子、皂角核、灶心土、灶丹花、牡丹根皮、兑棠花、青蛙、青蛇、青皮柑、青蒿草、青菜、青蒿子、青蒿根、青哈蟆（黛德固描）、青鱼胆、东瓜皮、东瓜种子、冬瓜叶子、刺刺菜、水浮萍草、茄子、茄子、茄蔸、苦藤子、苦藤根、苦玛菜（锐各玛）、苦菜（锐奔滚）、苦栋菜、苦痧药草、苦金盆根、苦葛藤根、苦栋皮根、鸢脚爪、苎麻、麻叶、松菌、松树根、松屎、松针叶、枫木果、枫木脂、枫木根、枫木嫩枝、板栗花、板栗球、板栗树内皮、批杷果、枇杷叶子、枇杷根、抱石莲、拐枣子树、拐枣子树皮、果上叶、昆布、岩上毛、岩泽、岩川、岩丸子、岩五爪藤、岩脑芹①、岩脑芹②、明矾、虎骨、虎筋、彪胆汁、虎油脂、虎儿草、肥猪草、肥田草、鱼香草、鱼水草、金鸡、金鸡尾蕨、金银花、金银花叶、金樱果、金樱子根、金樱子叶、金毛狗草、狗杆、狗牙齿草、狗牙齿、狗屎香草、狗尾草、狗屎柑子、狗屎柑叶、夜明砂、夜牵牛、裤锅丁草、细辛、细葱、细香薷、细水麻、细茼蒿、细白蒿、细金鸡尾蕨、牵牛花、牵牛子、南瓜绒、南瓜子、荞子菜、荞麦、荞子、荞子种、茶叶、茶叶树根、草烟、草烟油、茴香菜根、柚果皮、柚子花、柚树根、柚树叶、枸杞子、枸杞树叶、枸杞树根、苓木、柞木、枳子、枳子皮、枯李、枯桃、柳木叶、柳树花、柳树根须、柳枝、柏树果、柏枝、柏木油、柏木叶、柏果子、轻粉、胡桃、胡椒、胡桃叶、胡桃根皮、胡桃果皮、胡桃果、胡桃油、胡萝卜块根、荆芥根、美人蕉根、姜、洋藿、荆芥叶、韭采、韭菜种子、韭菜根须、香附子叶、香蜂藤、香附子、香菜、用时菜子、钩藤、钩藤根子、钟乳石、萹蓄草、穿上甲、穿心莲、穿破石、洋桃子、洋桃叶、洋桃根、洋金花、洋金花根、洋金花子、洋金条、洋金条根、活血草、美人蕉花、结香木、络石藤

注，括号内为苗语译音药名。

3.《湖北苗药》药名（397 种）

一抹光、一枝松、一枝黄花、一面锣、一口血、一种三苗、二郎扇、七星草、七叶金、八角草、八角莲、八月瓜、九百锤、九节茶、九里光、九牛糙、九月花、三克草、三步两搭桥、三颗针、三月泡、三变脸、土茯苓、土藿香、土贝母、大百部、大红袍、大金刀、大恶鸡婆、万年松、上树蜈蚣、山芹、山兰、山百足、山胡椒、山萝卜、山梳子、山栀子、山鸡椒、千把刀、千层楼、千金藤、女儿红、小恶鸡婆、水菖蒲、飞蛾叶、马齿菜、马耳细辛、天门冬、天名精、天泡子、天师栗、天竺子、无根藤、元参、元宝草、云木香、木鳖子、木槿子、王倍子、五朵云、五谷子、五色梅、支柱蓼、中灵草、见血飞、牛至、牛王刺、牛尿蒿、牛皮冻、牛血莲、牛奶子叶、毛犬、毛防己、毛狗皮、毛蜡烛、毛紫菀、毛脉蓼、毛鸭脚板、手牛龙儿苗、公鸡脚、凤凰七、凤尾草、乌龟七、乌龙灌、六股筋、六月寒、火炭母、水活麻、水螺丝、水杨柳、水慈姑、艾叶、左转藤、石豇豆、石南藤、石刷把、石蟾蜍、龙竹、龙须草、龙抱柱、龙骨伸筋、打不死、扒老二药、叶间珠、号筒杆、四月八、四大金刚、生晒术、仙桃草、白级、白刺、白勒、白京条、白马内、白马桑、白毛

香、白牛膝、白屈菜、白三七、白花蛇舌草、瓜子金、包谷七、冬青藤、鸟不踏、头晕草、兰花参、半边伞、母猪油、老虎姜、老牛筋、老鼠屎、老鸦蒜、地雷、地榆、地棕、地不容、地耳草、地牯牛、地灰包、地苦胆、芍药、芎䓖、西南茗叶七、百合、百两多、百条松、扣子七、过路黄、虫树、回头青、朱砂根、竹叶椒、生叶梅、竹节人参、竹节乌头、竹叶柴胡、华陀草、血当归、血见愁、灯笼草、灯台七、羊蹄、羊蹄甲、羊角七、并头草、冷饭砣、尾参、尿珠子、附子、陆英、鸡肠风、鸡公花、鸡头米、鸡腿腿、鸡膝骨、鸡爪连、鸡骨常山、青藤香、青竹标、青鱼胆草、坤草、苦楝皮、苦麻菜、茅草根、茄母、苘麻子、松蔓、松木薯、枫香树、枫香果、枫香树寄生、刺楸、抽筋草、拐枣、拦路虎、转筋草、岩豆藤、岩三七、物鹅肠菜、侧耳根、佩兰、爬山虎、爬地红毛七、金大换、金佛草、金盆草、金丝梅、金疮小草、金毛狮子草、肺筋草、鱼眼草、狗耳根、狗屎瓜、狗牙草、狗牙还阳、狗骨头树、狗尾巴花、夜蒿树、单兵救生、油麻、泽泻、泡桐、空心莲子草、草龙珠、荔枝草、荨麻、茵陈、茵芋、柏香仔、伯枝树、枯芩、柘树、树儿分筋、胡豆边、胡芦参、胡桃树寄生、南沙参、牵牛子、背蛇生、香独活、香藁本、香桂枝、香里箭、鬼箭羽、鬼针草、独角莲、独脚鸡、独叶一枝花、急解索、急性子、绞股蓝、络石藤、蚕儿叶、赶山鞭、盍睡草、莲房子、恶实、桔梗、夏枯草、柴木通、铁锤、铁钉钯、铁马鞭、铁乌梢、铁血子、铃铃草、积雪草、笔筒草、倒丝莲、臭蒿、臭菖蒲、臭节草、臭椿根皮、射干、站筋草、疳积草、瓶尔小草、粉葛、海风藤、海龙七、海蚌含珠、通花杆、桑枝、黄柏、黄草、黄包袱、黄金带、黄药根、菜子七、菊花、雪花草、蛇不钻、蛇疙瘩、蛇见愁、蛇葡萄、野独活、野黄花、野葵花、野辣椒、野葡萄、野茄子、野山楂、野油菜、野鸡冠花、野胡萝卜子、铧口尖、脚板苕、猪屎豆、猪秧秧、猫儿刺、猫耳草、麻布七、淡竹米、密蒙花、随手香、绿升麻、款冬花、散血丹、散血莲、落新妇、棕包头、酢浆草、紫草、紫菀、紫丹参、紫花前胡、黑麻鸦头、筋骨草、鹅常藤、猴姜、隔山消、蒜盘七、槐花、楼斗菜、蜀羊拳、矮脚茶、蓼辣子、酸果菜、酸通杆、蜘蛛香、蜘蛛抱蛋、廖刁竹、辣椒草、滴水珠、萝筐果、樗叶花椒、樟树、豌豆独活、醉仙化、醉鱼儿、霉茶、薄何、露葵、翻背白草、磨荆芥、鹰爪凤、糖罐罐、糖壳藤、避蛇草

4.《凤湿病苗药本草荟萃》药名（193 种）

一面锣、八角枫、八树、八月瓜、八角草、人骨风、三角枫、三加皮、三百棒、三叉剑、小扁担藤、大风藤、大仙鹤草、大鹅儿肠、土牛膝、土三七、山乌龟、山胡椒、马桑、水独活、水菖蒲、毛鸭脚板、牛王刺、毛犬、头顶一颗珠、半截烂、白三七、白三百棒、白冷麻、白芷、白毛七、石南藤、龙骨伸筋、四楞麻、四块瓦、鸟不踏、地批杷、红活麻、红毛七、红藤、红毛五加、老鹳草、老龙须、竹顺细辛、吊扬尘、血蜈蚣、血当归、血三七、江边一碗水、导血莲、鸡屎藤、极树还阳、尿珠子、拔地红毛七、玫瑰、苦荞头、刺楸、刷把分筋、松树、枫香树、转筋草、虎尾还阳、狗骨头树、岩豆藤、岩五加、岩豇豆、岩三七、金钢藤、油麻藤、香柏树、香血藤、亮壳草、亮杆草、洗手香、指甲花、穿山龙、南天竹、树儿分筋、臭牡丹、铁锤、高复花、凌霄花、铃铃草、扇子七、莲花还阳、窄叶大救驾、站筋草、赶山鞭、桑枝、黄金带、黄荆树、野麻、野葡萄、野花椒、野苏麻、野烟、蛇尾七、猪腰子藤、盘龙七、麻布七、菜子七、清水珠、铁打杵、鹅掌藤、筋骨草、黑虎七、路边姜、矮脚茶、算盘七、莶草、樟树、蓑衣藤、翻背白草、马缨丹、五加皮、水红花子、白英、杉、扶芳藤、苍耳子、伸筋草、茄根、爬山虎、忍冬藤、泡桐、柳叶白前、南蛇藤、百条松、络石藤、铁线草、

接骨木、葡萄根、琴叶榕、芪草、锦鸡儿、鼠曲草、龙竹、六股筋、白马桑、胡桃树寄生、枫香树寄生、猴姜、香桂枝、柘树、马蹄细辛、金盆草、川牛膝、草乌、羊角七、地雷、山木通、青风藤、石蟾蜍、野油菜、落新妇、路路通、木瓜、枸骨叶、冷水七、香独活、朱砂根、石豇豆、茜草、续断、龙须草、金盆草、附子、三变脸、防己、虎耳草、樗叶花椒、元宝草、香藁本、川芎、竹节防风、鹿衔草、开喉箭、白薇、天南星、包谷七、仙茅、天麻、艾叶、鬼针草、红花、蒲黄、滴水珠、白附子、萱草根、土茯苓、黄药子、牛血莲。

5.《中华本草·苗药卷》苗药（391 种）

一支箭 wab kaob naob 蛙敲捞、一朵云 vob jux bix yut 窝久碧幼、一点红 vob nab yongd 窝喃涌、一枝黄花 reib benx ghunx 锐本棍、十大功劳 ndut ghob nenl 都阿能、七叶莲 jongs chad nux 炯叉龙、八月瓜 bid ghand nzhead 比干炸、八角枫 ghab jongx dues diek naob dub 嘎粪倒丢劳读、九龙盘 reib giad sob 锐加扫、九节茶 det nix vud hlieb 豆你欧角、九香虫 ginb jeut jad 菌走爪、三匹风 bul yuk dax 布幼打、三尖杉 det jib vud 豆脊掖、三角风 jab hxend yut 加枪幼、三颗针 nbox qeub zhent 薄秋正、土人参 vob eb bens 窝阿笨、土三七 jab hsaik laix dliob 加松略确、土大黄 reib mlal yul 锐马欲、土牛膝 jex sangx ghut ghut ngeil niub 酒嗓咯咯额牛、土知母 vob dak dlangd 窝达尚、土圞儿 reib deid ghunb 锐德棍、土茯苓 bod zangd dak 薄丈达、土荆芥 jab zangd dit 加姜给、土党参 jab eb wof 加欧屋、土一枝蒿 jab dliub cot 加新错、万年青 ghaob heid 阿哼、万寿竹 reib nux hlod 锐绿罗、大枣 bid ndeb 比代、大蓟 vob bel bat hlieb 窝布坝溜、大丁草 jab ghab bend jud 加嘎本九、大风藤 reib bid ghueud 锐比勾、大乌泡 zend liul gangt 真溜杠、大血藤 leat hghab nqent 那嘎青、大通草 minl ghuoux 咪头、大青木香 hleat xenb mlob 那信庙、大避债蛾 gangb diongx 岗董、

大果木姜子 mi gao 米槁、山蒟 zhuab guab 抓瓜、山乌龟 jab fangx liangx 加非裂、山鸡椒 zend jangl 者姜、山栀茶 ghaob reib ndut bid pax 阿锐杜枇杷、山慈姑 bid yox nbeat 比摇扁、千里光 vob wik nax 窝与那、千金子 reib lious ros 锐柳绕、千年耗子屎 bid ghad nenl 比阿能、川莓 zend lil 真丽、川乌头 bod jab nangl hlieb 包家利幼、川续断 ghob reib god yab 阿锐嘎亚、川谷米根 zend ded 真豆、小蓟 vob bel bat niab 窝布坝那、小血藤 minl sead 咪沙、小贯众 vob haid ghab dliangb 窝汉嘎相、小通草 ndrifn baox 的薄、小槐花 hmongb niu bif 孟刘笔、小喇叭 hsangt guk dab 树格达、小八角莲 jab mud nangx dlub 加模酿梭、小青藤香 hmongb nox xongd yut 孟脑雄右、小花清风藤 halt det lob ninx 傻豆老你、马勃 nggoub xid doub 勾西斗、马桑 det wik 豆雨、马齿苋 vob hmid nangx 窝咪仰、马蹄金 vob bix seix hlieb 窝比赊溜、马鞭草 jab lob gheib 加洛根、飞龙掌血 ghab jongx bel sob xok gax bas 嘎龚布梭学嘎八、云实 ghab jongx bel jab fab 嘎龚布加非、云防风 reib bad yongx sod 锐巴容所、天麻 yangf wid vud 洋芋有、天门冬 zend jab ngol hvuk 正加欧确、天花粉 zend fab hvub 真花休、天南星 kuad bed vud 垮败有、元宝草 reib deib nux 锐对陇、无花果 ax niangb bangx zend yex 阿娘本整有、木瓜 zend fab hxub 正发秋、木莓 zend liul vob 真溜窝、木鳖 zend weif wub 正维污、木通根 bid ghand nzhead 比干炸、木槿皮 ndut cax leux ghueub 都茶绿棍、五倍子 zend ghob pab dlid 正哥爬细、五香血藤 hleat xenb nqent 那信定、五气朝阳草 vob xangd xob jed 窝香学嗟、车前草 vob naix bat dliangt 窝乃八降、毛大丁草 jab bat nex jongx jud 加八喽龚旧、牛肉 ghue flud 刮览、牛至 shot ghunb 少棍、牛蒡子 vob dliangb dliek 窝相学、牛蒡根 ghaob jongx reib gob niex 高龚锐果聂、牛泷草 reib zheat yul 锐转欲、化香树 det jab jib 豆加基、月季花 bangx bel liangx 榜布仰、风轮菜 jab gangb xongx hlieb 加给雄确、风仙

花 reib bot zheit doul 锐保腿儿、凤尾草 minl ndad zanl 咪大专、勾儿茶 det nis 豆拟、乌韭 ndut mongx youx 都木油、乌桕 det mangs hsangb 豆麻昌、乌梅 zid kout bloub 枝勾背、乌鸦肝 hfud nais ak wol 付那阿娥、乌梢蛇 nenb gibe mlob 能格冒、六月雪 det vit gheib 豆也给、火麻仁 zend vob gaf 真窝嘎、水芹 vob juex 窝久、水三七 vob jut eb 窝久欧、水冬瓜 ghab jongx linl det diol 嘎龚令豆得、水金凤 bangb khod qangb 榜壳枪、水黄花 jab eb wok 加欧雾、水黄连 ghaob reib bid deud mel 阿锐毕多埋、水菖蒲 jab box ongd 加保翁、水蜈蚣 nangx hsob nail 仰超里、水田碎米荠 xib xind ub 细心务、玉竹 reib jongx hlod 锐龚罗、玉米须 ghaob nis beud reud 阿女包儿、玉叶金花 ab gangb luf 阿岗奴、艾纳香 diangx vob hvid 档窝凯、功劳木 hmaib det nail 潘豆乃、石韦 ghaob nghed njoul 啊咳知、石斛 nangx ghab zat fangx 陇嘎宰访、石榴 ghaob jongx shix lious 阿龚石榴、石膏 vib hxub 衣修、石胡椒 fiux giod ghunb 胡椒棍、石菖蒲 ghaob xangb kheab 阿尚兴、龙葵 wok sob ub 乌索欧、东亚唐松草 huangf lieef eb 黄连唉、叶上花 qad jax yex 枪墙叶、号筒杆 reib plead lieal 锐偏连、甲鱼 dab jib 大基、田基黄 reib hlol ndend 锐缪嫩、四块瓦 jab jex liux 加九留、白及 bid nggoub 比狗、白前 reib goub nbet 锐勾摆、白薇 guab gob nyox 挂桂俄、白马骨 reib ghueub mes 锐过买、白花丹 ab nab wax 安那娃、白花前胡 reib ghob meil 锐阿闷、白颈蚯蚓 bad giongb doub 巴供豆、白花蛇舌草 vob hsongd ghangd 窝冲岗、生姜 shand 山、仙茅 jab hsod yut 加超幼、仙人掌 det ghab nex niul 豆嘎脑牛、仙桃草 uab zend dlenx 蛙整伦、仙鹤草 reib npad 锐巴、瓜子金 reib ncot lianx 锐草莲、头花蓼 dlob dongd xok 梭洞学、半夏 kod las 科辣、半边莲 ghob reib jib gieas 阿锐借改、半枫荷皮 jab yut 加幼、半枫荷 jab yut 加幼、对叶莲 jab ghab nex gix 加嘎陇给、对坐叶 xat jat hlieb 夏加溜、老鹳草 jab ghab ngenx 加嘎旅、丝瓜 fab hsab 花沙、

地锦 guab yaox cangb 嘎羊厂、地榆 vob ot wel 窝俄俄、地瓜籽 nongb zid ruax deb 农子染得、地瓜藤 bongt nial tid 榜拉梯、地苦胆 bod jex sangx 包家桑、地柏枝 wet jub 乌纠、地胆草 jed sangx pot 九搡泡、地星宿 deb zhies 代等、地蜂子 bub chad nux doub 补叉努豆、地骷髅 hlat vob bongt 拉窝榜 、地鸟泡藤 bib giand doub 比坚豆、吉祥草 reib youx sad 锐油沙、走马胎 det dleb 豆收、百合 bod gab tid 波嘎梯、百部 vob ghab dail lix 窝嘎单里、光叶海桐 ghaob reib ndut bid pax 阿锐杜枇杷、光叶花椆木 det dlail 倒秀、竹叶花椒 bid sheid 比西、竹叶椒根 ghab jongx zend sob vud 嘎龚真索奥、合欢 dut bid mleax 都比灭、华良姜 nas hab vud 那哈坳、朱砂 zub sab 朱砂、朱砂根 jab bik lik jib 加比利吉、血人参 vob bex teb xok 窝布套学、血水草 reib ngueul nqend 锐欧清、血余炭 eb hxud ghab dliub khob 欧新成丢科、问荆 nangx diongx nieb 仰董幼、羊耳菊 bex nioux dant 白牛胆、羊奶奶叶 ghab nex zend jek nangs 嘎娄真久浪 、灯心草 nangx songb mil 仰松迷、灯盏细辛 reib gieet weab 锐改外、冰球子 bid yox nbeat 比摇扁、江南山柳 guab yaox 阿杨、阴行草 jab zal ghad dlub 加加嘎收、红豆 det dlail 稻秀、红娘 gangb gangb bas 柬港空、红禾麻 reib ndad gunb 锐达棍、红苋菜 vob gis xok 窝根学、观音座莲 kaok denb max 靠登马、麦冬 zend jab ngol yut 基加欧幼、芙蓉花 det bangx nangl 豆磅囊、花椒 zend sob 正梭、花脸七 jab gangb bax lief 加格巴姐、芭蕉根 ghab nex xub 嘎脑修、苍耳子 bid ghuangd ghunb 比广棍、连钱草 vob bix scix hlieb 窝比赊溜、杜仲 det dens 都顿、杉木 ghab ot det jib 嘎奥豆基、杨柳枝 ghab jil det liax lies 嘎给豆阿溜、杠板归 jab eb wal nangl 加欧万囊、抓地虎 ghab jongx jex mongb 嘎龚久孟、吴茱萸 det gaf ved 豆卡欧、旱八角 reib box gax 锐柰尿、何首乌 vob hmuk vongx 窝朴翁、伸筋草 hsob git nail nib 搓更乃尼、皂角刺 bel det def sad bil 波豆豆沙碧、谷精草 reib ghans goud 锐

砍勾、冷水花 reib ndad wub 锐达务、沙参 ngix gheib ghod 野鸡果、灵芝 jib det lul 基倒陆、灵香草 vob ghab nail 窝嘎勒、鸡蛋 git gheib 更给、鸡内金 ghaob binb gherb 嘎冰官、鸡矢藤 vob hangt ghad 窝项嘎、鸡冠花 bangx wab gheib 榜瓦格、青蒿 reib sheg mongl 锐赊蒙、青鱼胆草 reib jinb mloul 锐定谋、刺楸 ndut chongl 都通、刺三加 dol bub chad 多布叉、刺五加 dol bub chad 多布叉、刺老包 ndut zhangs 都当、刺梨根 jongx xob dol 龚笑多、苦参 yes ninb 野义、苦丁茶 mongb cox 孟菜、苦竹叶 nux hold anb 陆罗但、苦楝皮 bid doub 比豆、苕叶细辛 jongx reib shob 龚税苕、松节 jab bod dol yif gheid 加捕夺益给、松萝 ghaob ndut bib 各社被、松笔头 det xud mongl 都秀盲、构树 giot guat 绞寡、枫香果 ndut minx 都明、板栗花 bangx zend yel 榜真育、枇杷树根 jongx bix bax 龚枇杷、拐枣 bid nkeb nkul 比看枯、抱石莲 uab mak vieeb 弯妈烟、虎杖 uab gongx liongl 蛙龚龙、虎耳草 vob bix seix 窝比省、齿叶吊石苣苔 jab pub vib 佳葡衣、岩豇豆 reib ghad ndud bleat 锐阿都偏、败酱草 jab zangd naib 加姜勒、委陵菜 reib jad nios ghueub 锐加女个、垂盆草 vuab mid nix 蛙米你、佩兰 vob khok hlieb 窝壳溜、侧柏 ndut gianb xangd 都见香、金丝桃 vob nix ngol 窝里络、金刚藤 reib hleat hlaot 锐拉老、金荞麦 uab baob ved 蛙抱有、金钱草 vob nix ngol 窝你我、金铁锁 jenb tieef sox 金铁锁、金银花 bangx jab hxangd 比加枪、金樱子 tangx guanb guanb 糖罐罐、狗脊 vob yuk jab hlieb 窝有加溜、狗脊贯众 ghaob ndad ghuoud 啊达勾、兔耳风 reib zhongx mloub lad 锐头庙拉、鱼虱子 dab died mioul 大呆谬、鱼眼菊 reib gheb mloul 锐界谬、鱼腥草 reib zhud 锐主、鱼鳅串 mas lanx danb 马兰丹、泽兰 cait laox 采劳、泽泻 vob genf lix 窝革里、卷柏 xat jat mongl 下架梦、夜关门 ndut bad beus 都巴保、珊瑚姜 jab bangx hnaib diel 加榜海丢、茶油 xanb gil 现鸡、茶枯 koud bid gid 枯比鸡、茯苓 bid dut dux 比都独、荠菜 reib nex kheat 锐奶改、茴香虫 gerb dul uab niers yongx 格度弯溜容、草玉梅 zend liul nangb dlub 真溜朗收、柿子 zend mil 真密、枸杞 reib qab mloul 锐叉谋、胡荽 ghab hhab ngangs caot 嘎土昂超、胡桃仁 zend diangx bob 真挡坝、南瓜子 ghab hniub fab diel 敢挑发丢、南天竹子 ghaob hold ghunb 阿罗棍、牵牛子 vob bis ob dlub 窝比窝收、韭根 ghab jongx vob nix 嘎龚俄里、骨碎补 diangb liox zat 相豆炸、香附 reib nins yongx 锐女容、香椿 reib yex 锐叶、肺心草 gad mangl vud 打茂窝、钩藤 mongb ghait ned 孟介能、鬼针草 nangx jub 仰纠、独脚莲 jab gib liod 加格略、追风伞 kod tud vud 科土欧、穿破石 ndut dol jub rud 都播久茹、姜花 bangx kid 榜看、姜黄 vob had 窝哈、结石草 vib diangl 衣营、绞股蓝 vob ghab did 窝杠底、夏枯草 reib dend longx 锐灯笼、桔梗 ngix gheib ghob bad 额给哥坝、栝楼 zend fab hvub 真花休、桉叶 ghab nex det ngaib 嘎脑斗安、鸭跖草 vob ghab linx 窝嘎领、积雪草 reib minl zheit 锐咪等、臭牡丹 vob hangt ghad 窝项嘎、铁苋 det nix vud 豆你乌、铁筷子 ghab jongx ghab link dei ghab dliub 嘎龚嘎勒豆嘎偷、射干 vob dak dlangd bad 窝达赊巴、胭脂花根 nuf suix fenx 奴水粉、皱叶南蛇藤 hleat xib nenb 那信伦、高粱 ghaob reud 各绕、宽叶缬草 vob ghab nail 窝嘎勒、宽叶腹水草 raox souk 热收、透骨香 det zend kongt 斗整空、烟尿 ghab yand 嘎烟、拳参 gangb niux dab 杠扭达、益母草 ghaob ned nggab 阿奶嘎、浮萍 box niel 保略、桑 roub gangb 茹刚、桑寄生 gil blend 寄边、绣线菊 vob sob diel 窝绍丢、黄芩 ngeil ghab 额嘎、黄柏 det ghab nex niul 豆嘎脑牛、黄荆 ndut ghunx leb 都来根、黄精 ghok naol jad 高郎加、黄金凤 bangx khad qangb 榜卡枪、黄栀子 zend lel 真陆、黄药子 zend git hsob 真贵嗟、萝摩 reib jol daob hleub 锐角倒劳、菟丝子 ghab bas hlat jongb 嘎巴叉龚、梧桐子 ghab jongx det hsob nox 嘎龚豆搓洛、雪胆 jex sangx baob dliob 酒桑抱确、接骨木 ndut gibe blad 都介巴、

排风藤 jab diel vud nieb 加丢欧里、野烟叶 vob yenb 窝英、野葡萄 ghab jongx zend gheid dlub 嘎龚正格收、野棉花 minx fab ghueub 米化棍、野蔷薇 zend bel xit 真不西、蛇含 jab eb wal nangb 加欧娃囊、猪鬃草 reib bib nbeat 锐被摆、猕猴桃 bid mongs 比猛、盘龙参 ghab jongb linl pand hliob 嘎龚令潘闹、鹿药 reib jid pand hlob 锐几潘闹、鹿衔草 reib beab mel ghunb 锐巴麦棍、麻布袋 maf bud daid 麻布袋、密蒙花 det ghat niangx 豆嘎仰、雀翘 vob lab six bit 窝拉屎比、葛麻菌 ngoub xud 购俗、落地梅 reib kal was 锐卡瓦、落新妇 reib sead hlot 锐沙老、萹蓄 vob jab ghab qangf 窝加嘎强、紫苏 ghab ngid vud 嘎欧务、紫花茄 reib benx ghuangt 锐本广、紫萁贯众 vob haid ghab dliangb 窝汉嘎相、黑骨藤 vob monbg dleib 蛙莽塞、隔山消 vob bex teb 窝簸偷、骚羊古 reib bad yongx sod 锐巴容所、蓝布正 jab heib khob 加灰柯、蒲黄 nangx laf zuf 仰蜡烛、蒲公英 uab berx ferx 蛙本反、蓖麻子 zend gangb hseik liod 正关胜了、硫黄 jab wangx 加往、雄黄 xongf fangf 雄防、蜈蚣 gangbkuk 岗苦、蜂毒 ngoux lent ril 勾棱日、蜂蜜 rid mod 日摩、矮地茶 jab bib lik jib 加比利吉、滇丹参 hxangt gheib 红根、滚山珠 ginb bleat nched 菌板差、蔓龙胆 reib jinb mlol 锐定谋、希莶草 vob bix hnaib 窝比哈、蝉蜕 gangb bak lux 岗巴录、蜘蛛 gangb ruas 岗绕、蜘蛛香 vob ganb vas 窝岗牙、蜡梅花 ghab jongx ghab link det ghab dliub 嘎龚嘎勒豆嘎偷、獐牙菜 reib ghueb yend 锐怪英、算盘子 zid ghad nyox 积嘎略、管花马兜苓 xaod sand 削散、辣椒 wuf sob 乌索、辣蓼 reib hgad tet wub 锐阿太务、漆姑草 reib mlat doud 锐马兜、熊胆 xenb dlik 兴滴、翠云草 jab cangt jent 家昌金、樟木 det dleb 豆收、蝼蛄 giex lus doub 吉路斗、墨旱莲 yeb did shead 夜低赊、僵蚕 gangb ad das 岗阿大、箭杆风 naf hab vud 那哈坳、鲤鱼 dab mloul 大美、薄荷 reib ncab ub 锐叉务、薜荔 jaob bongb khab 教浜卡、薯茛 hongx gex 红解、藁本 reib mongb beid 锐猛摆、螺蛳 gib bod 给波、爵床 det nix nied 豆你牛、蟾蜍 ghangd bok vangl 岗保昂、糯稻根 ghab jongx nax nef 嘎将哪奴、露蜂房 zaid gangb wab 遮岗哇。

6.《苗医正骨》收载的苗医骨伤科药物（210 种）名录。

奔络：别名为竹菌，为肉座菌科真菌竹黄（*Shiraia bambusicola* Henn.）的子座。**比奴**：别名为狗吊菌，为鬼笔科真菌红鬼笔［*Phallus rubicundus*（Boss.）Fr.］的子实体。**芮嘎线**：别名为满天星，为地钱科植物地钱（*Marchantia polymorpha* L）的全体。**芮胡交**：别名为拳头草，为金发藓科植物高山金发藓（*Pogonatum alpinum* Hedw.）的全草。**任芪**：别名为搓更乃民（苗名、黔东南）阿友谋（苗名：贵州松桃）。为石松科植物石松（*Lycopodium japonicum* Thunb.）的全草。**芮绒**：别名为孔雀毛，为卷柏科植物翠云草［*Selaginella uncinata*（Desv.）Spring］的全草。**邦哨**：别名为浪鸡窝，为里白科植物芒萁［*Dicranopteris dichotoma*（Thunb.）Bernh.］的全草或根茎。**拿滚**：别名为井栏边草，为凤尾蕨科植物凤尾草（*Pteris multifida* Poir.）的全草。**芮答太**：别名为散血莲，为金星蕨科植物披针新月蕨［*Abacopteris penangiana*（Hook.）Ching］的根茎及全草。**嗒柔**：别名为石瓜子，为水龙骨科植物抱石莲［*Lepidog rammitis drymoglossoides*（Bak.）Ching］的全草。**黛么**：别名为青根，为水龙骨科植物水龙骨（*Polypodium niponicum* Mett.）的根茎。**咪掌**：别名为大叶下红，为水龙骨科植物石韦［*Pyrrosia lingua*（Thunb.）Farwell］的全草。**嗒加柔**：别名为巴岩姜，为水龙骨科植物槲蕨的根茎［*Drynaria fortunei*（kunze）J. Sm.］的根茎。**帮肉**：别名为嫩石苇，为剑蕨科植物柳叶剑蕨［*Loxogrcmme salicifolia*（Makino）Makino］的全草。**都秀**：别名为穷树，都秀盲（苗名，黔东南），为松科植物马尾松（*Pinus massoniana* Lamb.）的树干内皮。**芮注光**：别名为白鱼腥草，为三百草科植物裸朔（*Gym-*

notheca chineasis Decne.）的全草。**加九留**：别名为四块瓦，为金粟兰科植物宽叶金粟兰（*Chloranthus henryi* hemsl.）的根。**巴似侬柔**：别名为四匹箭，为金粟兰科植物及已［*Chloranthus serratus*（Thunb.）Roem et Schult.］的根或全草。**豆你欧角**：别名为肿节风。为金粟兰科植物草珊瑚［*Sarcandra glabra*（Tnunb.）Nakai］的枝叶。**甘瓜汝**：别名为山毛桃子，为桑科植物尖叶榕（*Ficus henryi* warb. ex Diels）的根或叶。**芮巴若务**：别名为水枇杷，为桑科植物竹叶榕（*Ficus stenophylla* Hemsl.）的全株。**溜耿哚**：别名为刺桑，穿破石、大桑、为桑科植物拓树［*Cudrania tricuspidata*（Carr.）Bur.］的根。**锐达棍**：别名为红禾麻、蛙斗等（苗名，黔南），为荨麻科植物珠芽艾麻［*Laportea bulbifera*（Sieb. et Zucc.）Wedd.］的根。**黛果么**：别名为石苋菜，为荨麻科植物波缘冷水花（*Pilea cavaleriei* Levl.）的全草。**接骨瘫**：别名为水麻菜，为荨麻科植物毛叶楼梯草（*Elatostema sessie* Forst vav. *pubescens* Hk. f.）的全草。**哄龙通**：别名为八棱麻，为荨麻科植物大叶苎麻（*Boehmeria grandifolia* Wedd.）的全草。**芮比其**：别名为糯米草，为荨麻科植物糯米团［*Memorialis hirta*（BL.）Wedd.］的全草。**毕芮交七**：别名为毛马蹄香，为马蔸铃科植物土细草（*Asarum caudigerum* Hance）的全草。**芮交七**：别名为马蹄香，为马蔸铃科植物杜衡（*Asarum forbesli* Maxim.）的全草。**都督苗名**：别名为酸广、阿今采（苗名，贵州松桃），为蓼科植物虎杖（*Polygonum cuspidatum* Sied. et Zucc.）的根茎或茎叶。**锐怪买**：别名为加格巴姐（苗名，黔东南）、弯九柳秋（苗名，黔南），为蓼科植物赤胫散（*Polygonnm runcinatum* Buch. Ham. ex D. Dou）的根及的全草。**苟苟们**：别名为野荞麦、蛙抱有（苗名，黔南）、荞子莲，为蓼科植物天荞麦（*Fagopyrum cymosum* Meisn.）的根及根茎。**尾棍咣**：别名为白辣蓼，为蓼科植物假长尾蓼（*Polygonum longisetum* De. Bruyn）的全草。

锐歹巴经路：别名为加欧万囊（苗名，黔东南）、蛇不过，为蓼科植物杠板归（*Polygonum perfoliatum* L.）的全草。**杠扭达**：别名为蛙肝溜（苗名，黔南），为蓼科植物草血竭（*Polygonum paleaceum* Wall.）的根茎。**咪苪比刁闹**：别名为土牛膝、锐比交（苗名，铜仁）、酒嗓咯咯额牛（苗名，黔东南），为苋科植物牛膝（*Achyranthes bidentata* B1.）的根。**税嘎能**：别名为姻脂花，为紫茉莉科植物紫茉莉（*Mirabilis jalapa* L.）的根及的全草。**苪能呷**：别名为小瞿麦，为石竹科植物绳子草（*Silene fortunei* Vis.）的全草。**米化棍**：别名为霸王草，为毛茛科植物打破碗花花（*Anemone hupehensis* Lem.）的全草或根。**苪夹能**：别名为比阿能（苗名，松桃），加嗄囊（苗名，黔东南），夏无踪千年老鼠屎，为毛茛科植物天葵［*Semiaquilegia adoxoides*（DC.）Makino］的块根。**税务倩**：别名为人生草，为毛茛科植物多枝唐松草（*Thalictrum ramosum* Boivin）的全草。**嘎更**：别名为包家利幼（苗名，黔东南），弯考嘎（苗名，黔南），为毛茛科植物乌头（*Aconitum carmichaeli* Debx.）的块根。**嘎茸**：别名为比根（苗名），为毛茛科植物赣皖乌头（*Aconitum finetianum* Hand. -Mazz.）的根。**税板对**：别名为蓑衣草，为毛茛科植物圆锥铁线莲(*Clematis terniflora* DC.）的根。**巴果联**：别名为锐柰尿（苗名，贵州松桃），为毛小檗科植物八角莲［*Dysosma versipellis*（Hance）M. Cheng］的根茎。**黛走滚汝**：为小檗科植物南天竹（*Nandina domestica* Thunb.）的根、茎及果实。**比嘎奄**：别名为加菲裂（黔东南）、锐保地（苗名，松桃），为防已科植物金线吊乌龟（*Stephania cepharantha* Hayata）的块根。**锐比勾**：别名为孟脑辽（苗名，黔南），为防已科植物木防己［*Cocculus trilobus*（Thunb.）DC.］的根。**巴果享**：别名为八角，为木兰科植物红茴香（*Illicium hearyi* Diels）的根及根皮。**比哚**：别名为小血藤，为木兰科植物南五味子（*Kadsura longipednnculata* Finet et

Gagn.）的根、根皮及茎。**走花肖**：别名为豆收（苗名，黔东南）、樟木、樟树，为樟科植物猴樟［*Cinnamomum camphora*（L.）Presl］的根及根皮。**黛比汝**：别名为桂树皮，为樟科植物香面叶［*Lindera caudatea*（Wall.）Benth.］的根及树皮。**比杠**：别名为者姜（苗名，黔东南），为樟科植物山鸡椒［*Litsea cudeba*（Lour.）Pers.］的果实。**两分根**：别名为中叭拉（苗名），窝良巴（苗名，黔东南）、锐偏连（苗名，铜仁）、泡洞杆，为罂粟科植物博落回［*Macleaya cordata*（Willd.）R. Br.］的全草。**锐欧清**：别名为黄水芋，为罂粟科植物血水草（*Eomecon chionantha* Hance）的全草。**黛通**：别名为假红通，为虎耳草科植物黄常山（*Dichra febrifuga* lour.）的根。**走嘎咖**：别名为黄花楠木，为虎耳草科植物冠盖藤（*Pileostegia viburnoides* Hook. f. et Tnoms.）的根、茎、叶。**米络打**：别名为八面根七，为虎耳草科植物华南落新妇（*Astilbe austrosinensis* Hand. – Mazz.）的根、茎及全草。**沅务**：别名为腰子草，为虎耳草科植物白耳菜（*Parnassia foliosa* Hook. F. et Thoms.）的全草。**娜欠多**：别名为大皮子药，为海桐科植物崖花海桐（*Pittosporum sahnianum* Gowda）的根、叶及种子。**走奔根**：别名为白桎木花，为金缕梅科植檵木［*Loropetalum chinense*（R. Br.）Oliver］的根、叶及花。**走李奄**：别名为野子树，为蔷薇科植物中华石楠（*Photinia beauverdiana* Sehneid.）的根、叶及果实。**比奴勇**：别名为比朵加（苗名）、布两（苗名，黔东南），为蔷薇科植物金樱子（*Rosa laevigata* Michx.）的根。**比勾**：别名为三月泡，为蔷薇科植物山莓（*Rubus corchorifolius* L. f.）的根及叶。**比坚伦**：别名为布幼打（苗名），为蔷薇科植物蛇莓［*Duchesnea indica*（Andr.）Focke］的全草。**比多剥**：别名为划船泡，为蔷薇科植物插田泡（*Rubus coreanus* Mrq.）的根及果实。**芮茸喵**：别名为黄花菜，为蔷薇科植物腺毛委陵菜（*Potentilla longifolia* Willd. ex

Schlecht.）的全草。**真丽**：为蔷薇科植物川莓（*Rubius setchuenesis* Bur. et Franch）的全草。**补叉努豆**：别名为地峰子，为蔷薇科植物三叶委陵菜（*Potentilla freyniana* Bornm.）的全草。**比管**：为蔷薇科植物桃（*Prunus persica*（L.）Batsch）的种仁。**走朵惹**：别名为菌斗汝（苗名），为豆科植物紫荆（*Cercis chinensis* Bge.）的树皮。**哚吹**：别名为嘎龚布加非（苗名，黔东南）、多嘴浪（苗名，贵州松桃），为豆科植物云实（*Caesalpinia sepiaria* Roxb.）的种子及根。**芮兆周**：别名为曲曲草，为豆科植物天蓝苜蓿（*Medicago lupulina* L.）的全草。**黛若**：别名为吊马敦，为豆科植物宽卵叶山蚂蝗（*Desmodium fallax* Schindi.）的根。**芮板考吓**：别名为人字草，为豆科植物鸡眼草［*Kummerowia striata*（Thunb.）Schindl.］的全草。**拉巴哦**：别名为老鸦藤，为豆科植物边荚鱼藤［*Derris marginata*（Roxb.）Benth.］的全株。**鲁斗汝**：别名为野绿豆，为豆科植物野豇豆［*Vigna vexillata*（L.）Benth.］的根。**芮改求**：别名老鸦酸，为酢浆草科植物酢浆草（*Oxalis corniculata* L.）的全草。**芮加能**：别名为婆婆针，为酢浆草科植物尼泊尔老鹳草（*Geranium nepalense* Sweet）的全草。**哆普**：别名为瓜子金，为远志科植物西伯利亚远志（*Polygala sibirica* L.）的全草。**哇锐喵**：别名咪咖情（苗名），为大戟科植物算盘子［*Glochidion puberum*（L.）Hutch.］的根及叶。**咪奴喵**：别名为大青叶，为大戟科植物五月茶［*Antidesma bunius*（L.）Spr.］的全株。**哚吆**：别名归倒钩藤，为大戟科植物腺叶石岩枫（*Mallotus contubernalis* Hance）的全株。**哇表**：别名为都木油（苗名，铜仁）、豆麻昌（苗名，黔东南），为大戟科植物乌桕［*Sapium sebiferum*（L.）Roxb.］。**哇嘎差**：别名为哇雀（苗名），漆树，为漆树科植物木蜡树（*Toxicodendron sylvestre*（*Sieb. et Zucc.*）*O. Kuntze.*）的叶、树皮及果实。**咪喵贵华**：别名为四棱果，为卫矛科植物中华卫矛（*Euonymus chinensis* Lindl.）的全株。**那信伦**：为卫矛科植物皱叶南蛇藤（*Celastrus rugosus* Rehd. et Wils.）的根。**哇巴堆**：别名为山杜仲，为卫矛科植物肉花卫矛（*Euonymus carnosus* Hemsl.）的树皮及根。**吡咖芒**：别名为吡咖能（苗名），为鼠李科植物光枝勾儿茶（*Berchemia polyphylla* Wall. ex Laws. var. leioclada Hand. - Mazz.）的根及全株。**黛比干汝**：别名为禾咪子（苗名），为葡萄科植物毛葡萄（*Vitis quinquangularis* Rehd.）的根皮及叶。**拉比着咣**：别名为过墙风，为葡萄科植物爬山虎［*Parthenocissus tricuspidata*（Sieb. et Zucc.）Planch.］的根、茎。**哄龙通**：别名为芮腊通（苗名），为葡萄科植物蛇葡萄［*Ampelopsis brevipedunculata*（Mexim.）Trautv.］的根皮。**西胺**：别名为比干棍（苗名，铜仁）、嘎龚正格收（苗名，黔东南），为葡萄科植物三裂叶蛇葡萄［*Ampelopsis delavayana*（Franch.）Planch.］的根。**比垦**：别名为呷比解（苗名），为葡萄科植物乌敛莓［*Cayratia japonica*（Thunb.）Gagn.］的全草。**难九丈**：别名为五匹风，为葡萄科植物三叶崖爬藤（*Tetrastigma hemsleyanum* Diels et Gilg）的块根及全草。**黛芮叭叉**：别名为小叶五爪龙，为葡萄科植物崖爬藤［*Tetrastigma obtectum*（Wall.）Planch］的全株。**豆磅囊**：别名为木恕（苗名，黔南），为锦葵科植物木芙蓉（*Hibiscus mutabilis* L.）的花。**奔娘咋**：别名为木芙蓉，为锦葵科植物木芙蓉（*Hibiscus mutabilis* L.）的叶。**芮卡能**：别名为双叶草，小板凳，为藤黄科植物赶山鞭（*Hypericum attenuatum* Choisy）的全草。**锐缪嫩**：别名为蛇喳口，为藤黄科植物地耳草（*Hypericum japonicum* Thunb.）的全草。**咯赫**：别名为锐对陇（苗名，贵州松桃），为藤黄科植物元宝草（*Hypericum sampsonii* Hance）的全草。**热珣苗**：别名为犁头草，为堇菜科植物尼泊尔堇菜（*Violabetonicifolia* Smith subsp. *nepalensis* W.）的全草。**芮奔滚**：别名为地核桃，为堇菜科植物鸡脚堇菜（*Viola acuminata* Ledeb.）的全草。**芮省叭**：别名为岩丸子，红白二丸，为秋海棠科植物秋海棠（*Begonia evansiana* Anar.）块茎及全草。**术弱**：别名为吴公七，为秋海棠科植物周裂秋海棠（*Begonia circumlobata* Hance）根茎及全草。**咪芮坚**：别名为大乌泡莲，为秋海棠科植物美丽秋海棠（*Begonia calophylla* Lrmsch.）的根茎。**改意令**：别名为山黄花，为瑞香科植物构皮荛花（*Wikstroemia effuse* Rend.）的根。**比加娘**：别名为嘎娄真久浪（苗名，黔东南），为胡颓子科植物胡颓子（*Elaegnus pungens* Thunb.）的根及果实。**走果弱克**：别名为嘎龚倒丢劳读（苗名，黔东南），为八角枫科植物八角枫［*Alangium chinense*（Lour.）Harms］根、茎、叶。**黛芮比干**：别名为窄叶牛膝，为柳叶菜科植物南方露珠草（*Circaea mollis* Sieb. et Zucc.）的全草。**热能躲**：别名为莎子草，为小二仙草科植物小二仙草（*Haloragis micrantha* R. Br.）的全草。**锐罗切**：别名为加枪幼（苗名，黔东南），三角风，为五加科植物中华常春藤［*Hedera nepalensis* K. Koch. var. *sinensis*（Tobl.）Rehd］的全株。**多苗**：别名为青光叶，为五加科植物异叶梁王茶［*Nothopanax davidii*（Franch.）Harms］的根皮。**哚包揭**：别名为南五加皮，为五加科植物细柱五加（*Acanthopanax gracilistylus* W. W. Smith）的根皮。**炯叉龙**：别名为七叶莲，为五加科植物密脉鹅掌柴［*Schefflera venulosa*（Wight & Arn.）Harms］的根或茎叶。**哚包揭**：别名为五加皮、五加刺木、多布叉（苗名，松桃），为五加科植物刺五加［*Acanthopanax senticosus*（Rupr. et Maxim.）Harms］的根皮。**奴冲盏**：别名为都家（苗名，松桃）、豆抱桶（苗名，黔南），为五加科植物楤木（*Aralia chinensis* L.）的根皮或树皮。**多布叉**：别名为窝布乌（苗名，黔东南），为五加科植物白簕［*Acantchopanax tyifoliatuas*（L.）Merr.］的全株。**锐米等**：别名窝比赊溜（苗名，黔东南），为伞形科植物积雪草

[*Centella asiatica*（L.）Urban] 的全草。**叭田卡**：为伞形科植物鸭儿芹（*Cryptotaenia japonica* Hassk.）的全草。**芮吧叭如说**：别名为叶落柱叶下风，为伞形植物深裂鸭儿芹 [*Crytptaenia japonica* Hassk F. Clissecta (Yabe) Hara.] 的全草。**走就能**：别名为走吆竹（苗名），为山茱萸科植物青荚叶 [*Helwingia japonica* (Thunb.) Dietr.] 的全株或根。**走奔绒**：别名为映山红，为杜鹃花科植物杜鹃（*Rhododendron simsli* Pianch.）根、叶及花。**交莫降**：别名为都透松（苗名，贵州松桃）、九木香，为杜鹃花科植物滇白珠 [*Gaultheria yannaneusis*（Franch.）Rehd.] 的叶。**芮羊汝**：别名为矮地茶，为紫金牛科植物江南紫金牛（*Ardisia faberi* Hemsl.）的全株。**锐拉老**：别名为加比利走（苗名，黔东南），为紫金牛科植物朱砂根或红凉伞（*Ardisia crenata* Sims）的根。**黛芮佬**：别名为小毛虎耳草，为报春花科植物小报春（*Primula forbesii* Franch）的全草。**宇侬柔**：别名为四块瓦，为报春花科植物重楼排草（*Lysimachia paridiformis* Franch.）的全草。**芮拉笔**：别名为芮已当（苗名）、窝你我（苗名，黔东南），为报春花科植物过路黄（*Lysimachia christinae* Hance）的全草。**芮散佳**：别名为芮松好（苗名），为报春花科植物珍珠菜（*Lysimachia clethroides* Duby）的全草。**芮散清**：别名为咯散清（苗名），为报春花科植物露珠珍珠菜（*Lysimachia circaeoides* Hemsl.）的全草。**科土欧**：别名为公接骨丹，为报春花科植物狭叶落地梅（*Lysimachia paridiformis* Franch. var. *stenophylla* Franch.）的全草。**黛咖啶**：别名为香叶木，为木犀科植物小蜡（*Ligustrum sinense* Lour.）的叶。**咪芮民花**：别名为木银花，为木犀科植物北青香藤（*Jasminum lanceolarium* Roxb.）的茎。**走比了华**：别名为醉名柳，为马钱科植物大叶醉鱼草（*Buddleia davidii* Franch.）的根皮及枝叶。**黛绿豆汝**：别名为豆荚藤，为夹竹桃

科植物络石［*Trachelospermum jasmionoides*（Lindl.）Lem.］的全株。**黛口苗贵毕**：别名为大样石络藤，为夹竹桃科植物紫花络石（*Trachelospermum axillare* Hook. f.）的全株。**热绕赊**：别名为瓜子叶萝摩，为萝摩科植物扒地蜈蚣（*Tylophora renchangii* Tsiang）的叶。**芮包金**：别名为帅务（苗名），为萝摩科植物柳叶白前［*Cynanchum stauntonii*（Decne.）Schltr. ex Levl.］的根茎及根。**锐松怪**：别名为嘎巴又赊（苗名，黔东南）、蛙莽塞（苗名，黔南），为萝摩科植物西南杜柳（*Periploca forrestii* Schltr.）的全株。**依光**：别名为小萝摩，为萝摩科植物七层楼（*Tylophora floribunda* Miq.）的根。**巴咖滚**：别名为亮大草，为紫草科植物琉璃草［*Cynoglossum zeylanicum*（Vahl）Thunb.］的根及全草。**芮加巴**：别名为加络根（苗名，黔东西）、锐格乌（苗名，贵州松桃），为马鞭草科植物马鞭草（*Verbena officinalis* L.）的全草。**芮查叭**：别名为岩薄荷，为马鞭草科植物兰香草［*Caryo - pteris incana*（Thunb.）Miq.］的全草。**咪芮比崩脚**：别名为一枝麻，为唇形科植物筋骨草（*Ajuga ciliata* Bge.）的全株。**芮奔药**：别名为芮拉吡棍（苗名），为唇形科植物金疮小草（*Ajuga decumbens* Thunb.）的全草。**能务羞**：别名为韩信草，为唇形科植物耳挖草（*Scutellaria indica* L.）的全草。**芮弓本卡**：别名为锐的党（苗名，松桃），窝比赊溜（苗名，黔东南），为唇形科植物活血丹［*Glechoma longituba*（Nakai）Kupr.］的全草。**芮泽汝**：别名为野油麻，为唇形科植物硬毛地瓜儿苗（*Lycopus lucidus* Turcz. var. *hirtas* Reg.）的根茎及全草。**能桃国**：别名为少棍（苗名，贵州松桃），为唇形科植物石香薷（*Mosla chinensis* Maxim.）的全草。**拉喜务**：别名为吊杆草，为玄参科植物细穗腹水草［*Veronicastrum stenostachyum*（Hemsl.）Yamazaki］的全草。**锐加补**：别名为加咖嘎收（苗名，黔东南），为玄参科植物阴行草（*Siphonostegia chinensis* Bench.）的全草。**阿散青务**：别名为蛙整伦（苗名，黔南），为玄参科植物蚊母草（*Veronica peregrina* L.）带虫瘿的全草。**咪芮**：别名为红花毛虎耳草，为长苣苔科植物闽长干蒴苣苔（*Didymocarpus neucherifolias* Hand. -Mazz.）的全草。**咪比光**：另名为凹带金凤草，为爵床科植物白接骨［*Asystasiella chinensis*（S. Moore）E. Hossain］的全草。**比刁克**：别名为辣子七，为爵床科植物九头狮子草［*Peristrophe japonica*（Thunb.）Brem.］的全草。**却呷**：为爵床科植物爵床［*Rostellularia procumbens*（L.）Nees］的全草。**比疣汝**：别名为野牛七，为透骨草科植物透骨草（*phryma leptostachya* L. var. *asiatica* Hara）的全草。**咪沙**：别名为窝仰西（苗名，黔东南）、蛙千衣（苗名，黔南），为茜草科植物茜草（*Rubia cordifolia* L.）的根。**打务**：别名为改热务（苗名），为茜草科植物细叶水团花［*Adina rubella*（Sieb. et Zucc.）Hance］的全草。**巴咖奴久**：别名为倒钩茶，为茜草科植物钩藤［*Uncaria rhynchophylla*（Miq.）Jacks.］茎及根。**黛哑目伞**：别名为小锯子草，为茜草科植物猪殃殃［*Galium aparine* L. var. *tenerunl*（Greu. et Godr.）Rcbb.］的全草。**公道考**：别名都介巴（苗名，贵州侗仁），为忍冬科植物接骨木（*Sambusus williamsii* Hance）的叶。**走改叭**：别名为杞草，为忍冬科植物接骨草（*Sambacns chinensis* Lindl.）的全草。**八斗国**：别名为阿锐嘎亚（苗名，贵州松桃）、巴都过（苗名）、巴叭咖（苗名），为川续断科植物川续断（*Dipsacus asperoides* C. Y. Cheng et T. M. Ai）的根。**芮求哚**：别名为大样刺儿草，为菊科植物大蓟（*Cirsium japonicum* Fisch. ex DC.）的全草。**豆也给**：别名为对叶蒿，为菊科植物华泽兰（*Eupatorium chinense* L.）的全草。**热叭卡**：别名为肠儿草，为菊科植物鹅不食草［*Centipeda minima*（L.）A. Br. et Aschers.］全草。**芮打**

米：别名为伙草棍（苗名），为菊科植物鼠曲草（*Gnaphalium affine* D. Don）的全草。**芮必**：别名为白牛胆（苗名，贵州铜仁）芮晚、毕楚楚（苗名），为菊科植物羊耳菊（*Inula cappa* DC.）的全草。**羊江**：别名为洋姜，为菊科植物菊芋（*Helianthus tuberosus* Linn.）的块根．**芮奔赛**：别名为热丹淋（苗名），为菊科植物蒲公英（*Taraxacum mongolicum* Hand. - Mazz.）的全草。**芮奔渚**：别名有草红花，为菊科植物红花（*Carthamus tinctorius* L.）的花。**芮注降**：别名为一柱香，为菊科植物笔管草（*Scorzonera albicaulis* Bge.）的全草。**芮后统**：别名为戽桶草，为莎草科植物碎米莎草（*Cyperus iria* L.）的全草。**咯降喵**：别名为打术务（苗名），为莎草科植物黑鳞珍珠草（*Scleria hookeriana* Bocklr）的全草。**黛走咖扫**：别名为一蔸棕，为百合科植物黎芦（*Veratrum nigrum* L.）的根。**锐加扫**：别名为窝该波盖（苗语、松桃），为百合科植物九龙盘（*Aspidistra lurida* Ker - Gawl.）的根茎。**咪吡苗**：别名为锐油沙（苗名，铜仁），为百合科植物吉祥草（*Reineckea carnea* Krntn）的全草。**黛多口**：别名为牛尾伸筋，为百合科植物牛尾菜（*Smilax riparia* A. DC.）的根。**锐界义**：别名为加格格（苗名，黔东南）、弯勾乃（苗名，黔南），为百合科植物七叶一枝花［*Paris polyphylla* Smith var. *chinensis*（Franch.）Hara］的根茎。**哆咩根**：别名为窝达赊巴（苗名，黔东南），为鸢尾科植物射干［*Belamcanda chinensis*（L.）DC.］的根茎。**窝达尚**：别名为土知母，为鸢尾科植物鸢尾（*Iris tectorum* Maxim.）的根茎。**吡勾**：为兰科植物白及［*Bletilla striata*（Thund.）Reichb. f.］的假鳞茎。**黛吆**：别名为小铃兰，为兰科植物钩距吓脊兰（*Calanthe hamata* Hand. - Mazz.）的全草。**黛哇类扫**：别名为小千年棕，为兰科植物剑叶虾背兰（*Calanthe davidii* Franch.）的假鳞茎。**锐虾清**：别名为加姜给（苗名，黔东南)，为藜科植物土荆介 (*Chenopodium ambrosioides* L.) 的全草。**那嗄青**：别名为搓向(苗名，黔东南)、孟达(苗名，黔南)，为木通科植物大血藤 [*Sargentodoxa cuneata* (Oliv.) Rehd. et Wils.] 的藤茎。**都岩染**：别名为豆雨(苗名，黔东南)、豆啊(苗名，黔南)，为马桑科植物马桑 (*Coriaria sinica* Maxim.) 的叶。**锐咪等**：别名为蛙官炯(苗名，黔南)、窝比赊溜(苗名，黔东南)，为旋花科植物马蹄金 (*Dichondra repens* Forst.) 的全草。**达好豆棍**：别名为垮败有(苗名，黔南)，为天南星科植物一把伞南星 [*Arsaema erubescens* (Wall.) Schott] 的块茎。**锐保脚儿**：别名有榜枪(苗名，黔东南)，为凤仙花科植物凤仙花 (*Impatiens balsamina* L.) 的全草。**窝久欧**：别名为水三七，为箭根薯科植物裂果薯 (*Schizocapsa plantaginea* Hance) 的块茎。**锐过街**：别名为乌索欧(苗名，铜仁)、蛙关果(苗名，黔南)，为茄科植物龙葵 (*Solanum nigrum* L.) 的全草。**阿罢坚叉**：别名为嘎奥豆基(苗名，黔东南)、格豆基(苗名，黔南)，为杉科植物杉木 [*Cunninghamia Lanceolata* (Lamb.) Hook.] 心材及树枝。**各社被**：别名为松萝，为松萝科植物环裂松萝 (*Usnea diffracta* Vain.) 的地衣体。**锐马兜**：别名为蒋陆翁(苗名，黔东南)，为石竹科植物漆姑草 [*Sagina japonica* (Sw.) Ohwi] 的全草。**大界扁**：别名为柏豆炸(苗名，黔东南)，为槲蕨科植物槲蕨 [*Drynaria fortunei* (Runze) J. Sm.] 的根茎。**窝嘎勒**：别名为满山香，为败酱科植物宽叶缬草 (*Valeriana officinalis* L. var. *latifolia* Miq.) 的全草。**锐八够**：别名为窝岗牙(苗名，黔东南)，为败酱科植物蜘蛛香 (*Valeriana jatamansii* Jones) 的根茎。**阿锐蜡烛根**：别名为仰蜡烛(苗名，贵州黔东)，为香蒲科植物水蜡 (*Typha angustifolia* L.) 或东方香蒲 (*Typha orlentalis* Presl.) 的花粉。

7. 常用苗药别名录（引自滕建甲、黄爱群著《苗家实用药方》）。

（1）黄花箭，别名一支黄花，小白龙须，朝天一柱香，黄花草，签子草，开喉剑，次泽兰，小柴胡，红柴胡，一柱香，见血飞，黄花马兰，鸡油草，五爪见，小救驾，三风散，红花刀，青山菜，大败毒，一支箭，升麻。

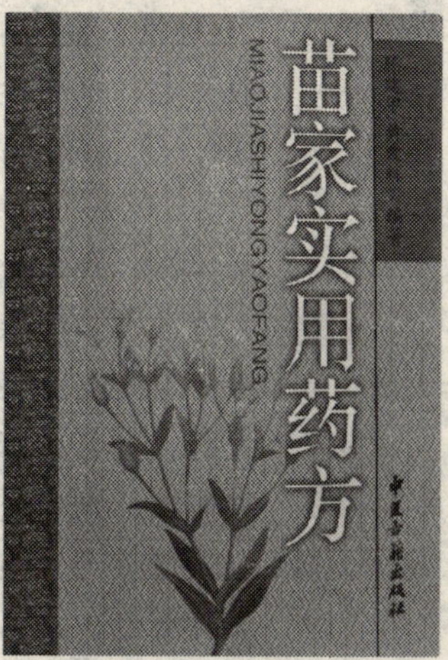

《苗家实用药方》，
滕建甲、黄爱辉编著。

（2）刀豆，别名刀把豆。

（3）铁苋菜，别名人苋，皮撮珍珠，海蚌含珠，珍珠草，海藏珠，瓢里珍珠，田螺草，海底藏珍珠。

（4）丁香蓼，别名山蓼草，红麻草。

（5）八角枫，别名三角枫，七角枫，接骨木，白筋条，山药萸。

（6）九里光，别名九里明，千里及，黄花草，野菊花，天青红，王位，成邻癣，走牙疳，白苏杆，九负刚，花王位，九里宫，短子九里光，鹅荣深根。

（7）九头狮子草，别名九书篱，川白牛膝。

（8）千层塔，别名矮罗汉，虱婆药，狗牙齿，雪上一支蒿，两指半，千金虫，刘寄奴。

（9）千日红，别名千金红，百日红，百日白。

（10）白木通，别名女萎，木通，万年藤，白龙须，山木通，木通草，穿山藤，苏木通。

（11）女贞，别名鼠梓木，小蜡柳，细蜡树，白蜡树，蜡树，水蜡树。

（12）土荆芥，别名虎骨香，土茵陈，虱子草，蒿子草。

（13）土凉薯，别名野凉薯，罗汉参，九连珠，九子羊，一条牵九牛，土鸡蛋，金线吊葫芦，琴母草。

（14）血三七，别名金不换，救命王，止血草，牛大黄，血当归，土大黄，萝卜奇，活血丹，田三七，土当归，土三七，癣药。

（15）千年枞，别名土马鬃。

（16）大青，别名淡亲家，淡婆婆，绿豆青，臭叶叶树，臭大青，苦菜叶，淡婆娘，婆婆根，菜生紫，大百解。

（17）大麻，别名火麻。

（18）大血藤，别名过血藤，红藤，花血藤，血灌肠，穿尖龙，血藤，大活血，千年健，半血莲，省藤，大血，活血藤。

（19）大叶三七，别名竹鞭三七，扣子三七。

（20）线鸡尾，别名大叶井口边草，野鸡林，楚箭草，风尾草，王龙草。

（21）三白草，别名湖鸡腿，百节藕，美女腿，青鱼胆，一白二白，双独蛇。

（22）血当归，别名三七草，破血草，天青地红，紫蓉三七，散血草，艾叶三七，铁罗汉，真泽兰，乌七，苋菜藤，土三七。

（23）八月瓜，别名三叶木通，羊开口，八月哪，黄狗肾，八月扎，杨扎藤，黄蜡骨藤，木王瓜，诈瓜，猪腰子，预知子。

（24）草鞋板，别名小槐花，山蚂蝗，巴人草，水蛭草，豆子草，饿蚂蝗，粘衣草，路边鸡，路边肖。

（25）薯仄，别名山药，紫梯机，山薯，淮山，野淮山，土洋参，九黄姜，野白薯，薯蓣。

（26）山木香，别名结茧，月月红，狗屎刺，小刺花，笠刺甲，荆刺叶，鸡公子，五甲连。

（27）水苋菜，别名山梗菜，苦菜，节节菜。

（28）四方风，别名卫矛，六月凌，鬼箭羽，梳篦风，四面风，四把刀，剑骨风。

（29）万年青，别名青鱼胆，包谷漆，竹根七，金世代，开喉剑，蜈蚣七，海带青，鹅不吃，牛大黄。

（30）飞龙掌血，别名三百棒，剥皮打，破皮走血，见血散，刮皮见血。

（31）天葵，别名千年老鼠屎，天去子，菟葵，紫背天葵，老鼠屎，旱铜钱草，野乌头子，鸡腿，夏无踪，天葵子，散血珠。

（32）天麻，别名自动草。

（33）天名精，别名杜牛膝，臭花娘子，皱面草，癞斯草，鹤虱，野菸。

（34）天胡椒，别名翳子草，遍地青，锅钉草，破铜钱，铺地锦，铜钱草，落地金钱，四片孔，锅皮草，满天星，冬新木，虾皮草。

（35）木樨，别名桂花，银桂，金木樨。

（36）木槿，别名木荆花，朝开暮落，木桂花树，巴壁树，插刺树，碗盏花，灯盏花。

（37）木姜子，别名木浆子，山胡椒，山姜子。

（38）木芙蓉，别名芙蓉花，铁箍散，地芙蓉，木莲，柜霜，山芝麻。

（39）水苏，别名野紫苏，山升麻，乌雷公，朋头草，陈痧草，水鸡苏。

（40）水芹菜，别名野芹菜，芹菜。

（41）水香草，别名水蜈蚣，金牛草。

（42）水杨梅，别名小益母。

（43）五加，别名杨桃根，五加皮，刺五加。

(44) 五色梅，别名天兰草。

(45) 五叶木通，别名羊开口，野木瓜。

(46) 牛蒡，别名牛子，升麻，大力子，牛疔苞，牛大王。

(47) 牛筋草，别名吊牛桩，牛对扪，露水草，稳牙草，踩不死，野铲子，油叶草。

(48) 毛莨，别名毛芥菜，野芹菜，田知母，黄花草，野棉花。

(49) 大毛丁草，别名四皮香，塔地消，兔耳风，朝天一柱香，铺地箭，牛皮草，满地香，伏地虎，秀颜花，一枝箭，癫痒药，七星草，一柱香，蒲公英，铺地灰，杉木岩，草鞋藤。

(50) 风尾草，别名井口边草，金鸡尾，线鸡尾，三把叉，野鸡尾，肺经草，细鸡脚沙。

(51) 风仙花，别名指甲花，急性子。

(52) 风丫蕨，别名散血莲，活血莲。

(53) 云实，别名鸟不落，鸟怕刺，黄牛刺，粗阎王刺，蛇不过，牛头刺，鸟不扑勒，禄雪枫，芽皮刀，百鸟不宿，千年鸟不落，鸟不落刺，鸟不栖。

(54) 四匹瓦，别名及己，四叶箭，金薄荷，四叶麻，土细辛，四叶细辛，四大天王，牛细辛，土四块瓦，老君须，獐耳细辛。

(55) 荞子草，别名元宝草，焦骨风，蛇开口，上天梯，刘寄奴，对叶草，荞子风，对时消，野旱烟，叫珠草，翳子草，小连翘，王不留行，烂肠草，叫子草。

(56) 化香草，别名山柳叶。

(57) 土蟮，别名：环毛蚯蚓，地龙，地龙子，土地龙，蚯蚓，曲蟮。

(58) 千年矮，别名六月雪，路边荆，坐山虎，千年树，白花树，铁线树，路边草，路边鸡，黄羊脑。

（59）月月红，别名月季花，四季花。

（60）黎头根，别名长叶冻绿，黄药，琉璃根，茜木叶，黎罗根，黎辣根，土黄柏。

（61）文殊兰，别名开喉剑，罗裙带，扁担七，马尾，玉带风，斩蛇剑，海带七，腰带七，九筋草，破龙刀，金武剑。

（62）小救驾，别名卧龙草，马牙齿，单边，石蕨，瓜子金，打不死，穆桂英，三百棒。

（63）鱼秧草，别名绿毛伸筋，小伸筋，狮子草，风尾伸筋，满绿通筋，茅松根，狮子花，鱼子草，石松。

（64）岩泽兰，别名石吊兰，巴岩草，肺红草，黑梁青，岩罗汉，蜂子花，瓜子草，石花。

（65）细细草，别名石胡椒，鹅不食草，锦地罗，消食草，圆子草，地胡椒，大救驾，痧痱草，野筒蒿，冷水丹，球子草，铁金花。

（66）山辣椒，别名苦菜，天茄子，天泡草，老鸦酸浆草，地葫草，龙葵，野辣椒树。

（67）雀儿脑，别名龙芽草，毛脚英，仙鹤草，毛将军，瓜黄草，黄龙尾，蛇疙瘩，蛇倒退，老鹳嘴，路边黄，呆鹰翅，路边鸡，毛鸡根，九乐营，五蹄风，虎耳草，苦牙草，牛头草，龙书草，鸡爪沙，铁马鞭，土芦风，伉力草。

（68）水杨柳，别名白前，杨和根，柳叶白前，水竹消。

（69）山花莲，别名白勒，三加皮，刺三加，三加刺，五虎刺，三股风。

（70）白蔹，别名七姐妹，丝线吊葫芦，野红薯，九自不离娘，鸡婆抱蛋，肥猪草。

（71）老龙角，别名白薇，老君须，羊角细辛，上天梯，大向沙，三百棒，九根角，白前，土参须，节节空，树老君须，大百砂，隔山消，双角果，一枝箭，合掌消，木老君，细辛根。

（72）白芨，别名千年棕，地螺丝，羊角七，君求子，一兜棕，白鸡儿，皲药子，皲口药，利知子。

（73）蒲地合，别名白牛胆，大麻香，密蒙花，毛秀才，白面风，公白头，毛柴胡，毛相公，羊耳朵，白都和，土蒙花，隔山香，土茵陈，毛老虎，柴胡。

（74）三角风，别名白叶野桐，毛桐，酒药子树，哈劳皮，粑粑树。

（75）除虫菊，别名白花除虫菊。

（76）四方消，别名青鱼胆，四方麻，四方青，赵公鞭，树四轮，炉门草，小青鱼胆，马鞭草，大小梯，金鸡尾，四轮草，四棱草。

（77）四片瓦，别名四扇风，四叶章，四青花，四块瓦，四大天王，一颗星，担伞风。

（78）蚂蝗，别名：宽身蚂蝗，水蛭、马鳖、水麻贴。

（79）玉竹，别名尾参，萎蕤。

（80）玄参，别名黑参，山当归，石陶草。

（81）瓜子金，别名铁线风，瓜子草，瓜子莲，对月草，荷包草，水瓜子莲，金珠草，女儿红，沉香草，金钱口，金锁匙，抽风竿，惊吓草。

（82）仙人掌，别名霸王树，仙人球。

（83）东风菜，别名土苍术，钻山狗，苍术，盘龙草，白云草。

（84）半边莲，别名细米草，急解锁，肺经草，小莲花草，绵蜂草，腹水草，疳积草，瓜子金，白腊滑草，金菊草。

（85）兰香草，别名山荆芥，兰花草，七层楼，石黄荆，酒药草，糠头花。

（86）笔通草，别名节节草，节骨草，木贼草。

（87）鼻涕虫，别名：蛞蝓，蚰蜒。

（88）毛芹菜，别名黄花草，西氏毛茛。

（89）羊乳：别名臭萝卜，奶参，奶浆萝卜，山海螺，盘三七，油附子，萝卜三七，牛奶参，牛附子，奶尖头，四叶参，地天麻，红帽绒。

（90）黄杜鹃，别名羊踯躅，搜山虎，闹羊花，出山彪，老虎花，坐山虎，水兰花，老鸦花，映山黄，喇叭花，豹狗花，羊不食草，山枇杷，闹虫花，惊羊草，狗头花，八里麻。

（91）夜合木，别名合欢，夜关门，大夜关门。

（92）夜关门，别名合萌，田皂角，野含羞草，蜈蚣杨柳，野槐树，连根拔。

（93）合掌消，别名合掌草，神仙对坐草。

（94）活螺虮，别名：华南壁钱，禽螃，壁嬉，壁钱，壁镜，壁虫，壁钱虫，嘻，伏巢蜘蛛，嬉蛛，扁蛛。

（95）地茄：别名地石榴，地瓜，毛冬瓜，掉茄子，地杨梅，地茄子，猫儿眼睛草，地墨粒，多木影，水汤泡，提脚龙，遍地红，地铁皮，地怫草。

（96）地枇杷，别名牛托鼻，鸠草，冬枇杷，青风月，风藤，拦路虎，地瓜，地木耳。

（97）地榆，别名野升麻，红地榆，岩地芨，血箭草。

（98）一壶酒，别名地耳草，瘀子草，光明草，田基黄，雀舌草，碎砂草，金钥匙，荞壳草，小王不留行，细野黄，观音莲，女儿红。

（99）地构叶，别名黄鸡胆，矮五甲。

（100）泽兰，别名地瓜儿苗。

（101）大伸筋，别名仙人撒网，公鱼秧草，风尾草，地刷子，小伸筋，木金草。筋骨草。

（102）华山矾，别名钉地王，贡檀根，钢砧板，画眉叶，小米叶，碎米叶，金叶葱，狗扪子，九连齐黄。

（103）辣子蛇药，别名华荠宁，细叶香薷，石香薷，香薷草。

（104）百日草，别名十姐妹，合掌消。

（105）蜈蚣叉，别名：蜈蚣，天龙，百足虫，百脚，金头蜈蚣。

（106）豆瓣风，别名伏石蕨，石瓜子，瓜子草，瓜子莲，瓜子金。

（107）刺灰蛇药，别名杠板归，犁头刺，蛇不过，急解锁，雷公藤，老虎刺，刺犁头，蛇不钻，白大老鸦酸，猫公刺，鸟不喜，不重草，月斑鸠，猫仔刺。

（108）向日葵，别名朝阳花，葵花，望日葵，向阳花。

（109）野花椒，别名竹叶椒，臭花椒，狗花椒，臭胡椒，四两麻，三叶花椒，山胡椒，土花椒，鱼椒子，花椒，玉椒，川花椒。

（110）夹竹桃，别名九节肿，大节肿。

（111）皮子药，别名光叶海桐，七星胆，钻山虎，见血飞。

（112）吉祥草，别名千里马，见国风，软筋藤，竹节伤，竹根七，小青胆，宝金草。

（113）地莲花，别名观音坐莲，马蹄树，观音莲。

（114）石榴，别名安石榴。

（115）黄花剑，别名阴行草，阴文草，罐子茵陈，狗牙子草，茵陈草，黄花茵陈，土茵陈，麻子草，苦金铃，铃茵陈。

（116）破天云，别名阴地蕨，散血叶。

（117）红饭豆，别名赤小豆，全红豆，饭豆子，野绿豆，血豆，菜豆。

（118）细水麻叶，别名赤车使者，石边采，小白沙。

（119）过坛龙，别名鸡爪莲，和粗油。

（120）双铜钱，别名过路黄，四川大金钱草，路边黄，地黄花，金花菜，仙人对坐草，软筋藤，千里马，蜈蚣草，藤黄波萝，遍地黄，铜钱草，猫叶苋，糯米草，不料草，盘有草。

（121）杜若，别名竹叶莲，地藕。

（122）扯丝皮，别名杜仲，牛筋藤，丝棉皮。

（123）水麻叶，别名杜茎山，踏天桥，多木带，铁树叶，登带纱，董冒被，高茶。

（124）沙参，别名杏叶沙参，稳牙草，保牙草，土人参。

（125）千年青，别名沙氏鹿茸草，白丝草，土茵陈，千层矮，龙须草，白路萁，狗牙齿草，毛茵陈，野鸡尾，风尾草，非金草，白头婆婆。

（126）毛马香，别名杏香兔耳风，天青地白，肺形草，兔耳风，橡皮草，一枝箭。

（127）子上叶，别名麦斛，石仙桃，小扣子兰，七仙桃，石龙尾，瓜子莲，根上叶。

（128）牛眼珠，别名麦门冬，麦冬，韭子草，小羊胡子草，羊屎草，岩门冬，书带草。

（129）蛤蟆草，别名车前草，车前，麻拐草，田波菜，插心草，医马草，蛤蟆叶，马蹄草，夫子草，猪耳朵，蚌蛤草，蛤蟆精，鸭脚板。

（130）补骨脂，别名破故纸。

（131）鸡矢藤，别名臭藤，光珠子，青藤，哑巴藤。

（132）鸡冠花，别名鸡冠头，鸡头，红鸡冠花，白鸡冠花。

（133）鸡眼草，别名公母草，鸳鸯草，夜关门，老鸦须，蒲地锦，蒲地龙。

（134）称陀消，别名外红藤，夜交藤，叶兜兜，何相公，马肝石，鸡矢藤，何首乌，伸头草，铁称陀，犁口菜。

（135）辛荑，别名木兰，紫玉兰，木笔，木莲花，迎春花，白花树花。

（136）冷蕨萁，别名芒萁，路萁子柴，筲萁子柴，鸡毛蕨，反蕨叶，蜈蚣草，路萁，硬蕨萁，狼萁草，蕨叶草。

（137）打屁虫，别名：九香虫，放屁虫，臭屁虫，酒香虫。

（138）芦，别名芦根，苇根，芦竹根，芦毛根。

（139）杉，别名天蜈蚣，千把刀。

（140）奶浆草，别名泽漆，猫儿眼睛草，龙虎草，铁骨伞，九头狮子草。

（141）狗牙根，别名牛马根，拌草根，拌根草，马根子草，动地虎，蟋蟀草。

（142）狗筋蔓，别名和筋蔓，大鸡肠草，鹅儿肠。

（143）芫花，别名尽江子，九龙花，浮胀花，黄大戟，蜀桑，地棉花，鱼毒，老鼠花，去水头痛花，问头花，儿花，败花，净光树，翻疼树，半泡树，洋画眉，真天花，打不死，大救驾，金腰带，紫荆花。

（144）虎刺，别名老鼠刺，虎牙刺，千金刺，鹅嘴花根，十大功劳，黄鸡兰，千口针，针上叶，万年青，顺茶风，绣花针，脚不踏，土鸡爪黄连，猫儿刺，小黄连。

（145）酸筒根，别名土大黄，金不换，透明镜，虎杖，酸蒲根，千年健，土升麻，酸茄子，竹根七，酸巴根，鱼眼泡，麻酸杆，姑娘茶，酸筒菜，酸筒草。

（146）虎耳草，别名佛耳草，天荷叶，石荷叶，丝丝草，金线吊芙蓉，蟹壳草，猫耳朵。

（147）无根藤，别名菟丝子，蜈蚣麻黄，黄丝藤，金丝藤，无桠藤，扪根藤。

（148）兔儿伞，别名南天扇，伞把草，鬼打伞。

（149）金毛狗，别名毛狗儿，金丝毛，狗脊，金毛狗脊。

（150）湖南果，别名金樱子，鸡粮刺，刺梨子，山石榴，白玉带，灯笼果，鸡坝腿，鸡陀牙，刺藤棘，刺郎子树，糖刺果，刺果果，螳螂子果，糖罐子，钉螂。

（151）九盏灯，别名金锦香，张天罐，化痰草，金杯草，杯子草，紫金钟，天香炉，金石榴，柳叶花，芦柳叶花，向天石榴。

（152）蜂子王，别名金丝梅，细连翘。

（153）野菸叶，别名金挖耳，铁抓子草，野向日葵，黄牯牛打架草，铁骨消，翻天印。

（154）五心花，别名金丝桃，土连翘。

（155）破岩珠，别名金果榄，山慈姑，地蛋，破石珠，青牛胆，九牛胆。

（156）红娘子，别名：红娘，红姑娘，红蝉，灰花蛾。

（157）青鱼胆，别名金疮小草，伏地筋骨草，雪里开花，青石藤，朋花，一盏灯，野鹿含花，天青地红，叶下红，爬爬草。

（158）狗尾草，别名金色狗尾草，狗尾巴。

（159）鸡公苋，别名青葙，鸡冠苋，白毛蜡烛，野鸡冠花。

（160）还魂草，别名卷柏，救命王，石兄弟，拳头草，万年松，返阳草，四春草，见水活，回阳草，石打不死，玉柏。

（161）黄刺子，别名：胡蜂，黄蜂，野蜂，米蜂，露蜂房，野蜂房，百穿之巢，黄蜂窝。

（162）花椆木，别名青龙捆地，大青叶，天丝虫，相思树，青皮树，青豆风柴。

（163）刺荷叶，别名芡，芡实，鸡头莲，天青地红，水粮叶。

（164）桐木树，别名泡桐，桐，白桐，水桐树，空桐树，空桐。

（165）癞子草，别名泥胡菜，蒲公英，剪刀草。

（166）迎春花，别名金腰带，小黄花。

（167）奇蒿，别名白肚婆，六月雪，白花尾，炭包包，劝粒米，仙人草，斑枣子，白油婆，细白花草，九牛草，斑得正，白雷公。

（168）老鼠豆，别名昆明鸡血藤，血防藤，血灌皮，青皮活血，蓝藤，黄藤。

（169）抱石莲，别名鱼鳖金星，瓜子金，肉石斛，岩瓜子草，擦不烂，瓜子莲，石瓜子莲。

（170）牛屎虫，别名：蜣螂，推车虫，推粪虫，蜣螂虫，粪球虫，推屎爬。

（171）板栗，别名栗子树。

（172）枇杷，枇杷叶，枇杷花。

（173）枸杞，别名仙人杖，娘儿红，杀鸭兰，石寿树，狗猪菜，天精、地仙，地骨皮。

（174）野鸡脚，别名委陵菜，天青地白，黄州白头翁，白头翁。

（175）枸骨，别名猫公刺，狗公刺，老鼠刺，羊角刺。

（176）斑毛虫，别名：斑蝥，南方大斑蝥，斑毛，斑蚝，斑猫。

（177）桑蚕，别名：家蚕，蚕；僵蚕，白僵蚕，僵虫；蚕屎，蚕砂，蚕粪，晚蚕砂。

（178）柞木，别名柞树。

（179）柘树，别名鞋底青。

（180）柃木，别名吹木叶，细叶菜，钓茄子树。

（181）鸡爪子，别名枳椇，鸡爪梨，拐枣子，鸡爪。

（182）茅根，别名白茅根，霸根草，丝茅根，穿山甲，穿山虎，野芦花，黄毛草，土麻根，钻地龙，赶山鞭，过山龙，穿山龙，大麻根。

（183）茅膏菜，别名地下珍珠，内宝珠，石龙芽草，铁称陀，夏无踪，金线吊葫芦，老虎子，白花叶。

（184）苦参，别名地槐，水槐，苦骨，牛参。

（185）苦楝，别名紫花树，森树，金铃子，苦楝芽，图儿夹矮（苗语）。

（186）小天泡子，别名苦职，响铃草，天泡子，王母珠，天疮疤树，灯笼草，白天泡子。

（187）土鳖虫，别名：金边土鳖，土鳖，地鳖，土元，土别虫，地乌龟，簸萁虫，鳖虫。

（188）核桃，别名胡桃。

（189）油麻，别名芝麻，胡麻。

（190）芫荽，别名胡荽，筵荽菜，筵席菜，筵葛菜，圆心，满天星。

（191）匍地龙，别名胡氏排草，黄花珠，过路黄，九莲灯，无儿肠，黄花草，地黄花草，仙人对坐草。

（192）偷油婆，别名：蟑螂，蜚蠊，灶马子。

（193）蟋蟀，别名：灶鸡，灶鸡虫，斗鸡，促鸡，蛐蛐，夜鸣虫。

（194）岩川芎，别名白花前胡，鸡脚前胡。

（195）美人蕉，别名洋芭蕉，破血红。

（196）土狗，别名：蝼蛄，地老虎，地狗，蝼蝈，土狗虫，耙槁虫，土补狗。

（197）壁虎，别名：蜇虎，盐虎，守宫，蝎虎，天龙。

（198）蛾眉豆，别名扁豆，膨皮豆。

（199）椿木树，别名香椿，椿树，青叶花，青树皮。

（200）牵牛，别名丑牛，黑丑牛。

（201）山高粱，别名看麦娘，牛头猛。

（202）岩丸子，别名秋海棠，乔子莲，阴阳子。

（203）黄瓜香，别名匍伏堇，黄花草，黄瓜菜，野蒲荷，细通草，牙爪藤，毛毛香，天井草，六月雪，地丁香。

（204）厚朴，别名芭蕉扇，烈朴。

（205）肺经草，别名盾蕨，青卷莲，大金刀。

（206）曲子草，别名窃衣，鹤虱，家子草。

（207）南天竹，别名天竹黄，老鼠刺，珍珠盖凉伞，鸡爪黄连，山黄芩，红狗子，生黄芩，南竹根，黄芩。

（208）南蛇风，别名大南藤，果山藤，过山风，香龙草，南蛇藤，黄藤，大伦藤，白龙，四十八节草，虫药，老龙皮，臭花椒。

（209）小柏，别名柏叶草，风凰草，金鸡尾，细叶金鸡尾，地竹柏，虎牙骨，风鸡尾，虎毛草，风尾草，肺经草，松柏草，金不换，地侧柏，衮州卷柏。

（210）木油子树，别名乌柏，乌树果，蜡子树，臼血木，乌油木，油子树，木子树，姑球树，赶山鞭。

（211）荸荠，别名乌芋，慈菇，灯草莓，荸荠子，扑血子。

（213）五月苗，别名五甲藤，乌蔹莓，五爪龙，地老鼠，猪婆藤，铁散仙，王叶藤，酸甲藤，铁称陀。

（214）乌泡，别名乌龙摆尾，蛇乌苞，黑乌苞，倒水莲。

（215）阿斯木，别名马桑，蛤蟆树，上天梯，莲花献。

（216）枞树，别名马尾松，山松，青松，松树。

（217）臭娘子，别名臭常山，铁箍散，妹子菜，臭联胆，狐臭树，追风散，凉粉叶。

（218）臭牡丹，别名大红袍，臭枫根，大红花，臭梧桐，逢仙草，老虫消，大风草。

（219）铁线莲，别名大花威灵仙。

（220）夜关门，别名铁扫帚，风交尾，赵公鞭，化食草。

（221）天河芋，别名海芋，附子，土塘，狼毒，天皇。

（222）斑鸡窝，别名海金砂，满天云，海银砂，蛤蟆藤，硬筋藤，芒古藤，西牛藤，王藤草，铁丝网，铁线草，山布巾，铁线藤。

（223）浮萍，别名紫萍，水萍，青萍。

（224）岩飞蛾，别名粉背蕨，卷叶风尾，白考，白兰地草。

（225）蛆子草，别名金线吊白米，粉条儿菜，蛆婆草，肺风草，肺痈草，蛆草，麻里草，

曲折草，四季花，肺经草，金线吊玉米，牙虫草。

（226）雷公条，别名狭叶山胡椒，见风消，雷公叶，细叶见风消，正见风消，见肿消，五雷消，雷公叶，雷公杆。

（227）狼尾草，别名狗尾草，光明草。

（228）蓬壳草，别名夏枯草，牛牯草，锣缒草，东风，地牯牛，灯笼草，广谷草。

（229）香蒿，别名茵陈蒿，绵茵陈，野兰蒿，青蒿子，小青蒿，狗毛青蒿，西茵陈，牛尾

茵陈，杀虫药。

（230）益母蒿，别名茺蔚，益母草，白花益母草，有粑菜，野油麻。

（231）四脚蛇，别名：铜石龙子，肥仔蛇，猪仔蛇，狗婆蛇，猪婆蛇。

（232）茶，别名茶树，吃树，家茶。

（233）蚕豆，别名胡豆。

（234）一枝箭，别名徐长卿，遥竹消，钓鱼杆，自动草，老君须，竹叶细辛，摇边竹，腰脚青，老劲树，三百根，上天梯，连翘，香摇边。

（235）甜荞莲，别名缺腰叶蓼，荞子莲，荞黄连，广川草，脚肿草，田枯七。

（236）八卦莲，别名鬼臼，山荷叶，铁菱角，九牌龙，包袱莲。

(237) 高搜山，别名射干，老君扇，野鬼扇，开喉剑，扁竹，一扇风，上山虎，仙人掌，风凰草，野姜，两面子。

(238) 报木树，别名盐肤木，五倍子，山盐箐，飞天蜈蚣，破凉伞，乌叶树，枯烟萁，藕节树，七倍子，报母树，披腊木叶。

(239) 胀气恶蛇，别名：黑眉锦蛇，双线蛇，三索线，蛇蜕：龙衣，蛇皮，蛇退，蛇壳子。

(240) 乌丝公蛇，别名：乌稍蛇，乌风蛇，乌蛇，青蛇。

(241) 破铜钱，别名大星子草，积雪草，刚果龙，扣子草，细叶马蹄草，马蹄草，半边莲，马脚草，米钱草，灯盏青，野冬苋菜，地浮萍，金钱草，盘地龙，节节连，蛇皮草。

(242) 天青地白，别名细叶鼠曲草，青，毛水蚁，癞头水蚁，铁打白，波萝草，矮天青地白，雷公青，小蔬菜。

(243) 金箍棒，别名细叶沙参，兰花参，毛鸡腿，沙参。

(244) 三爪风，别名蛇莓，地锦，三仙草，五爪龙，倒春藤，五龙草，五爪风，蛇乌泡，蛇泡草，龙汉珠，三加皮，风凰草，三股风，赛龙珠，过江龙，三爪草，五指虎，五皮风。

(245) 蛇菰，别名螺丝起。

(246) 五爪莲，别名蛇含，小五爪，地五爪，五叶藤，五爪龙，无星草，五虎草，无皮风。

(247) 山楂，别名野山楂，五台山，野涩果。

(248) 称杆木，别名野鸦椿，野椿子树，淡椿子，狗椿子，鸟打赌，红木椤。

(249) 野油麻，别名野芝麻。

(250) 野棉花，别名铁蒿，青水胆，小野棉花，打破碗花花。

(251) 白花蛇，别名：白花锦蛇，花蛇，菊花蛇。

(252) 宝幡花，别名紫薇，百日红，穷花，五爪金龙，羊屎树禾花，鹿角叶，怕痒树。

（253）紫荆，别名扁头翁。

（254）紫苏，别名野苏，鸡苏，红砂药，草头子，祖师草。

（255）过墙风，别名，凌宵花，紫葳，云宵藤，争墙风，过江龙，清藤，土续断，上树蜈蚣，钻骨风，黄花倒水莲，过山虎，大豆根，搜骨风，过路蜈蚣。

（256）胭脂花，别名紫茉莉，白牛膝，水粉子花，长春花，活血余，假洋参。

（257）菜花黄蛇，别名：灰鼠蛇，黄肚龙，黄稍蛇，过树龙，上竹龙，索蛇，灰背蛇。

（258）肾气菜，别名紫花堇菜。

（259）鬼豆，别名鹿藿，野毛豆，门瘦，酒壶藤，老鼠豆。

（260）鹿蹄草，别名鹿御草，一药草，秦王试剑草。

（261）三两金，别名朱砂根，山豆根，鬼打伞，地状子，铁凉伞，雪里开花，梁山泊，凉伞遮珍珠，金锁匙，梁山根，开喉剑，上山虎，三条根，红尘宵，金竹莲，断钢桥，高凉茶，矮脚娘子，火龙珠。

（262）野花椒，别名麻口皮子药，总管皮，满山香，四皮麻，杜椒子，小山椒，山胡椒。

（263）婆婆纳，别名石补钉，桑肾子。

（264）淡竹叶，别名竹叶麦冬，竹叶草，水竹叶。

（265）透骨草，别名一扫光。

（266）通泉草，别名黄花子草，野田草，鹅肠草，奶浆草，痱子草。

（267）连钱草，别名透骨消，四方消，鱼杂子草，金钱草，胡薄荷，穿墙草，节节生，星子草，满山香，马脚草，满荆草，铜钱草，半边莲，满天星，西川草，强盗草，川花钢钱草。

268，桐皮，别名梧桐，九层皮，春麻，青桐皮子。

（269）黄栀子，别名栀子，山栀，白蟾，木丹山栀，山栀子。

（270）百解茶，别名梅叶冬青，秤星树，秤星子柴，百解，麻子树，星子柴，秤百根。

（271）怀毛青，别名莎草，香附子，回头青，吊马鬃，怀毛草，田头草。

（272）苋菜，别名青香苋，红苋菜。

（273）青麻，别名白麻，桐麻，野棉花，冬葵子，叶生毛。

（274）败酱，别名白花败酱，黄花败酱，狭叶败酱。

（275）见风消，别名牛大王，下山虎，大萝卜兜，肥猪头，紫羊头，天麻，苋菜蓝，肥猪菜，丈八，山萝卜，壮元红，富萝卜，商陆。

（276）寄生，别名桑寄生，槲寄生，借母怀胎，柃寄生。

（277）烙铁头，别名：眼镜蛇，万蛇，吹风蛇，吹风鳖，扁头风，喷鸡蛇，饭铲头，膨颈蛇，琵琶蛇，饭匙头，乌肉蛇，蝙蝠蛇，犁头扑。

（278）响亮草，别名假地兰，野花生。

（279）秤杆蛇药，别名降龙草，浸骨头，冷水草，小梁药。

（280）定海针，别名棕榈，棕树，棕巴掌。

（281）酢酱草，别名老鸦酸，老鸦草，黄花草，雷公剪，三叶酸，雀灵草，四叶草，老鸦酸草，寅时消，六叶莲，酸草，酸王小草，野王瓜草，王瓜酸，冲天泡，长血草，扭金花，黄瓜草，红山味草，红马子害。

（282）蜈蚣七，别名裂叶秋海棠，血蜈蚣，水蜈蚣，乌七。

（283）甜菜，别名菠菱菜，菠菜，拉筋菜。

（284）草菸，别名菸草，菸，相思草，金鸡脚下红，长命草，淡巴菰，烟叶。

（285）菰，别名茭荀，茭白。

（286）号通杆，别名博落回，通大海，泡通珠，边天蒿，通天大黄。

（287）筋骨草，别名青鱼胆，白花蒿。

（288）棋盘花，别名：五步蛇，尖吻蝮，蕲蛇，百步蛇，褰鼻蛇，大百花蛇，聋破蛇。

（289）野蒙花，别名结香，蒙花，雪花树，密蒙花，盘龙草，白叉树。

（290）过墙风，别名络石，沿壁藤，石南藤，铁线草，风藤，折骨草，交脚风。

（291）打不死，别名景天，观音扇，蚕豆七，九头三七，土三七，橡皮七，见肉生。

（292）费菜，别名三七，马三七，白三七，田七，胡椒七，铜打不死，晒不干。

（293）麻雀，别名：家雀，老家贼，只只；麻雀粪：雀粪，雄雀粪，雀酥，白丁香。

（294）鹰爪风，别名钩藤，内消，双钩藤，老鹰爪，倒挂金钩，倒挂刺，吊钩藤，华钩藤。

（295）黄荆条，别名黄荆，酱草，土常山，马藤，姜子叶、姜荆叶，荆柴树。牡荆，小荆，奶疸，常山，野牛膝。

（296）毛猓陀，别名黄独，黄药子，毛肾子，黄药，狗卵子，毛卵陀，麻雀蛋，铁秤陀，毛睾丸，牛卵子，毛十二，野面薯，野脚板薯。

（297）盐老鼠，别名：蝙蝠，飞鼠，天鼠，挂鼠；盐老鼠屎：夜明砂，蝙蝠粪，天鼠屎。

（298）穿山甲，别名：鲮鲤，龙鲤，钱鳞甲，山甲；山甲片：甲片，鲮鲤鳞，山甲珠。

（299）棉花蒿，别名水棉花，黄蜀葵，棉花七，小棉花。

（300）马脚草，别名黄胆草，小半边莲，地不腊，小铜钱草，星子草。

（301）黄常山，别名常山，互草，鸡粪草，茗叶常山，土常山，四弟，赵子龙，大金刀。

（302）大蒜，别名葫，荤菜。

（303）葱，别名和事草。

（304）红蓼，别名茈草，九节龙，大接骨，过节九节风，毛腊叶，追风草，红花草茎。

（305）萹蓄，别名白霍辣，白辣柳，铁线草，节节青，白老鸦草，妹子草，道生草。

（306）黄花菜，别名萱草，绿葱篼，水大蒜，黄花草，皮蒜，地冬，红花金针草，金针菜。

（307）水桐树，别名楸树。

（308）藤梨果，别名猕猴桃，藤粒公，野洋桃，钻地风。

（309）枫木树，别名枫香，路路通，大叶枫，猫儿刺，枫树。

（310）鬼杨树，别名枫杨，平杨柳。

（311）阿舌草，别名瑞香，雪里开花，雪花皮，土狗皮，盖丹续（侗语），软筋求，蔓花

草，山棉皮。

（312）石宗草，别名廊茵，红大老鸦酸草，蛇不钻。

（313）水莽草，别名雷公藤，黄藤根，黄药，断肠草，水脑子根，黄蜡藤，菜虫药，南蛇根，蜡心门（苗语），三棱花，早禾花。

（314）吊杆草，别名腹水草，吊线风，钓鱼藤，钓鱼竿，仙人搭桥，梅叶伸筋，金鸡尾，吊杆风，吊签草，倒挂风，倒地龙，爬岩红，老君丹，吊杆尾。

315，蜈蚣草，别名蜈蚣蕨。

316，碎米荠，别名雀儿菜。

（317）水茶子，别名饭汤子，跑路杆子。

（318）白头草，别名鼠曲草，水蚁子，鼠耳草，鼠密艾，水蒿，黄花草，粑菜，佛耳草。

（319）水芙蓉，别名蜀葵。

（320）高粱，别名蜀黍。

（321）岩香，别名楼梯草，石边采。

（322）肥猪草，别名稀签草，猪冠麻叶，猪母娘，四棱麻，大接骨，挂挂叶。

（323）田鸡脚，别名酸模，大黄，水牛舌头，大三七。

（324）岩萍，别名翠云草，伸脚草，地柏叶。

（325）血报木，别名蒜盘子，铁砧板，铁门栓，馒头果，鸡屁眼树，铁牛皂栏，门子柱，斋粑树，野南瓜，督统大元帅，帽子陀陀，红南瓜树。

（326）魔芋脑，别名魔芋，鬼芋。

（327）蒺藜，别名七厘丹。

（328）一枝蒿，别名蓍草，飞天蜈蚣，蜈蚣草。

（329）蓖麻，别名润肠，红蓖，大麻子。

（330）懒蛇上树，别名绶草，土木一枝枪，海珠草，一叶一枝花，一枝枪，棘刺树，盘龙参，蛇崽草。

（331）墨斗草，别名旱莲草鳢肠，水旱莲，莲子草，墨烟草，金陵草，猪牙草，冰冻草。

（332）赶山鞭，别名竹根七，蜘蛛抱蛋，牛尾伸筋，扁担伸筋，九龙盘，蓼叶伸筋，摇边竹，龙骨草，竹节伸筋，铁马鞭，甘心蜈蚣，地蜈蚣，九节龙，蜈蚣草，一寸十八节。

（333）槐，别名金药树，护房树，豆槐，细叶槐，中国槐，白槐。

（334）五爪龙，别名鹅肠草，蘩蒌。

（335）牙齿草，别名漆姑草，蛇牙草，沙子草。

（336）毛萝卜，别名山萝卜，野萝卜，续断，萝卜三七。

（337）四支箭，别名银线草，四叶细辛，四皮瓦，四大金刚，四季香，四皮风、麻斑药。

（338）白果子，别名银杏，公孙树，飞蛾叶，佛指甲，鸭脚板，灵眼，白果。

（339）猴樟木，别名樟，香樟，乌樟，木樟，芳樟，油樟。

（340）岩姜，别名槲蕨，毛姜，骨碎补，石板姜，王姜，石姜，猴姜，爬山虎，枫姜，巴岩姜，猴生姜。

（341）凉棚叶，别名醉鱼草，洋沫泡，痒见消，白皮消，吊杨尘，花玉成，四棱麻，羊饱药，羊白婆，洞庭草，金鸡尾，洋画眉，鱼尾草，羊脑髓，四方杆，羊尾巴草，铁帚尾，猪婆掉尾，野鸡尾，公羊朋，白凉棚，青凉棚。

（342）铺地蜈蚣，别名合金草。

（343）野油菜，别名苋菜，碎米菜，塘角菜。注意：野油菜不能与黄荆叶同用。

（344）千金子，别名续随子，千层楼，铁蜈蚣，滩板救。

（345）莲，别名红莲，白莲，荷。

（346）吊马墩，别名蔓性千斤拔。

（347）荞麦，别名苦荞，鹿蹄草。

（348）野麦粮，别名雀麦，野麦，浮小麦，野小麦，野大麦。

（349）活血莲，别名蠹吾，铁冬苋，冬苋莲，血三七，芋头七，石落，观音莲，马蹄草。

（350）竹叶菜，别名鸭跖草，桂竹草，夜还魂，晒不死，淡竹叶，兰花竹叶。

（351）野葱，别名薤，胡葱，野茭。

（352）凉粉果，别名薜荔，膀膀子，鬼馒头，石壁藤，补血王，追骨风，爬岩风，络石藤。

(353）尿珠子，别名薏苡，尿端子，回回米，簌珠根，瞎眼子树，土苡仁，催生子，山苡米，桂珠黍，便婆菊，蓼茶子。

(354）观音柳，别名西河柳，圣柳，光叶柳。

(355）鸡儿根，别名蛤蟆草，蕺菜，臭牡丹，臭灵丹，辣子草，奶头草，侄根，侄儿根草。

(356）爵床，别名壮元红，疳积草，鸡骨香，节节红。

(357）朱砂莲，别名薯莨，血三七，雄黄七，牛血藤，恶边，血葫芦，牛血莲，朱砂七，秤陀七，假珍珠散，红药子。

(358）三叉风，别名鹅掌金星草，鹅脚神筋，三角风，黄连，盐挑草。

(360）桎木，别名桎花，桎木柴，土墙花，杨甬树。

(361）地地菜，别名荠菜，地菜，莎荠，护生草，三月三，上巳草，鸡肉菜，地菜子。

(362）翻白草，别名野鸡坝，土洋参，土菜，茯苓草，兰溪白头翁，黄花地丁，地丁，千锤打，鸡坝垂，鸡爪仙，野鸡脚。

(363）藿香，别名杏仁花。

(364）栌兰，别名土洋参，马屎苋，土高丽参。

(365）藤梨果，别名猕猴桃，藤粒公，野洋桃，钻地风。

(366）冬葵，别名冬苋菜。

(367）地锦，别名蒲地红，千叶草，仙桃草，奶浆草。

以上苗药别名以湘黔边境苗族地区苗医常用别名。

（二）苗药的研究与开发

我国苗族药物的研究与开发工作，始于上世纪 90 年代。各地对来源清楚、疗效确切，具有开发科研价值的苗药进行研究与开发。苗药的开发以贵州省为龙头，从 1993 年开始，省卫生厅根据卫生部《关于制定民族药部颁标准的通知》的精神，对使用历史悠久，疗效确切的苗药及其秘验方制剂，从处方来源及依据，组方药物与基源，名称及命名原则，制剂工艺研究、质量标准研究、稳定性研究、药理学研究、毒理学研究、临床验证研究、功能与主治、用法与用量等方方面进行科学的评价。在大量民族民间秘验方中筛选，评价出近200个以苗药为主的民族药成方制剂，经批准作为贵州地方标准予以生产并走向市场。同时，将其汇编成《贵州省药品标准》（1994年版），为贵州省民族药品的生产、供应、使用及监督提供了法律依据[32]。在2003年地标升国标的过程中154个苗药品种成功上升为部颁标准，成为有自主知识产权的国家级药品，苗族药在全国的影响进一步扩大。

贵州苗药产业化，有苗药制药企业70多家，生产苗药产品154种，药占贵州省医药工业总产值40%。生产的苗族药物成方剂有片剂、胶囊剂、颗粒剂、喷雾剂、滴丸剂、酊剂、糖浆剂等27种剂型。苗药成方剂中代表性的品种有咳速停糖浆、黑骨藤胶囊、仙灵骨葆胶囊、益肝苗袋泡剂、鑫肝乐胶囊、抗妇炎胶囊、乙肝散、九节茶胶囊、心胃丹胶囊、宁泌泰胶囊、热淋清胶囊等品种。在这些民族制药企业中，有五家制药企业被国家民委、国家经贸委、财政部、国家税务总局、中国人民银行确定为全国民族用品的民族药定点生产企业。贵州省民族医药的生产企业是全国200家的1/3。全国民族医药制药企业年销售收入为50亿元，贵州省占全国的一半以上。其中贵州省神奇药业与益陌药业跃入全国中成药工业企业50强[9、10]。目前这些企业大都通过了GMP认证，实现了药品生产的规范化，为新的腾飞插上了翅膀。

以贵州省为代表的我国苗族药物产业开发，成为我国两大民族医药产业化之一，即以青海、西藏为主的藏药产业开发和以贵州为主的苗药产业开发，形成我国民族医药产业化中的北藏（药）南苗（药）的格局。通过苗族医药产业和现代化有力的促进了苗族医药的大发展。

国家标准民族药（苗药）品种名录

	制剂名称（药准号）	功能主治
1	结石清胶囊 Z20027670	利胆排石、活血止痛。用于肝胆湿热蕴结所致胆囊炎、胆石症。
2	胆清胶囊 Z20025054	清热利湿，舒肝利胆。用于肝胆湿热所致的脘胁疼痛，呃逆呕恶，口干口苦，大便秘结，以及胆囊炎，胆石症见上述证候者。
3	胆炎康胶囊 Z20026124	清热利湿，排石止痛。用于肝胆湿热蕴结所致急、慢性胆囊炎、胆管炎，胆石症，以及胆囊手术后综合征。
4	黄萱益肝散 Z20025658	清热解毒，疏肝利胆。用于肝胆湿热所致的慢性乙型肝炎。
5	肝复颗粒 Z20025805	清热解毒、疏肝利胆。用于肝胆湿热、气滞血瘀所致的急、慢性肝炎。
6	肝乐欣胶囊 Z20025343	清热解毒，利胆退黄。用于肝胆湿热所致的急，慢性肝炎。
7	金马肝泰颗粒 Z20025386	清热解毒、健脾利湿，活血化瘀。用于肝胆湿热、气滞血瘀所致的急、慢性肝炎。
8	宜肝乐颗粒 Z20025159	清热解毒，利胆退黄。用于肝胆湿热所致的急、慢性乙型肝炎。
9	益肝解毒茶 Z20025751	清热利湿。用于肝胆湿热所致的急、慢性肝炎。
10	银龙清肝片 Z20025335	清热利湿，疏肝利胆。用于肝胆湿热所致的急、慢性黄疸型肝炎。
11	花栀清肝颗粒 Z20025804	清热利湿，疏肝利胆。用于肝胆湿热所致黄疸型肝炎引起的肌肤发黄、食欲不振、胁痛等症。
12	安神足液 Z20025207	清热除烦、养心安神。用于心血亏虚；心火上亢所引起的失眠。症见失眠，多梦、易醒，心烦等。

	制剂名称 （药准号）	功能主治
13	蓝芷安脑胶囊 Z20026848	宁心安神，补血止痛。用于心肝血虚所引起的头痛。症见头痛，失眠，心悸，乏力等；血管性头痛属上述证候者。
14	松根油吸入剂 Z20026494	镇静安神。作为失眠的辅助用药。
15	血脂平胶囊 Z20025713	活血祛瘀。用于痰瘀互阻引起的高血脂症，症见胸闷、气短、乏力、心悸、头晕等。
16	脂欣康颗粒 Z20025477	清热祛痰。用于痰热内阻引起的高血脂症，症见头症。症见头胀，眩晕，身困、体胖。
17	排毒降脂胶囊 Z20025806	清热解毒祛浊。用于痰浊瘀阻引起的高血脂症。症见头晕，胸闷、体胖，便秘等。
18	银丹心脑通软胶囊 Z20027144	活轿化瘀，行气止痛，消食化滞。用于气滞血瘀引起的胸痹，症见胸痛，高血脂症，脑动脉硬化，中风、中风后遗症见上述症状者。
19	血脉通胶囊 Z20025117	活血化瘀。用于瘀血闭阻引起的胸痹，症见胸闷，胸痛，心悸等；以及冠心病心绞痛属上述证候者。
20	心脑联通胶囊 Z20025034	活血化瘀，通络止痛。用于瘀血闭阻引起的胸痹，眩晕，症见胸闷，胸痛，心悸，头晕，头痛耳鸣等；以及冠心病心绞痛，脑动脉硬化及高血脂症见上述证候者。
21	银丹心联通胶囊 Z20025687	活血化瘀，通脉止痛。用于瘀血闭阻引起的胸痹，症见胸闷，胸痛，心悸；冠心病，心胶痛属上述证候者。
22	银盏心脉滴丸 Z20025138	活血化瘀，通脉止痛。用于瘀血闭阻引起的冠心病心绞痛，症见胸闷，胸痛，心悸，气短等。
23	肺力咳合剂 Z20025136	清热解毒，镇咳祛痰。用于小儿痰热犯肺引起的咳嗽痰黄，支气管哮喘；气管炎见上述证候者。
24	小儿功劳止泻颗粒 Z20025346	清热解毒，利湿止泻。用于大肠湿热所致的小儿腹泻。

	制剂名称（药准号）	功能主治
25	助消膏 Z20027276	散寒止痛，收敛止泻。用于脾胃虚寒所致的小儿腹泻，腹痛，腹胀。
26	儿脾醒颗粒 Z20025627	健脾和胃，消食化积。用于脾虚食滞引起的小儿大厌食，大便稀溏，消瘦体弱。
27	小儿消食开胃颗粒 Z20025749	健胃消食导滞。用于食滞胃肠引起的小儿厌食、积食饱胀
28	醒脾养儿颗粒 Z20025415	醒脾开胃，养血安神，固肠止泻。用于脾气虚所致的儿童厌食，腹泻便溏，烦躁盗汗，遗尿夜啼。
29	龙掌口含液 Z20025005	散瘀止血，除湿解毒，消肿止痛。用于口臭，复发性口疮（口腔溃疡），牙龈炎，牙周炎。
30	咽炎清片 Z20025403	清热解毒，消肿止痛，用于口疮（复发性口疮，疮疹性口炎），喉痹（急慢性咽炎），牙周炎等。
31	复方缬草牙痛酊 Z20025807	活血散瘀，消肿止痛。用于牙龈炎，龋齿引起的牙痛和牙龈肿痛。
32	龋齿宁含片 Z20025135	清热解毒，消肿止痛。用于龋齿痛及牙周炎、牙龈炎等。
33	牙痛宁滴丸 Z20026986	清热解毒，消肿止痛。用于胃火内盛所致牙痛，齿龈肿痛，口疮；龋齿、牙周炎、口腔溃疡见上述证喉者。
34	康艾扶正胶囊 Z20027662	益气解毒，散结消肿，和胃安神。用于肿瘤放、化疗引起的白细胞不降，血小板减少，免疫功能降低所致的体虚乏力、食欲不振、呕吐、失眠等下的辅助治疗。
35	金刺参九正合剂 Z20025506	解毒散结，和胃生津。用于癌症放、化疗引起的白细胞减少、头昏、失眠、恶心呕吐等症的辅助治疗。
36	艾愈胶囊 Z20025336	解毒散结，补气养血。用于中晚期癌症的辅助治疗以及癌症放、化疗引起的白细胞减少症属气血两虚者。
37	欣力康颗粒 Z20025501	扶正祛邪，软坚散结。用于消化道恶性肿瘤，乳腺恶性肿瘤，肺恶性肿瘤见于气血瘀阻证者。

	制剂名称（药准号）	功能主治
38	苦丁降压胶囊 Z20025162	清肝明目、凉血活血。用于肝热血瘀引起的早期高血压病，症见头昏目眩，神疲乏力等。
39	血压安巴布膏 Z20025380	平肝泻火。用于肝阳上亢引起的眩晕，症见头晕目眩，耳鸣失眠，心悸不宁等；高血压属上述证候者。
40	枫荷除痹酊 Z20027148	祛风除湿，舒筋活血，通络止痛。用于寒湿阻络引起的手足麻木，关节肿痛，腰腿疼痛。
41	复方仙灵风湿酒 Z20025157	祛风除湿，舒筋活络。用于风湿痹阻，肢体关节，肌肉疼痛，肿胀，屈伸不利。
42	黑骨藤追风活络胶囊 Z20025279	祛风除湿，通络止痛。用于风寒湿痹，肩臂腰腿疼痛。
43	金骨莲胶囊 Z20025102	祛风除湿，消肿止痛。用于风湿痹阻所致的关节肿痛，屈伸不利等。
44	金乌骨通胶囊 Z20025151	滋补肝肾，祛风除湿，活血通络。用于肝肾不足，风寒湿痹，骨质疏松，骨质增生引起的腰腿酸痛，肢体麻木等。
45	生龙驱风药酒 Z20025242	祛风除湿，通络止痛。用于风湿痹痛。腰肌劳损。
46	十二味痹通搽剂 Z20025115	祛风除湿，活血化瘀，消肿止痛。用于寒湿痹症，闪挫伤筋等。
47	痛可舒酊 Z20026042	祛风除湿，活血化瘀。用于风湿痹痛；偏正头痛等属于风湿瘀阻证候者。
48	痹克颗粒 Z20025702	清热除湿，活血止痛。用于痹病湿热痹阻，瘀血阻络证所致的肌肉，关节肿痛，以及类风湿性并节炎见上证候者。
49	复方伸筋胶囊 Z20027145	清热除湿，活血通络。用于湿热瘀阻致痛风引起的关节红肿，热痛，屈伸不利等。
50	清痹通络药酒 Z20026079	清热除湿，活血通络，消肿止痛。用于痹证湿热瘀阻证，症见关节红、肿、热痛、屈伸不利等。

	制剂名称（药准号）	功能主治
51	咳康含片 Z20025703	止咳化痰，润肺止喘。用于风热所致的咳嗽、咳喘。
52	半枝莲片 Z20025024	清热解毒。用于急性咽炎，急性支气管炎；亦可用于支气管肺炎，急性肺脓疡的辅助治疗。
53	伤风止咳糖浆 Z20027669	解表发散，清肺止咳。用于感冒引起的头痛、发热、流涕、咳嗽等症。
54	白砂糖浆 Z20025037	止咳、祛痰、平喘。用于慢性支气管炎所致的咳嗽痰多，胸闷气急。
55	复方吉祥草含片 Z20025312	宣肺平喘，清热润燥，止咳化痰。用于支气管炎，肺炎所引起的咳嗽，胸闷痰多等。
56	九龙解毒胶囊 Z20025699	清热解毒，理气止痛。用于痰热壅肺引起的发热，咳嗽，咳吐黄痰，胸痛。
57	肺力咳胶囊 Z2005240	止咳平喘，清热解毒，顺气祛痰。用于咳喘痰多，呼吸不畅，以及急、慢性支气管炎，肺气肿见上述证候者。
58	马兰感寒胶囊 Z20025815	辛漫解表，宣肺止咳。用于治疗风寒感冒出现的头痛，恶寒发热，流涕、咳嗽等。
59	云实感冒合剂 Z20025365	解表散寒，祛风止痛，止咳化痰。用于风寒感冒所致的头痛、恶寒、发热、鼻塞、流涕、咳嗽痰多症。
60	感清糖浆 Z20025480	辛温解表，宣肺止咳。用于风寒感冒引起的头痛、畏寒、发热、流涕、咳嗽等。
61	口鼻清喷雾剂 Z20026242	疏散风热，清热解毒，清利咽喉。用于外感风热，鼻塞流涕，咽喉肿痛。
62	咳平胶囊 Z20025629	润肺止咳、化痰平喘。用于感冒引起的咳喘，急性支气管炎。
63	咳清胶囊 Z20025223	润肺平喘，止咳化痰。用于感冒引起的咳嗽，支气管炎。
64	咳速停胶囊 Z20025237	补气养阴，润肺止咳，益胃生津。用于感冒及急、慢性支气管引咳嗽，咽干，咳嗽，气喘等。

	制剂名称 （药准号）	功能主治
65	咳速停糖浆 Z20025238	补气养阴，润肺止咳，益胃生津。用于感冒及急、慢性支气管引咳嗽，咽干，咳嗽，气喘等。
66	复方重楼酊 Z20025705	清热解毒，消肿止痛。用于温疫时毒，痄腮肿痛，肝胃热盛，乳痈肿痛，腮腺炎；乳腺炎属上述证候者。
67	金果榄凝胶 Z20025274	清热解毒，消肿止痛。用于热毒蕴结所致疮疡阳症。
68	复方栀子气雾剂 Z20025744	清热解毒，收敛止血，消肿止痛。用于皮肤浅表切割伤，疖疮。
69	伤痛克酊 Z20025618	消肿止痛，收敛止血，解毒生肌。用于跌打损伤，瘀血肿痛，热毒灼肤，浅Ⅱ度烧伤。
70	前列倍喜胶囊 Z20025028	清利湿热，活血化瘀，利尿通淋。用于湿热瘀阻所致的小便不利，淋漓涩痛；以及前列腺炎、前列腺增生见上述证候者。
71	鳖甲消痔胶囊 Z20025178	清热解毒，凉血止血，消肿止痛。用于湿热蕴结所致的内痔出血，外痔肿痛，肛周瘙痒。
72	疗痔胶囊 Z20025536	清热燥湿、收敛止血。用于湿热蕴结所致的内痔出血，外痔肿痛。
73	平痔胶囊 Z20025077	清热解毒，凉血止血。用于大肠湿热蕴结所致内痔出血，外痔肿痛。
74	肤痔清软膏 Z20025745	清热解毒，化瘀消肿，除湿止痒，用于湿热蕴结所致的手足癣，体癣，股癣，浸淫疮，内痔，外痔，肿痛出血，带下症。
75	痔疾洗液 Z20025696	清热解毒，燥湿敛疮，消肿止痛。用于湿热蕴结所致的外痔肿痛。
76	痔痛安搽剂 Z20026123	清热燥湿，凉血止血，消肿止痛。用于湿热蕴结所致的外痔肿痛，肛周瘙痒。
77	九味痔疮胶囊 Z20025208	清热解毒，燥湿消肿，凉血止血。用于湿热所结致的内痔出血，外痔肿痛。
78	痔疾栓 Z20025706	解毒燥湿，收敛止血。用于湿热内蕴所致的内痔出血。

	制剂名称（药准号）	功能主治
79	百仙妇炎清 Z20026596	清热解毒、杀虫止痒、去瘀收敛。用于霉菌性、细菌性、滴虫性阴道炎和宫颈糜烂。
	百仙妇炎清 Z20026596	清热解毒，杀虫止痒，去瘀收敛。用于霉菌性、细菌性、滴虫性阴道炎和宫颈糜烂。
80	博性康药膜 Z20027271	清热解毒，燥湿杀虫，祛风止痒。用于带下病（滴虫性阴道炎，霉菌性阴道炎、急慢性宫颈炎）。
81	妇肤康喷雾剂 Z20026264	清热解毒，活血止痛，杀虫止痒。用于霉菌性阴道炎，滴虫性阴道炎，细菌性阴道炎，外阴炎，皮肤瘙痒等。
82	妇康灵胶囊 Z20025767	清热燥湿，活血化瘀，调经止带。用于宫颈炎，阴道炎，月经不调，赤白带下，痛经、附件炎等。
83	抗妇炎胶囊 Z20025698	活血化瘀，清热燥湿。用于湿热下注型盆腔炎，阴道炎，慢性宫颈炎，赤白带下，阴痒，出血，痛经等。
84	日舒安湿巾 Z20026628	清热燥湿止痒。用于妇女外阴瘙痒，男子阴囊湿疹。
85	日舒安洗液 Z20026125	清热燥湿止痒。用于妇女外阴瘙痒，男子阴囊湿疹。
86	痛经软膏 Z20027465	活血散寒、调经止痛。用于痛经，下腹坠胀，腰背疼痛等。
87	经带宁胶囊 Z20025009	清热解毒，除湿止带，调经止血。用于热毒瘀滞所致的经期腹痛，以血色暗，血块，赤白带下，量多气臭，阴部瘙痒灼热。
88	妇炎消胶囊 Z20025333	清热解毒，行气化瘀，除湿止带。用于妇女生殖系统炎症，痛经带下。
89	洁阴灵洗液 Z20026462	清热解毒，杀虫止痒。用于妇女湿毒下注引起的阴痒、外阴红肿、灼痛等症，以及霉菌性、滴虫性、细菌性阴道病见以上述症状者。
	洁阴灵洗液 Z20026463	清热解毒，杀虫止痒。用于妇女湿毒下注引起的阴痒、外阴红肿、灼痛等症，以及霉菌性、滴虫性、细菌性阴道病见以上述症状者。

	制剂名称（药准号）	功能主治
90	消积通便胶囊 Z20026854	泻热通便。用于胃肠实热所致的便秘，脘腹胀痛，食欲不振。
91	清火养元胶囊 Z20025980	清热泻火，安神通便。用于热病心烦，目赤肿红，颜面痤疮，夜寐不宁，大便秘结。
92	砂连和胃胶囊 Z20025314	清热养阴，理气和胃。用于胃热阴伤，兼有气带所致的胃脘疼痛，口臭，呃逆，胁痛。
93	泻停胶囊 Z20025132	清热燥湿，止泻。用于大肠湿热所致的腹痛泄泻。
94	隔山消积颗粒 Z2002517	消积行气。用于脾胃气滞所致的食积内停，脘腹胀痛，不思饮食，嗳气吞酸。
95	仙人掌胃康胶囊 Z20025704	清热养胃。用于脾胃气滞所致的食积内停，脘腹胀痛，胸胁胀满，食欲不振，嗳气吞酸；以及消化性溃疡、慢性胃炎见上述证候者。
96	制酸止痛胶囊 Z20025701	健脾行气，和胃止痛。用于脾虚气滞所致胃脘疼痛，腹胀胁痛，嗳气吞酸；慢性胃炎以及胃、十二指肠溃疡见上述证候者。
97	良姜胃溃胶囊 Z20025642	温胃散寒，理气止痛。用于寒凝气滞所致胃院疼痛，喜温喜按，反酸嘈杂；胃、十二指肠溃疡见上述症状者。
98	胃可安胶囊 Z20026303	温中醒脾，食欲不振。用于脾胃虚气滞所致的脘腹冷痛，胸胁胀满，食欲不振；消化性溃疡病，慢性胃炎见上述症状者。
99	心胃止痛胶囊 Z20025661	行气止痛。用于气滞血瘀致的胃脘疼痛，嗳气吞酸，胀满及胸痛、胸闷、气短、心悸等。
100	消痞和胃胶囊 Z20025104	理气和胃。用于脾胃气滞所致的胃脘灼热胀痛，泛哇酸水，痞满嘈杂等症。
101	复方胃痛胶囊 Z20025400	行气活血，散寒止痛。用于寒凝气滞血瘀所致的胃脘刺痛，嗳气吞酸，食欲不振；浅表性胃炎以及胃、十二指肠溃疡。

	制剂名称（药准号）	功能主治
102	保胃胶囊 Z20025378	散寒止痛，益气健脾。用于中焦虚寒所致的胃脘疼痛，喜温喜按；胃、十二指肠溃疡见上述证候者。
103	胃舒欣颗粒 Z20027270	养阴清热，和胃止痛。用于胃热阴伤所致的胃脘疼痛，嗳气吞酸；胃及十二指肠球部溃疡。
104	养阴口香合剂 Z20025095	清胃泻火，滋阴生津，行气消积，用于胃热津亏，阴虚郁热上蒸所致的口臭，口舌生疮，齿龈肿痛，咽干口苦，胃灼热痛，肠燥便秘。
105	双金胃疡胶囊 Z20025189	舒肝理气，健胃止痛，收敛止血。用于肝胃气滞血瘀所致的胃脘刺痛，呕吐吞酸，脘腹胀痛；胃、十二指肠溃疡见上述证候者。
106	醒脾养儿胶囊 Z20028021	醒脾开胃、固肠止泻。用于脾气虚所致的食欲不振，便溏腹泻，夜寐不安。
107	解毒止泻胶囊 Z20025810	清热解毒，利湿止泻。用于胃肠湿热所致的腹泻，腹胀，腹痛；急性肠炎见上述症状者。
108	泻停封胶囊 Z20025360	清热解毒，燥湿止泻。用于腹泻痢疾，伤食泄泻，脘腹疼痛，口臭，嗳气，急、慢性肠炎等。
109	复方透骨香乳膏 Z20026850	活血祛瘀，消肿止痛。用于跌打损伤所致的局部软组织损伤，疼痛。
110	筋骨伤喷雾剂 Z20025387	活血化瘀，消肿止痛。用于软组织损伤。
111	伤筋正骨酊 Z20026308	消肿镇痛。用于跌打损扭伤及骨折、脱臼。
112	伤科灵喷雾剂 Z20025252	祛风除湿，散寒止痛。用于寒湿痹阻所致关节，肌肉疼痛，扭伤疼痛。
113	复方金凤搽剂 Z20025402	活血化瘀、消肿止痛。用于瘀血阻络所致的跌打损伤、腰腿关节肿痛。
114	复方伤复宁膏 Z20026441	活血化瘀，消肿止痛。用于跌打损伤引起的肢体疼痛等症。
115	复方血藤药酒 Z20026846	活血化瘀，通络止痛。用于闭合性软组织损伤等。

	制剂名称（药准号）	功能主治
116	六味伤复宁酊 Z20025979	活血化瘀，消肿止痛。用于跌打损伤引起的肢体疼痛等症。
117	肿痛舒喷雾剂 Z20025746	活血化瘀，消肿止痛。用于跌打损伤，瘀血肿痛，软组织挫伤。
118	通络骨质宁膏 Z20025964	驱风除湿，活血化瘀。用于骨质增生，关节痹痛。
119	骨康胶囊 Z20025657	消肿止痛，舒筋通络，补肾壮骨。用于骨折。
120	仙灵骨葆胶囊 Z20025337	滋补肝肾、活血通络，强筋壮骨。用于肝肾不足，瘀血阻络所致骨质疏松症。
121	仙灵骨葆片 Z20025357	补肾壮骨。用于肝明不足，瘀血阻络所致的骨质疏松症。
122	风湿跌打酊 Z20025300	祛风除湿、活血化瘀、消肿止痛。用于风湿关节痛、跌打损伤、扭伤挫伤所引起的腰腿、关节、筋肌疼痛。
123	复方木芙蓉涂鼻膏 Z20025809	解表通窍，清热解毒。用于流感及感冒引起的鼻塞，流涕，打喷嚏，鼻腔灼热等症。
124	金喉健喷雾剂 Z20025361	祛风解毒，消肿止痛，清咽利喉。用于因风热所致咽痛。咽干，咽喉红肿，牙龈肿痛，口腔溃疡等症。
125	双羊喉痹通颗粒 Z20025355	清热解毒，利咽止痛。用于急喉痹（急性咽炎）、急乳蛾（急性扁桃体炎）所致的咽喉肿痛。
126	咽立爽口含滴丸 Z20025286	疏散风热，解表止痛。用于急性咽炎，症见咽喉肿痛，咽干、口臭等症。
127	复方一枝黄花喷雾剂 Z20025898	清热解毒，宣散风热，清利咽喉。用于上呼吸道感染，急、慢性咽喉炎，口腔炎，牙龈肿痛，口臭。

	制剂名称（药准号）	功能主治
128	开喉剑喷雾剂 Z20026493	清热解毒，消肿止痛。用于肺胃蕴热所致的咽喉肿痛，口干口苦，牙龈肿痛；以及口腔溃疡，复发性口疮见上述证喉者。
129	开喉剑喷雾剂（儿童型） Z20025142	清热解毒，消肿止痛。用于急、慢性咽喉炎，扁桃体炎，咽喉肿痛，口腔炎，牙龈肿痛。
130	复方草玉梅含片 Z20025818	清热解毒，消肿止痛。生津止渴，化痰利咽。用于急喉痹、急乳蛾、牙痛（急性咽炎，急性扁桃体炎、牙龈炎）等所致的咽痛，口干，牙龈肿痛等。
131	鼻宁喷雾剂 Z20025757	疏风解表，清热通窍。用于急性鼻炎（伤风鼻塞），慢性单纯性鼻炎，过敏性鼻炎。
132	咽喉清喉片 Z20025074	疏风解表，清热解毒。用于咽痛、咽干、声音嘶哑，或有发热恶风、咳嗽等症。
133	重楼解毒酊 Z20025808	清热解毒，散瘀止痛。用于肝经火毒所致的带状疱疹，皮肤瘙痒、虫咬皮炎，流行性腮腺炎。
134	玫芦消座膏 Z20027273	清热燥湿，杀虫止痒。用于痤疮，皮肤瘙痒症，亚急性湿疹及日光性皮炎等。
135	银冰消痤酊 Z20025294	清热解毒，凉血消肿。用于热毒郁肤所致的痤疮。
136	貂胰防裂膏 Z20025383	活血祛风、养血润肤。用于血虚风燥所致的皮肤皲裂。
137	姜黄消痤搽剂 Z20025149	清热解毒，散风祛湿，活血消痤。用于湿热郁肤所致的粉刺（痤疮）。
138	花粉祛痒止痛酊 Z20026852	活血化瘀，消肿止痛，祛风止痒。用于蚊虫叮咬，跌打损伤，软组织挫伤。
139	万金香气雾剂 Z20026302	辟秽解毒，止痒肿痛。用于外感瘟疫时毒，发热头痛及蚊虫叮咬，红肿痒痛。
140	润燥止痒胶囊 Z20025030	养血滋阴、祛风止痒、润肠通便。用于血虚风燥气致的皮肤瘙痒；热毒蕴肤所致的痤疮肿痛，热结便秘。

	制剂名称（药准号）	功能主治
141	博落回肿痒酊 Z20025597	凉血解毒，祛风止痒。用于血热风燥，皮肤瘙痒及蚊虫叮咬。
142	肤舒止痒膏 Z20025619	清热燥湿，养血止痒。用于血热风燥所致的皮肤瘙痒症。
143	日晒防治膏 Z20025534	清热解毒，凉血化斑。用于防治热毒灼伤肤所致的日晒疮。
144	清肤止痒酊 国药准字 Z20025513	凉血解毒，祛风止痛。有于血热风燥所致的银屑病，以及癣病皮肤瘙痒。
145	玉苓消渴茶 国药准字 Z20025899	益气养阴，生津止渴。用于气阴不足所致Ⅱ型糖尿病引起的口渴多饮，消瘦乏力，尿频量多等症。
146	金鳝消渴颗粒 国药准字 Z20025153	滋阴清热，生津止渴。用于阴虚燥热所致的消渴；以及Ⅱ型糖尿病见上述证候者。
147	玉蓝降糖胶囊 国药准字 Z20025122	清热养阴，生津止渴。用于阴虚内热所致的消渴病，Ⅱ型糖尿病及并发症的改善。
148	芪胶升白胶囊 国药准字 Z20025027	补血益气。用于气血亏损证所引起的头昏眼花，气短乏力，自汗盗汗；以及白细胞减少症见上述证候者。
149	泌淋胶囊 国药准字 Z20025716	清热解毒，利尿通淋。用于湿热蕴结的致淋症，小便不利，淋漓涩痛；以及尿路感染见上述证候者。
150	泌淋颗粒 国药准字 Z20025600	清热解毒，利尿通淋。用于湿热蕴结所致淋证，小便不利，淋漓涩痛，以及尿路感染见上述证候者。
151	宁泌泰胶囊 国药准字 Z20025442	清热解毒，利湿通淋。用于湿热蕴结所致淋证，症见小便不利，淋漓涩痛，尿血；以及下尿路感染、慢性前列腺炎见上述证候者。

	制剂名称（药准号）	功能主治
152	通淋舒颗粒 国药准字 Z20025594	清热解毒，利尿通淋。用于湿热蕴结所致淋证，症见排尿不畅，淋漓涩通。
153	泌淋清胶囊 国药准字 Z20026567	清热解毒，利尿通淋。用于湿热蕴结所致的小便不利，淋漓涩痛，尿血，急性非特异性尿路感染；前列腺炎见上述证候者。
154	肾元胶囊 国药准字 Z20025816	活血化瘀，利水消肿。用于水肿属于瘀血内阻，水湿阻滞证者，以及慢性肾炎所引起的水肿、腰痛、蛋白尿、头昏、乏力等。

注：以上国家标准民族药（苗药）品种名录，引自《中华本草·苗药卷》。

五、苗族医药学术研究

新时期的苗族医药学术研究，20 年多年取得丰硕成果，主要体现在以下几个方面。

（一）收集整理、出版了一批苗族医药学术专著

湘西自治州凤凰县欧志安于 1984 年在《中南民族学院学报（自然科学版）》发表了《湘西苗医初考》一文，约 5 万字，分上下两篇。上篇考证苗族医药历史，下篇介绍苗族医药部分。欧氏的《湘西苗医初考》是我国现代苗族医药历史研究最先公开发表的论著。欧志安还于 1989 年编著出版了《湘西苗药汇编》，全书收录湘西苗族药物 500 种。1995 年田兴秀、关祥祖主编的《苗族医药学》（教材）出版。

贵州省黔东南自治州陆科闵于 1987 年出版了《苗族药物集》，收载苗药 165 种。1992 年，贵州省中医研究所陈德媛教授等人编著出版了《苗族医药学》，全书 42.6 万字，是我国第一

部苗族综合医药学专著。1999年，贵州省卫生厅包骏、省中医研究所冉懋雄教授编著出版了《贵州苗族医药研究与开发》，全书80万字，分上、下篇，是我国第一部关于苗族医药研究与开发的专著。江毅主编的《中国苗族药物彩色图集》，于2002年出版公开发行。

近年来，湖南省苗族医药研究又出版了几部专著，有湘西自治州花垣县田兴秀2004年出版的《三本论·苗族生成哲学精髓解析》，2005年，怀化市麻阳苗族自治县滕建甲等人编著出版了《苗家养生秘录》，全书五章，27万字，是我国第一部苗家养生学专著。2005年，由贵阳中医学院邱德文、杜江主编的《中华本草苗药卷》、《中华本草苗药卷彩色图谱》正式出版，这是由国家中医药管理局立项，列入《中华本草》系列专著的重要著作，是苗药基础研究与总结的标志性成果。2005年，湖北省咸丰县祝均辉主编的《风湿病苗药本草荟萃》出版，收载苗药193种，选用专科方剂378首。2006年，湖北省咸丰县彭再生、祝均辉编著出版了《湖北苗药》，收载苗药397种，较为系统地介绍了鄂西南苗族民间常用苗药来源、性味功能、主治、民间验方等。全书41.4万字。2006年，贵州省松桃苗族自治县唐海华主编的《苗族药物学》出版，全书43万字。收载苗药435种。2006年，贵州黔东南州陆科闵、王福荣主编的《苗族医学》公开出版，全书140万字。书分三篇，上篇为“概论”，中篇为“苗医病证”，下篇为“苗族药物”。2007年，湖南省麻阳苗族自治县中医院滕建甲、黄爱辉主编的《苗家实用药方》出版。全书93万字，收载苗家各种药方近万首。2007年，湘西自治州张东海、田华咏编著的《苗医正骨》出版。全书22.6万字。全书分5章，书中系统介绍了湘西苗医正骨的传统手法技巧及临床经验。2007年，杜江、田华咏、张景梅主编的《苗族医药发展史》出版，全书约8万字。作为高校苗医专业的教材。2007年，贵阳中医学院胡成刚主编的《苗药资源学》出版，全书40万字。作为高校苗医专业教材。2007年，贵阳中医学院杜江、张景梅主编的《苗医基础》出版。全书23.6万字。作为高校苗医专业教材。2007年，贵阳中医学院胡成刚主编的《苗药资源学》出版，全书40万字。作为高校苗医专业教材。2007年，贵阳中医学院杜江、张景梅主编的《苗医基础》出版。全书23.6万字。作为高校苗医专业教材。

在其它综合性民族医药学著作中，也收录苗族医学。1995年，长春出版社出版的《传统疗法大成》中收载由欧志安编写的《苗医疗法》，介绍了苗族传统疗法13种；1997年，中国中医药出版社出版的《中国传统医药概览》中收载了由陈德媛等人编写的《苗医药》；2000年，奇玲、罗尚达主编出版的《中国少数民族传统医药大系》一书中，收载由田兴秀等人编写的《苗医药》。

（二）发表了一批苗族医药研究论文

20多年来，国内民族医药研究人员，先后在学术期刊上公开发表有关苗族医药研究的学术论文300余篇，在各级专业学术会议上交流发表了数百篇苗族医术论文。各个时期最具代表性的苗族医药学术论文有：欧志安"论湘西苗族医药"，发表于《贵州民族研究》1983年第1期。龙文玉"苗族医药概论"，发表于《贵州民族研究》1982年第1期。欧志安的"苗族医学方法初探"及"苗语谚语、口诀、歌谣析"，发表在《卫生信息与管理》1986年第4期。贵州省中医研究所民族医药研究室的"贵州苗族医药中心概念剖析"，发表在《卫生信息与管理》1986年第4期。唐永江的"苗医学体系研究"，发表在《中国民族民间医药杂志》1994年总7期。石富龙的"苗医对药物的分类方法"，发表在《中国民族民间医药杂志》1995年总第15期。谭学林的"从苗医用火遗风看其早期医疗保健成就"，发表在《中华医史杂志》1998年第1期。冉懋雄“苗族医药探源论”，发表在《中国民族民间医药杂志》1999年第4期。冉懋雄等人的“略论贵州苗族医药的发展历程与医理方法特色”，发表在《中国民族民间医药杂志》2000年第1期。王敏、翟信长的“贵州苗族医药开发应用研究的主要思路”，发表在《中国民族民间医药杂志》2001年第6期。谭学林的“苗族早期医药活动特点初探”，发表在《中华医史杂志》2000年第2期。冉懋雄的“贵州苗药新发展”，发表在《中药材》2001年第5期。陆科闵的“苗族医学理论体系概念”，发表在《中国民族民间医药杂志》2000年总第47期。谭学林的“贵州苗族药开发应用简史”，发表在《中国民族民间医药志》2001年第2期。冉懋雄的“贵州民族医药及苗药产业的特色与蓬勃发展”，谭学林“贵州苗族药开发史概要”，杜江的“贵州民族医药科研及开发现状”，熊传榘等人的“苗族质征说和走关论对传统医药理论的充实印证与发展”，田兴秀的“论苗医十大特色”，田华咏的“略论中国苗医三大医药文化圈的形成与特色”，杜江的“苗药产业发展中的资源保护问题”，吴言发的“‘三本论’在苗医学中的指导作用”等论文发表在《贵阳中医学院学报》2003年（特辑）。吴元黔的“苗族医药学发展简史述略”发表在《贵阳中医学院学报》2004年4期、2005年1期。杜江的“苗医药学科的发展趋势分析”，发表在《中国民族医药杂志》2005年第4期。田华咏的“苗族医药研究二十年评述”，杨迎民、谭宗艾的“苗族医学特色诊疗简要”发表在《湖北中医杂志》2002年（专辑）。冉懋雄的“民族族源与民族医药资源探讨”，发表在《中国民族民间医学杂志》2002年总第59期。冉懋雄的“略论苗药学基础”，发表在《中药研究与信息》2004年6期。张东海、张立、田华咏等人的“苗医正骨法与柏林接骨散治疗287例骨折临床疗效观察”，发表在《中国民族民间医药杂志》2000年第4期。孙济平、杜江等人的“几种具有苗医特色的望诊方法”，发表在《中国民族医药杂志》2005年1期。杜江的“苗医脉诊方法及特色”，发表在《中国民族医药杂志》2005年（论文集）。欧志安等人的“苗医便方歌谣选”，发表在《中国民族民间医药杂志》2004年3~4期等连载。龙运光等人的“苗族药物类别和命名”，发表在《中国民族民间医药杂志》2004年第4期。邱德文、杜茂瑞等人的“贵州苗药大果木姜子研究及产业化”，发表在《贵阳中医学院学报》2003年第1期。张永萍、邱德文等人的“大果木姜子挥发油的GC—MS分析”，发表在《中国医药学报》2003年第2期。王学勇、邱德文等人的“苗药金铁锁总皂苷提取工艺研究”，发表在《贵阳中医学院学报》2003年（特辑）。邱德文、李建银等人的“苗药的开发研究及前景展望”，发表在《中国民族民间医药杂志》2002年总58期。吴晓丽等人“论苗医的护理理念及其在现代护理中的实践作用”，发表在《中国民族民间医药杂志》2004年6期。陈浩林、崔箭的“试论苗族医药学的生态智慧”，发表在《中国民族民间医药杂志》2005年5期。田华咏的“从苗族原始神话探寻远古医药文化”一文，发表在《中国民族民间医药杂志》2006年（总80期）。田华咏、田菂的“苗瑶语民族医药文化探源”一文，发表在《中国民族医药杂志》2006年第五期。冉懋雄的“贵州苗药研究评价与产业化发展》一文，发表在《中国现代中药》2006年第3期。麻勇斌的“论苗族医药基础理论研究的缺陷”一文，发表在《贵州社会科学》2006年第1期。冉懋雄的“苗族族源与苗族医药溯源探讨”一文，发表在《中国民族民间医药杂志》2002年（总59期）。冉懋雄的“略论苗药学基础”一文，发表在《中药研究与信息》杂志2004年第1期。张季芳等人的论文“苗族医药数据库的深层次开发”，发表在《贵阳中医学院学报》2006年第6期。麻勇斌的“苗族医药传统知识体系中的元哲学思想丛结”一文，发表在《贵州师范大学学报》（社会科学版）2005年第4期。麻勇恒的“苗族生命意识衍生的医药逻辑诠译”一文，发表在《贵州民族学院学报》（哲学社会科学版）2006年第5期。杜江的“苗医用药基本规律”一文，发表在《亚太传统医药》2006年第6期。杜江的“苗医药学科的发展趋势分析”一文，发表在《中国民族医药杂志》2005年第4期。耿晓然的“苗药药理学初论”一文，发表在《中国民族民间医药杂志》2006年（总83期）。田华咏、田菂的“中国苗族医药域间学术特点比较研究”一文，发表在《中国民族医药杂志》2007年第12期。田华咏、田菂的“略论中国苗医学特征及其对人类医学的贡献”一文，发表在《中国民族医药杂志》2007年9期。张东海、田华咏的“苗医骨伤科史略”一文，发表在《中国民族医药杂志》2007年9期。杨德泉的“清未至民国年间湘西苗族医药简述”一文，发表在《中民族族医药杂志》2007年9期。杜江等人的“苗医治毒方法概说”一文，发表在《中国民族医药杂志》2007年第7期。

以上介绍公开发表在学术刊物上的苗族医药学术论文，代表了苗医研究各个时期的学术水平及学术成果。内容涉及到苗医的历史、基础理论、临床应用、苗药学理论、苗医药的研究开发及产业化、苗医药发展思路等等。

（三）苗族医药学术交流

苗族医药学术交流活动，近年来比较活跃，我国苗族地区的民族医药学术团体经常组织苗医药学术研讨会等形式的苗医学术交流。现简要介绍几次省区以上的专题苗医学术交流会议。

“黔湘鄂民族医药研究协作组区会暨苗族医药学术研究会”，于1986年6月17日~20日在贵州省贵阳市召开，参加会议的有贵州省、湖南省、四川省、云南省和广西壮族自治区代表80余人。会义交流学术论文22篇，主要介绍黔湘鄂苗族医药调研、理论探讨、临床经验总结等方面的学术内容。本次会议是我国苗族医药学术活动的第一片面会议。会议期间成立黔湘鄂民族医药研究协作组，旨在加强片区间的研究协作，沟通信息、交流经验，促进区间民族医药事业的发展。

“全国土家族苗族医药学术研讨会”，于2002年8月20日~22日在湖北省恩施土家族苗族自治州召开。来自湘、鄂、渝、黔、广西、北京等的180余名代表参预加了会议。在会议上交流苗族医药的临床、科研、药物开发等方面的学术论文。

“2003首届中国贵州龙里苗医药文化博览会暨全国苗医苗学术研讨会”，于2003年11月8日~10日在贵州省龙里召开。本次会议分两个主会场，一是苗医药文化博览会，二是苗医药学术研讨会。苗医药学术研究会有来自全国十多个省市自治区的150余名代表参加会议，会议交流苗族医药学术论文百余篇。本次会议是我国苗族医药学术交流规模最大的一次会议，较为全面、系统地总结20多年来我国苗医药发掘、整理、继承、提高的成就，展望未来的一次重要会议。

2005年，由国家民委、国家中医药管理局主办，龙里县政府、贵阳中医学院等单位承办的“第二届苗医药文化博览会暨产业发展研讨会”在龙里召开。来自全国各地的300多名代表出席了大会，会议有学术报告、苗医药文化展示、苗药产品展示、项目推介等内容，形式多样，丰富多彩，成为苗药产业的又一次盛会。

“湖南省苗族医药学术研讨会”，于2005年10月16日~18日在湘西自治州花垣县召开。参加会议的有湘、鄂两省苗族医药专家学者和民间苗医人民60余人，会议交流学术论文70余篇。大会围绕“苗族医药的保护与发展”进行研讨。会议期间还为麻阳自治县中医院滕建甲等人的苗医新著《苗家养身秘录》举行首发式，为花垣县苗医田兴秀的苗医新著《三本论》进行了书评活动。

“2007 中国贵州（龙里）苗医药可持续发展论坛”，于 2007 年 9 月 20 日～22 日在贵州省黔南自治州龙里县召开。本次苗医药可持续发展论坛由黔南州人民政府、贵州省科技厅主办，由龙里县人民政府、贵阳中医学院、贵州省中国科学院天然产物化学重点实验室承办。142 名省、州、厅领导、专家学者参加会议。贵州省原省长王朝文同志也参加会议。在本次论坛上，我国著名民族医药研究专家在论坛作学术报告，他们是成都中医药大学民族医药研究所张艺教授，湘西土家族苗族自治州民族医药研究所田华咏所长，贵州中医学院冉懋雄研究员，贵州省黔南自治州民族医药研究所文明昌所长，贵阳中医学院民族医药研究所杜江教授，贵州省中国科学院天然产物化学重点实验室副主任，研究员杨小生博士。他们在报告中就如何可持续发展我国苗族医药从理论、苗药研发、临床应用等多方面进行的论述，还交流了近年来我国苗医药最新研究成果，探讨了我国苗医药发展方向。本次论坛是我国苗医药发展史上重要的一次学术会议。

“2007 湖南省苗族医药研讨会”，于 2007 年 9 月 27～29 日在我国长寿之乡麻阳苗族自治县召开。会议由湖南省民族医药专业委员会和麻阳苗族自治县卫生局联合主办，麻阳苗族自治县中医院承办。参加本次会议的 100 余名代表来自北京、广西和我省张家界、湘西自治州、怀化市等民族地区。他们当中有我国著名的民族医药专家、学者，还有来自湖南省苗族民间的医药人员。中国民族医药学会诸国本会长、怀化市卫生局、麻阳苗族自治县、湘西自治州卫生局等单位的领导参加大会，并在大会上发表了讲话。本次会议收到苗族医药理论探讨、民族民间医药、中医药临床、护理等方面的学术论文 90 多篇。收入大会论文集 63 篇。在参会的论文中，有 22 篇在《中国民族医药杂志》2007 年第 9 期上公开发表，宣传和推介了湖南省苗族医药学术。

会议期间，举行了学术报告会，有10余名专家学者在大会上作学术报告。他们从不同角度论述了苗族医药的历史、发展、现状、还介绍了临床实践经验。还介绍了我湖南民族医药近年最新研究成果。

会议期间，还为麻阳县中医院滕建甲先生和黄爱辉女士主编的《苗家实用药方》举行了首发式。作者滕建甲先生介绍了该书内容和编写情况。湖南省民族医药专业委员会主任委员田华咏先生作书评报告。作者还向参加大会的代表赠送了《苗家实用药方》一书。

中国民族医药学会诸国本会长发表了重要讲话，他要求继续做好苗族医药继承和发展工作；要探讨新型农村合作医疗与发展苗族医药的关系，探讨民族医药在新型农村合作医疗中的作用等问题。他希望麻阳县民族医药工作者在这块厚重的民族文化沃土上做好民族医药的深入发掘整理工作，为麻阳民族卫生事业服务，为麻阳经济建设服务。

参考文献

[1] 谭学林，贵州苗族药开发应用简史．中国民族民间医药杂志，2001（49）：68~69

[2] 湘西自治州《卫生志》编写组，湘西土家族苗族自治州志丛书．合肥、黄山书社，1993：113~127

[3] 湘西自治州《卫生志》编写组，湘西土家族苗族自治州志丛书．合肥、黄山书社，1993：113~127

[4] 贵州省中医研究所民族医药研究室，贵州民族医药调查情况汇报．卫生信息与管理，1986.4：59~62

[5] 杨济中，关岭民族医药现状．卫生信息与管理，1986.4：72

[6] 唐永江，松桃苗族医药情况报告卫生信息与管理，1986.4：

82～85
[7] 云正忠，让传统医药造福人民．卫生信息与管理，1986.4：57～58
[8] 冉懋雄，贵州民族医药及苗药产业的特色与蓬勃发展．贵阳中医学院学报，2003（特辑）：7
[9] 中国中药协会，2000年全国中成药工业企业50强排序．中药研究与信息，2002.4：32
[10] 中国中药协会，2000年全国中成药工业企业50强排序．中药研究与信息，2003.1：21

第六章　中国苗族医药学特点

第一节　苗巫文化传衍苗医药

“医学从巫术开始”，苗医是在巫文化的影响下产生的。巫是勾通人与神鬼的人。巫与医有深远的关系，我国古代的医字，本写成毉字。《管子·权修篇》：“上持龟筮，好用巫毉。”说明古代医与巫的关系，揭示了巫医的特点。《语语·子路》“南人有言曰：人而无恒，不可作巫医。”古代早期名医皆出于巫师。《山海经·海内西经》：“开明东有巫彭，巫抵、巫阳、巫履、巫凡。巫相夹窦窳之尸，皆操不死之药以拒之。”《吕氏春秋勿躬》：“巫彭作医，巫箴作筮”。《世本》：“巫咸为帝尧之医。”这些古代人“既是巫师，也是医生。其治病方法主要是祈神驱鬼”[1]。

最初的巫医，既从事巫教活动，又进行治疗疾病，它融医药、宗教于一炉……这种鬼神世界观也支配着对疾病现象的解释与治疗手段。巫师产生于史前时代，是具有多种才能的氏族成员，“他们是巫教的主要执行者，是上达民意，下达神旨的特殊人物，又是当时掌握科学知识、音乐、舞蹈、口头文学和历史知识的人，从这种意义上讲，巫师就是当时的‘知识分子’，是氏族智者，也是后来知识分子的前身。这些巫师自然也掌握了比较丰富的医药学知识。“官方的医学把植物药材和矿物药材编成条目，有关这些的知识曾由各原始文化期的巫医们和女巫们传授下来。”[2]巫自古以来都与医学紧紧相连，巫术的内核是现代心理疗法、暗示疗法、催眠疗法、精神疗法的原始文化形态。

一、苗族第一位大巫师——神农之孙灵恝

苗族医药从神农尝百草，蚩尤传神药传承下来，其中一个重要传承环节就是由巫文化孕育传衍出来的特殊医药学。在苗族的巫师中，炎帝神农氏之孙灵恝就是一位大巫师。有关灵恝的记述见《山海经·大荒西经》曰："炎帝之孙名灵恝，灵恝生互人，是能上下于天"。"灵"既巫，"上下于天"是能通神灵之意，炎帝的这位孙子是位大巫师。传说灵恝初居天山汤谷，又称汤人。天山因在颠之端，因而民皆呼其为"天国巫人"或称"天国互人"，即"灵巫卜人"，故灵恝为汤人之祖。灵恝是炎帝时代的"灵巫"，是大知识分子或称知识贵族，因而专职教化，官为司徒。灵恝发明竹书，竹简因而在竹片上刻字曰"恝"，以"竹书纪年"为中华文明作出了贡献。关于巫的来源，何光岳先生在《炎黄源流史·巫人的来源与迁徙》中认为："巫人乃炎帝之孙灵恝之后……其后裔广泛分布于川东巫山、巫溪及湖南巫水一带。灵恝即灵契，向天祈祷降雨以求丰收，用占卜求神将卜辞刻于甲骨或木片、竹片及岩石上，叫契。可见甲骨文并非殷人所发明，当为神农氏炎帝之孙灵恝的发明，故其名为灵恝。"灵恝与巫的关系是十分密切的，巫人是灵恝后人值得探讨，但作为"天国巫人"，精通巫教的占卜之术是无疑问的。《襄阳耆旧传》曰："炎帝女曰瑶姬，未行而卒，葬于巫山之阳，故曰巫山女"。

二、大巫师"苗父"，苗族的另外一位大巫师

西汉刘向在《世说新语·说苑辨物》中指出"吾闻古之为医者曰苗父。苗父之为医也，以菅为席，以刍国狗，北面而祝，发十言耳。诸扶之而来者，举而来者，皆平复如故。""苗父"何人也？范文澜在《中国通史简编》中指出："刘向《说苑》说上古有人名苗父……这个苗父就是黎苗族的巫师（巫医），巫师

治病主要是祈祷禁咒术，但也逐渐用些酒草等药物。”近人刘镜如先生在《中医史话》中曰：“苗父是远古时代的居民，苗黎族的巫师”。有学者将此段话理解为，苗父是苗族和黎族的巫师，有待商榷[3]。这里所指苗黎族，是指苗族先民九黎蚩尤部落联盟。不应是当今的苗族、黎族的含义。黎是上古时期九黎蚩尤部落联盟，不是当今的黎族。现今生活在海南岛上的黎族，在汉代，史书上称之为“里”、“俚”，唐代以后逐渐改称为“黎”，“黎”的称谓一直沿用至今。黎族与苗族在历史上是否有渊源关系，值得探讨。

苗族先民是既重巫也重医的民族，在我国医学历史上苗族有着辉煌的篇章，虽然没有象《黄帝内经》宏著流芳后世，但《黄帝内经》中也应有苗族先民“尝百草，传神药，治百病”的历史烙印。巫给苗族医学的生存与发展铺垫了基石，是巫把苗医从上古传衍到了今天，是巫这座桥梁把苗医连接到今天。也就是在当今，苗族地区的流传千古的苗族古歌里有关医、巫的内容，同样反映了苗族历史及医药文化的真象。

三、楚巫文化的传人——屈原

现代著名历史学家郭沫若和范文澜笔下的楚国被称为“苗族的楚国”。战国时代通行于人神之间的巫师盛行于“苗族楚国”，楚文化与巫文化是盛开在楚地的两朵奇葩，被后世称为楚巫文化。伟大的爱国诗人屈原就出生在楚巫之地的长江三峡秭归，是楚国的大学问家，也是大巫师。“屈原言已得神俱行，出阴入阳，一晦一阴，象人无缘知我为作也”，晚年飘泊于西楚之地的沅湘之地，其不朽篇章《离骚》、《九歌》、《九章·涉江》、《橘颂》就是流放沅湘之时而作的。在《九歌》中记录了有关植物，这些植物既是药用，更重要的是祭祀活动的用品，如“兰”是指水中的的兰草。《九歌》有“蕙肴蒸兮兰籍”句。蕙和兰都芳香之物，是苗族招魂用的祭祀之物。“兰”长在水中，样子象兰草，端午，苗族人民每到春夏之交的五月端午就用这种草挂在门上，作辟邪之用。还用这种兰草煎水或烧烟熏洒房屋，用于消炎祛邪。现在苗族用的“兰”草，实际是生长在河边的水菖蒲。

屈原的《九歌》最早记载于东汉王逸《楚辞章句·九歌序》一书中：《九歌》者，屈原之所作也。昔楚国南郢之邑，沅湘之间，其俗信鬼而好祠。其祠必作歌乐鼓舞以乐诸神。屈原放逐，窜伏其域，怀忧苦毒，愁思沸郁。出见俗人祭祀之礼，歌舞之乐，其祠鄙陋。因为作《九歌》之曲。”

宋代朱熹《楚辞集注》：“荆蛮陋俗，词既鄙俚，而其阴阳人鬼之间，又或不能无亵慢淫荒之杂。原既放逐，见而感之，故颇更定其词，去其泰甚”。

屈原放逐在巫风浓烈的沅湘地域，“巫以歌舞娱神，歌必有辞，因之形成巫觋文化。”屈原“更定其词，去其泰甚”就是将沅湘之地的巫觋文化进行收集整理，《九歌》是沅湘民间少数民族巫觋文化的产物[4]。

《九歌》产生的年代，有学者认为：“在夏启的时代，已经流传开来，后来成为巫觋娱神的祭歌。”《九歌》是沅湘间少数民族祭歌，它是沅湘间少数民族巫觋文化的产物。屈原南行至沅湘，始对其发掘、整理和加工，才使这流传在沅湘间少数民族地区的祭歌能保存至今。”

屈原的很多作品收入《楚辞》之中。“《九歌》是屈原在思想上和艺术上有最高成就的诗篇之一，也是‘楚风’的典型化和艺术化的作品之一，而这‘楚风’也就是‘苗风’。”屈原正处于“信鬼好祠”的楚苗之地，故“信鬼好祠”对屈原的作品影响也最大，无处不打上巫文化的烙印，也有人认为：“古代苗族文学家有作品传世的，就数屈原了。”[5]屈原在《招魂》中描述的巫术，二千多年来在苗族民间世代相传。

屈原的作品真实的记录了当时“楚风”盛行辞曲，还将苗族医药也记录在他的许多作品中。如《离骚》中就记载了多种苗药：菖莆、泽兰、花椒、佩兰、蘼芜、肉桂、木兰、芙蓉、艾、芷、辛夷。例如“杂申椒与菌桂兮，岂维纫夫蕙↑”，文中“申椒”即花椒，“菌桂”即肉桂，“蕙”即佩兰，“芷”即白芷；“户服艾以盈要兮，谓幽兰其不可佩”，文中“艾”即艾叶；“制芰荷以为衣兮，集芙蓉以为囊”，文中“芰荷”即菱，“芙蓉”即荷花；“扈江离与辟芷兮，纫秋兰以佩”，文中“江离”即蘼芜，“芷”即白芷，“秋兰”即泽兰。

在苗族传统疗法上，是屈原最早记述了药浴疗法。“浴兰汤兮沐芳”，即用兰（秋兰、泽兰）煎汤沐浴，治疗疾病。

东部方言的苗巫师苗语叫“把对熊”。苗族的“巫教”的巫师有多种的祭祀仪式为活人治病、降神。“巫教”有三大主要祭祀仪式，一是“吃牛”，二是“接龙”，三是“吃猪”。巫教的发源地就在离屈原老家湖北西部秭归县沿长江而上川东的大巴山脉的巫山。在《尚书伊训》中提出三风（巫风、淫风、乱风）：“敢有午于宫，酣歌于宝，时谓巫风。”

关于屈原的族别问题，上世纪八十年代初龙海清、龙文玉等人对屈原的族别问题作过探讨。他们在《屈原族别探讨》及《屈原族别再探——兼答夏剑钦同志》等文中作了深入的研究，认为：“楚和苗无论在族源上，还是在文化、语言及习俗上，都是多么相一致。可以说，芈姓楚姓，亦属于苗族的先祖。作为芈姓嫡系后裔的屈原，当是属于苗族的爱国诗人”[6]。《史记·屈原贾生列传》曰：“屈原者，名平，楚之国姓也。”

吴氏认为：“屈原，一个爱国主义政治家，建构南方巫风文化的文学家和晓通楚情的苗学家，为历史留下一笔巨大文化财富，为历史谱写了一曲高亢的乐章……屈原通药情、通苗史、通苗意，不愧为苗族的一代巨人。”[7]

四、苗巫遗风遗迹

巫师是原始氏族社会人与幽灵世界之间的使者，巫师可以运用奇异的法术传递人鬼之间的信息，也是原始宗教——幽灵，鬼怪的来历、活动以及祭鬼仪式、咒语的炮制者，他们同时也是魔术师和医生的先驱[7]。

苗族巫师出现很久，最有名气还算“相告”。据说苗族的六世祖“相告”便是“巫师”，称他为“相先娄，把告养”的祖师。除祭祠仪式外，巫师在驱鬼治病的同时，兼用苗药治病，对跌打损伤有特殊的疗效。传说有的巫师还有“通阴”的本事，到阴间去与鬼打交道。广西苗族对能“通阴”的大巫师是这么描述的，“如江湖客卖艺，如神经有（病）发癫”。苗族巫师的主要巫术有：一是“过阴”或称“望鬼”术；二是驱鬼术；三是占卜术；四是裁判神明术。苗族巫医的医术或称巫医术有“化水”、“气功”、“捷乃术”、“放蛊术”等。苗医（巫）师的“捷乃术”相当于现代医学的“催眠术”或导引术[8]。

苗家的巫术较多，但与医学有关的巫术有“白巫术”与“黑巫术”。为治疗疾病而施行的划水巫术，称为“白巫术”，用于害人，使别人生病为目的而实施的放蛊巫术，称为“黑巫术”。

（一）化水巫术

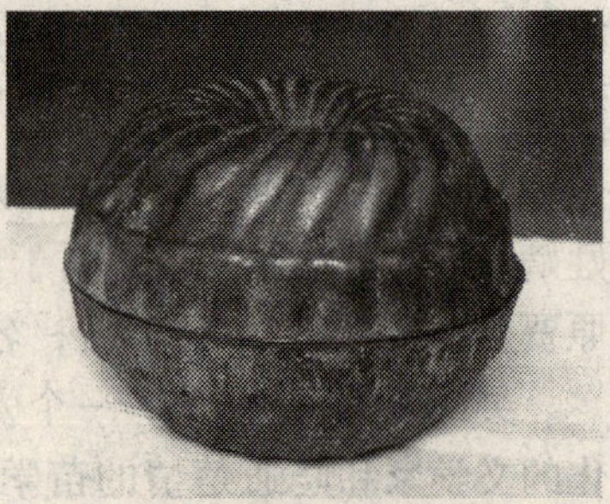
苗医冲“阴阳水”器具。
（田华咏摄）

苗巫师化水巫术由巫师、仪式和咒语三大要素组成。在苗族民间，有些“巫术是实用的技术”，如“化水”巫术治疗疾病就是实用巫术之一。在旧社会，湘西苗人的常见“化水”巫术有：治疗“忽然昏倒的急症”的将军水，“治饮食不慎，骨鲠在喉”的鸬鹚水，“治灼伤皮肤”的雪山水，“治隔一山跌伤或砍伤者”的隔山水，“治人受伤，血出不止”的担血水，“治刀伤”的封刀口水等。化水念咒还有“解脱水咒”、“小儿安胎咒”、“肚痛化水咒”、“刀枪化水咒”等。

（二）放蛊巫术

蛊，早在2000多年前春秋战国时期就有了。楚昭元年（公元前515年）。《左传》云：“皿虫为蛊，枭磔之鬼亦为蛊。”苗族的蛊，到明代，在一些西南史籍中记载了西南少数民族的蛊术，出现了苗族蓄蛊的记载。苗族的蛊至今仍神秘存在。春秋战国时期的蛊还包含恶鬼作祟造成的灾难。在苗族历史上，苗族只信鬼，而不信神。因为苗语没有“神”这个词，只有“鬼”苗族称“鬼”为“滚”。清·《乾州厅志》卷七记载有：“苗妇能巫蛊杀人，名曰放草鬼。遇有仇怨嫌隙者放之，或痛楚难堪，或形神萧索，或风鸣于皮肤，或气胀胸堂，皆致人入死之术也将死前一月，必见放蛊人生魂，背面来送物，谓之催药。病家如不能治，不一月人即死矣。闻其法不论男妇皆可学。必秘设一坛，以不瓦罐注水，养细蝦数枚，或置暗室床上土中，或置远山僻往石下，人得其瓦罐焚之，放蛊之人亦必死矣。放蛊时有能伸一指放者，能戟二指放者，能骈三指四指放者，一、二指尚属易治，三指则难治，四指则不可治矣。苗人畏蛊不学其法，惟苗妇暗习之。嘉庆以前，苗得放蛊之妇则杀之。嘉庆以后苗不敢杀妇，则卖入惮，民间亦渐得其法。黠者逐扶术以取利。”清·《永绥厅志》卷六也有蛊的记载：“真蛊妇目如朱砂，肚腹臂背均有红绿青黄纹路，无者即假。真蛊妇家无毫厘蜘蛛网。每日又须置水一盆於堂屋，将所放之蛊虫吐出，入水盆食水，无者即假。真蛊妇平日又必在山中或放竹蒿在云中为龙斗，或放斗蓬在天上作鸟飞，无者即假。如有以上各异，杀之后剐其腹必有蛊虫在内，则为真蛊。其蛊妇害人百日必死，若病经年，即非受蛊。”

蛊，即蛊惑之意。在苗区历史上一直有放蛊之说。“民国十七年凤凰县发生一起蛊毒案。有一苗人，二子相继而亡，疑为同案蛊妇作祟，后告官抄搜其家，在隐蔽处抄出一瓦罐，内有蛇、鳖、哈蟆等物，并有纸剪的人形。因证据确实，即将蛊妇枪毙。”[9]

有关苗医与巫及巫术的关系，苗区的地方志书中多有记载，现摘录几段，以证其渊源之系。《铜仁府志》“（苗）遇病不服药，专以祭为事”。《保靖县志》：“遇病不求医，延巫求祷，叩许‘椎牛’即病愈杀牛酬神之谓。其始也，集男女于庭，伐鼓鸣锣，通宵达旦，名打‘猴儿鼓’，以求病者速愈。病愈之后择日酬神”。《苗防备要·风俗上》云：“苗中凡病必曰鬼，延巫祈祷酿酒割牲，约亲邻饮福，名曰做鬼，既祭之不愈，则委之于命”。《松桃厅志·卷六》：“地居晨常上游，人多好巫而信鬼，贯豪亦所不免，颇有楚风。”

苗家为了避祸求福，祈求鬼神不作祟，获得神灵的保佑，达到无灾无难平安，往往举行“特祭”：如患病过久，祈求痊愈；为了死者的灵魂，祈求神灵解脱罪恶。

云南金平苗族每遇家人生病，必须扫房屋，清除垃圾，还以炸香油，烧火硝等方法在室内消毒，认为这样才能把鬼驱走。苗族的健康卫生观念往往运用传统宗教来维护。

五、现代苗族大巫医龙玉六

上世纪湖南省花垣县有一位八代祖传苗医龙玉六，是当地有名的“匠嘎”。从青年时代受其祖传苗医及学习多种技艺，有“过耳不忘”之能。龙氏生于1905年，卒于1988年，是当地名苗医师，是苗族巫医的缩影。由龙玉六传诵的苗族古老话“事物生存共源根”，传达苗族世代的一种独到的关于事物生存的哲学理论。其基本思想是“三位一体”论和“一分为三”论。“三位一体”论，认为世间万物都是由“各薄范搜”（苗语指事物生存的物质基础），“搜媚若”（苗语指事物生存的能量）和“玛汝务翠”（苗语指事物生存的良好结构）三大要素相互作用因而形成的。“一分为三”论，认为事物主于“能量”，基于“物质”，基于良好的结构，即一切事物都必须通过“三大要素”的相资，相制，相征夺的关系而生成变化[10]。

老苗医龙玉六虽然一字不识，但他有超人的技艺，主要体现在他有“过耳不忘”的记忆力，靠口传心记把老祖宗传下来的东西都牢记在心里，传给下一代。如《苗族古老话》。在医药上他也有高超的医术，能识药治病，还能画水念咒以巫术协同治病，他还有一手画画的手艺，画得一手好画，将祖辈传记的苗医人体解剖图、公药王、母药王、药物图谱都能描绘出来。被称为“湘西花垣民间苗医大师，大巫师”。龙玉六所承传苗族巫师的医巫术，既有原始的巫术，也有在历史进程中所接纳“晚期巫师所玩弄的巫医技术”。他的贡献在于，不管通过什么形式，还是起到承传苗医的作用。

研究苗族巫医对苗族医学的关系，从最初巫医的原始形态，到占卜诊断疾病，巫医治疗疾病的医疗活动过程都产生过深远的影响。巫医具有两面性：一方面具有浓厚的宗教色彩，因为巫术是原始宗教的一个有机组成部分；另一方面又包含一定科学知识。苗族巫医在苗族医药发展史上起到了传衍和发展苗医的作用，在苗医史上占有重要的地位。据史料研究，“今天有些药用的植物、动物和无机物，也是由巫医——巫师留下来的原始药物”，是苗族巫师或巫医将苗族原始医学知识保存下来，同时也世代传播苗医学知识，对苗族医学发展做了重要贡献，“这就是自然宗教阶段巫医的性质”。在先秦的医书中，也有不少关于巫教的内容。秦始皇焚书坑儒时，也将有关医药与卜筮之类的保留下来。《史记·李期传》载：“所不去者，医药卜筮种种之书”，就充分说明了此事。

巫风文化千百年流传民间，其载体民族是苗黎族。范文澜《中国通史简编》："黄炎族掌握文化的人叫做史，苗黎族掌握文化的人叫做巫。"在历史上史与巫之间存在长期相互斗争，其特点为："史重人事，长于征实；巫事鬼神，富于想象。"商朝人信鬼，巫风盛行，祭祀特多，歌舞降鬼神，周朝重史不重巫，这是历史的进步的必然。

第二节 "口碑"文化承传苗族医药

由于苗族是只有语言而文字失传的古老民族，千百年来其文化的继承与发展主要是通过口耳相传或宗教仪式活动等形式使其世代相传。苗文化的承传是"走出一条具有民族特色的文明之路，这就是宗教与口头文字"的承传之路。

一、口头承传

苗族医药口头承传是靠苗语世代相传的，如苗族古歌、诗歌、谚语传说、故事等多种语言形式。湖南省花垣县苗医龙玉六口传的苗族古老话，将苗族生存学说从先辈口中完整的传诵至今。被有关专家认为："苗族生存学说，产生于遥远的古代，是一种古老的哲学体系……"[11]如贵州一带苗族民间故事或传说中的"龟精的传说"，"福哥"故事，"文先果"的传说等等，都传记了有关苗医的诊疗，本草或方药。正是通过千古吟唱传诵，才能使苗医流传至今，成为当今仍具较强临床活力的民族医药学。

二、宗教仪式活动是承传苗族医药文化特殊载体

苗族医药文化通过语言承传外，还有一种特殊的方式，就是

通过宗教仪式等活动方式来传承文化。在宗教信仰方面，我国部分苗族信仰基督教，在大部分苗族同胞中还保持着以祖先为最高神灵的传统宗教。如禁忌、祈祷、祭祀中的“还傩愿”，宗教仪式中的礼仪、口诀、咒语、抽签、画符、化水、卜筮占验等多种形式。在这些仪式活动中，都将古老而神秘的苗族医药融汇于其中。流传苗族民间的“化水”种类繁多，如苗医正骨法的“铁牛水”、“雷公水”，外伤止血止痛的“断血水”、“观音水”，烫火伤用的“雷山水”，异物卡咽喉用的“鸬鹚水”等[12]。“画符”，也是苗医防治疾病的方法，有“平安符”、“祛邪符”等。苗族民间“还傩愿”的祭祀活动较为流行，由苗族傩活动而演生而来的“傩文化”，在傩文化中蕴藏了许多与医药有关的文化沉积。如傩祭中的咒语、卜辞、疏表、傩歌、傩戏，傩的多种崇拜，酬神、娱神，傩辞等。它们之间各有特色，即是苗族文化的宝贵遗产，又是苗族医药文化承传的特殊方式。如湘西苗族民间卜筮占验抽签中“目疾”项中有词为证：“早向神前求保佑，多修功德去目疾。汝来佛前间眼疾，古的作戏是病根。要想眼睛得清亮，还须良医开良言；多上灵山求佛佑，神药两解得安康。”[13]在念咒画符时，将符水给患者饮之或外喷于患处以疗疾病。苗医师或巫师在施以“符水”治病的同时，还施以苗药或推拿正骨按摩之术，以提高苗医的医术威望。这些带有神秘色彩的“巫医相结合”的医治方法，是苗医贯施的心理（精神）治疗与药物治疗的有机结合。

在苗族医药文化的承传过程中，语言承传与宗教仪式活动承传是两种不同的方式，其结果都是使苗医从远古走到今天，仍为广大苗族同胞防病治病，保障人民健康起到重大作用，功不可灭。

第三节　三大医药文化圈构建中国苗医药

中国苗族生活居住区域分布走向是由东向中、向西连接成片，或区域性的民族交错杂居，构成了三个较大板块的苗族生活片区。一是以湘西为中心的东部片区，二是以黔东南为中心的南部片区，三是以黔、滇、川边区的西部片区。由于区域的语言、生活、风俗的差异形成了区域间的文化差异现象，构成了特殊的文化圈。活跃在各个文化圈的医药文化，自然也形成了自已的医药文化圈。

正如前面所述，苗族三大区域，三大方言所组织的苗族文化，其区间苗族医药也各具区域特色，是构建医药文化圈的医学基础。现将苗族东部、南部及西部各区域医药文化作一比较，探讨苗族医药三大文化圈的个性及共性，促进中国苗族医药向共性发展，创造独具苗族特色的民族医药文化，为社会主义经济建设服务。

一、东部苗族医药文化的特色

早在上世纪80年代初中期，湘西凤凰县苗医欧志安，花垣县田兴秀等，贵州松桃县（凤凰县，松桃两县毗连，都是苗族聚居区）唐永江等人，对苗族东部区域进行苗医调研。欧氏写出了《湘西苗医初考》和《湘西苗药汇编》两部论著。欧氏在上世纪70～80年代研究苗医史时就提出了苗医“英养”学说[14]。“英养”这一苗语东部方言区标准音的语词是指某一事物的两个不同侧面，日常生活中亦多见“英”、“养”一词。“英养”指某一同类物的两个对立面，也可以指某一统一体的两个不同侧面。所以“英养”在欧氏的学术观点里与中医的“阴阳”学说从理论到实践都有相似之处。欧氏用“英养”学说贯穿苗医学，如苗医基础理论、病理、生理、药物、方剂，临床辨病立证等方面。“英养”学说在欧氏的苗族医药学的论著、论文中体现出来。

欧氏将凤凰县苗医整理归纳为以下基本特征。一是苗医四大特色：命名的民族性，分类的特殊性，加工炮制的简易性，配方的灵活性。二是苗医的四大特点：巫医一家，医药一家，医护一家，医武一家。三是苗医疾病的四大门类：内病门（内科病），孺儿病（小儿科病），外病门（外伤科病），妇学门（妇产科病）。在临床病证上分“英”和“养”两大类疾病，“三十六”症，为内病、属“英”证范畴。“七十症”多为外病，属“养”症范畴。“英养学说”还用于诊断、药物、配方等方面。

湘西苗族民间对苗药药性用公药，母药来分类。“药物生长在向阳面的，叶尖尖锐的，植物小样的，颜色偏深或色红色紫的，叶片呈单数的，入血分的，药性温热的为公药；反之，药物生长在背阳面的，叶类圆钝的，植物大样的，颜色偏浅或色绿色白的，叶呈双数的，入气分的药性寒凉的药为母药”。苗医公母药之分，即温热药与寒凉药的分类，在临床应用上，寒凉药入气分，温热药入血分。

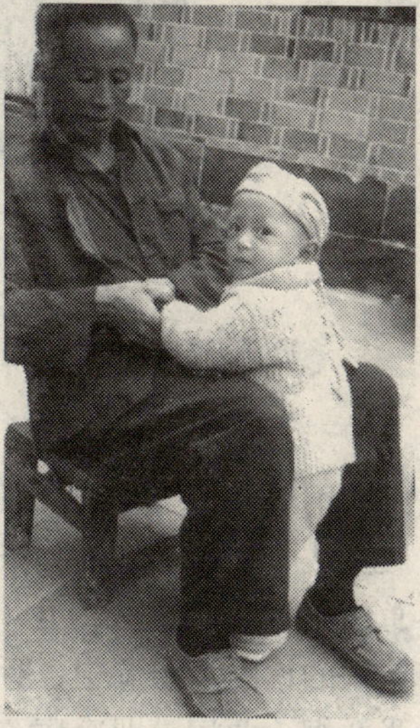
苗医吴靠民用苗医小儿推拿手法治疗小儿走胎。（田华咏摄）

唐永江先生整理的贵州松桃苗医学术体系。[15]

唐氏认为，苗医在诊断上强调望、听、闻、脉、模的五法诊断。在治疗上主张两纲、两病，即冷病、热病。坚持冷病热治，热病冷治的治疗原则。临床疾病上，整理出三十六经，七十二症，四十九翻，小儿十二胎病（小儿走胎）、新生儿十二抽病，以及七疔八癀、花、疮、四龟病（肿块）等多种皮肤及肿瘤疾病。贵州省松桃苗族自治县唐海华等人对当地苗族医药进行了最新调研，认为：在苗药的应用上，松桃苗医总结出："甘甜多补体、酸涩止泻痢；辛香从避邪，苦寒退火气；浆多补精血，香燥把火提；花叶多走表，根个多走里；味淡利水气，味咸软坚痞；对错有效应，用药医先品"的用药经验。松桃苗医有用药方法21种，如煎服法、鲜服法、兑服法（淘米水、甜酒）、熏洗法、捆绑法、贴脐法、拍击法等。常用药物剂型20多种，如汤剂、散剂、熨剂、吹剂、贴剂、灸剂、吊剂、捆剂、

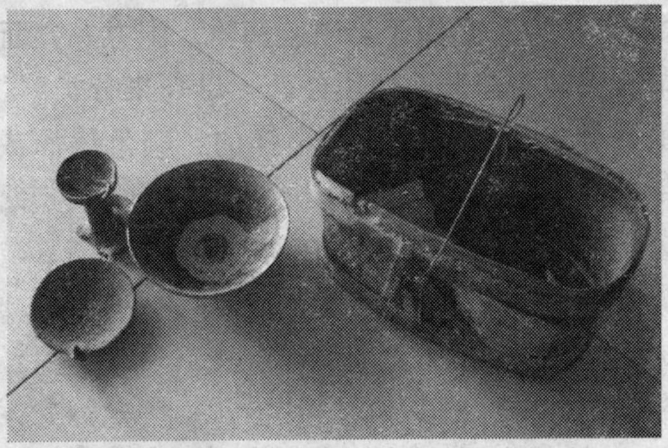

麻阳苗族自治县苗族民间医生用于灯火疗法的油灯，用于火功疗法的油火碗。（田华咏摄于2007年9月27日）

气雾剂等。传统疗法有刮痧、取骇、推拿、灸法、灯火、化水、履蛋法、抽箭法、捆胎法、咒包法、还愿等外治法。唐永江先生总结出"千年苗医，万年苗药"的苗族医药悠久历史之说。在苗医的诊断上强调望、听、闻、脉、摸的五法诊断。在治疗上主张两纲、两病，即冷病、热病，治疗上坚持冷病热治纲，热病冷治纲。唐氏还提出了"千年苗医、万年苗药"的苗族医药悠久历史之说。松桃的苗医还流传有"一年有十二个月，一人有十

二主经”的说法，认为在冷、热两纲的统领下人体可进一步分划出十二主经，即冷经与热经、内经与外经、轻经与重经、快经与慢经、昼经与夜经，通过对十二主经的归属把病症进一步细化。

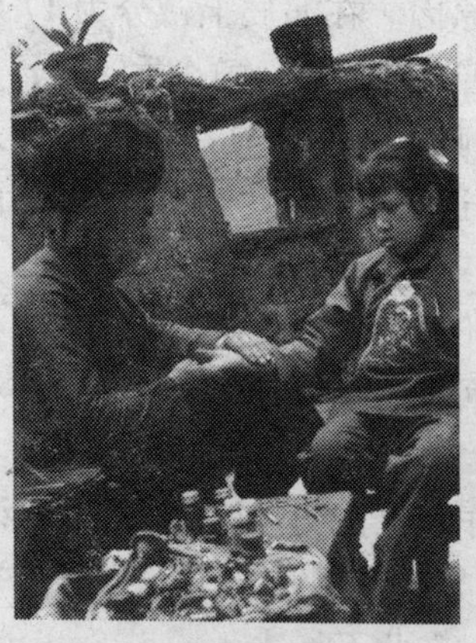

苗医用禄马脉诊病。（欧志安摄）

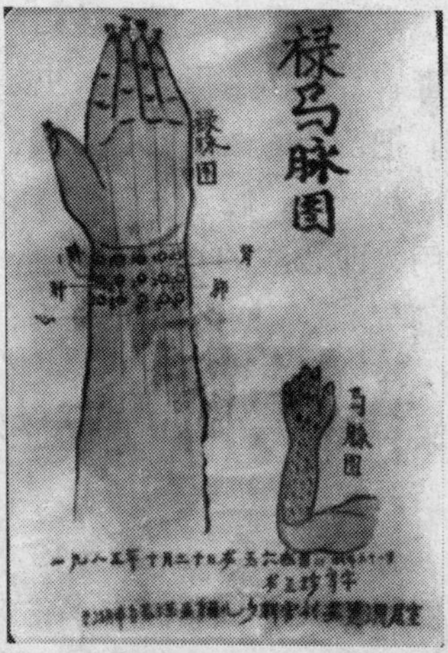

老苗医龙玉六绘制的禄马脉图。（资料照片）

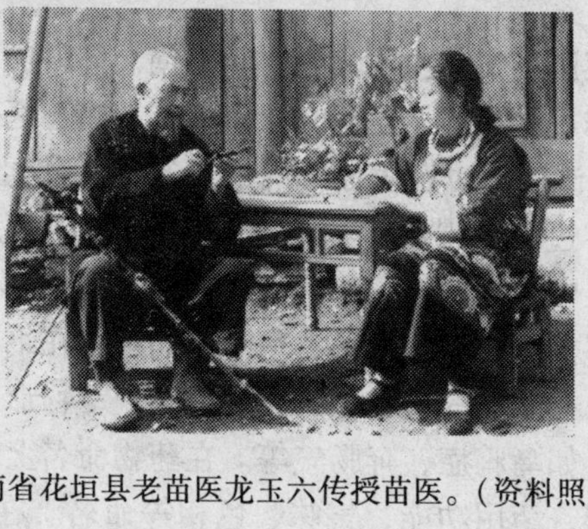

湖南省花垣县老苗医龙玉六传授苗医。（资料照片）

田兴秀整理的湖南省花垣县已故老苗医龙玉六苗药经验。花垣苗医药主要学术体系是在苗族生存哲学指导下的苗医药基础理论，医学临床，苗药学及养生保健等。龙玉六苗医强调一切事物由搜媚若、各薄港搜、玛汝务翠三大要素组成，即物质、能量和条件，三者不能缺一的苗族生成哲学。认为人体生理、病理、病因、疾病的发生发展与转归都与生存哲学密不可分。在病因上认为毒、亏、伤、积、菌、虫是致病原因。在病候上，分为 17 大类。把苗药的性味归纳为酸、甜、苦、辣、麻、酿、香、咬、皮咸、热、冷、假、臭 14 钟，不同性味的药物，具有不同的药理作用，即“酸的止泻甜的补，苦的退火辣退气，麻的止痛酿的赶（气），咬的败毒香健胃，皮帮交环咸赶表，臭的败毒假止涩，冷治热病热治冷，不冷不热交环医，软治硬来硬治软，红治红来白治白”。在传统治疗上有 16 种治疗方法和 49 种方术的花垣苗医的特色。[16]

有关苗族东部医药文化，还有作者也撰文进行过论述，从不同侧面发表过相类似学术论文，但其基本观点与上述欧氏、唐氏、龙氏的苗医学术观点大同小异，在此不复述。

二、中部苗族医药文化的特色

中部苗族医药文化主要集中在黔东南。陆科闵先生对黔东南地区苗医药作过深入的调查研究。认为苗族南部医药文化的主要特点有：[17]在诊断上对疾病强调两纲（冷经，热经），五经（冷经、热经、半边经、慢经、快经），36 证，72 病。遵循先辩冷热，再辩五经中何经、36 症中何症、72 症中的何疾的辩证原则。任何疾病都要按五经进行辩病，每个疾病都存在纲、经、症、疾的辩证关系。在疾病的命名上，采取以客观动物形态与病人临床表现来命名，如乌鸦症、奔肠气等。在药物命名上，其特点为按植物形态器官，药用功能、气味、色相等命名。在用药特点上、坚持热病用冷药、冷病用热药。在病因上认为饮食不调，自然环境的影响，意外损伤，劳累过度，房事不节，先天不足等是致病原因。他还认为："苗族应用一分为二的哲学思想，将复杂的疾病和上千种药物，极为众多的致病因素，种种疾病的后果高度概括为冷病、热病；冷药、热药；外因、内损。"苗医在病因上认为与自然环境的影响，饮食不调，意外损伤，劳累过度，房事不节，先天不足等因素有关。在诊断上用望、听、问、脉四种方法。在治疗原则上，采用冷病热治、热病冷治两大原则。在治疗方法上采用内外兼治，以内治为主，辅以外治，苗医传统外治法有：放血疗法，暴灯火疗法，气角疗法，滚蛋疗法，发泡疗法，熏蒸疗法，火针疗法，抹酒疗法，刮脊抽腿法，拍击疗法，外敷疗法，外洗疗法，热熨疗法，药针疗法，饮食疗法，体育疗法等17种。在疾病的归类上，分纲、经、症、疾、翻、龟、小儿胎病、新生儿抽病、疔、癀、花、疮、丹、杂病等等。在疾病的命名上多以取类比象命名，如以动物形象命名，以植物形象命名，以家用物品及用具命名，以疾病的主要症状命名，以病灶色泽命名，以病变部位及植物形象结合命名，以病因命名等。[18]

黔南苗医药与黔东南一带苗医药大同小异，无明显区别。文明昌先生新著《黔南苗医药》（待出版）一书中对苗医特色提出了"医药结合、医护结合、防治结合、医巫结合、医商结合"五个结合的黔南苗医药特色；治法上有"解毒法、通窍法、走脉法和祛风除邪"的四种治疗法则。

在广西融水一带的苗医在人体功能区的划分上将人体分为树、土、水三界，得用自然界中具有一定代表性的树木、土地和水的关系来说明人体三大功能区互依互存的生理关系。[19]把疾病归纳为七十二种风症，对"七十二风症"相应的治疗有"七十二味药"，"三十六照火"和"二十四穴位"，[20,21]广泛地使用火针、爆灯火和薰蒸等苗医的传统外治方法。

三、西部苗族医药文化的特色

西部苗族医药文化较为分散，但也有其区域文化的特色。如贵州关岭一带苗医的一个特点就是："医药不分家，先学药，再学医、上山采药、下山治病"。在诊断上比较突出的有六望看病特点，即望气色，望指甲、望指纹、望三关、望形象、望手相。病因有毒、亏、伤、积、菌、虫六种致病因素。云南苗医简称致病六因。六种病因都能在人体内产生毒害力，通过有毒的害力使人体致病。故当地苗医认为，苗医"无毒不生病"之说。

疾病的诊断方法上，通过把脉、听声、观色、问病，手的触、摸、扣、打、刮、按、搬，测量等方法观察人体肤色、精神的变化、体温、脉博、呼吸、心跳、血压、语言、反射功能等方面的异常。同时还要观察身体的汗水、尿液、血气，指纹、舌象、目色、鼻窍、咽喉、口腔、耳道、肛门、尿口、淋巴、筋骨皮肤等形态结构变化等。在治疗上注重外治法，主要有推擦、放血、火针、硫磺针、糖药针，拔火罐、挑筋、外敷等苗医外治法。黔西南苗医在药物分类上，将苗药分为"水"、"土"、"岩"、"矿"、"动"等五性，如水文草等水生药物属"水"性；太阳照，蛇莲，血莲等土生药物属"土性"；千年健、岩竹等岩上生植物属"岩性"，以下如此类推。也有苗医将药物分为三性，苗药性味功能：苗药分三性：热性药、冷性药及和性药(不冷不热药)。

药物的气味分为酸、甜、辣、麻、涩、辛、淡等七味，其功效各有所异。[22]也有按药物作用分类的，如止痛药，驱风药，除湿药，强壮药，止血药，活经调经药等13类。[23]在药物功效上，黔西南紫云一带苗医用谚语形式总结为："爬不得坡、离不开矮陀陀；上不得坎，离不开倒触伞，打得一身垮，离不开四块瓦；要得一身松，离不开木通；周身发麻，离不开乱头发"。[24]在临床应用上，西部苗医注重苗医外治法，如治疗风湿病、惊风、瘫痪等疾病用糖药针治疗，疗效显著。镇宁、关岭一带苗医用此法治病疗疾，走遍大半个中国，充分展示西部苗医的临床活力。

综合西部苗医药的特色，在病因上，有毒、亏、伤、积、菌、虫六种致病因素。云南苗医简称致病六因。六种病因都能在人体内产生毒害力，通过有毒的害力使人体致病。故当地苗医认为，苗医“无毒不生病”之说。疾病的诊断方法上，通过把脉、听声、观色、问病，手的触、摸、扣、打、刮、按、搬、测、量等方法观察人体肤色、精神的变化、体温、脉博、呼吸、心跳、血压、语言、反射功能等方面的异常。同时还要观察身体的汗水、尿液、血气、指纹、舌象、目色、鼻窍、咽喉、口腔、耳道、肛门、尿口、淋巴、筋骨皮肤等形态结构变化等。

在苗药的应用上，苗医多同植物药，辅以动物药或少量矿物药。

苗医治则为：热药治冷病，冷药治热病，和药补体质治身体亏损病。

药物的结构决定药力及药性。药物质粘者，易消化，可补气力，清头脑；质糯者难消化，可强筋化血，易引起肚肠伤；质沙者好吃，补血肉和血脉，不易消化，容易产生多屁；质面者糊口，补肉补气，利关节，较易消化，多食令人胃弱。

苗药的采制：植物药要在有效成分富足时期采集，其中根类药物宜在植株茂盛至翌年抽苗前采集；茎叶一类宜在生长旺盛期采集，花类宜在待放时采集；果实在初熟时间采集；植物菜的采集，力求娇嫩鲜美；皮类以浆汁富足为佳。对动物药的采集，如鱼、虾、虫、蛇、兽类等动物药要辨别真假，腐败（烂）者不能入药，对矿物药、金属药物宜剔杂质。

苗医传统疗法有自然疗法和传统外治疗法。外治法有捶打疗法，砭针疗法，刮痧疗法，竹筒拔罐疗法，按摩疗法，针刺疗法等。

四、三大苗族医药文化圈的相互融汇，形成独具特色的中国苗医学

中国三大苗族医药文化圈各自有其区域特色，也有其共同特点和相互间的有机联系，共同构建了中国苗医理论体系框架，形成了独具特色的中国苗医学。从上世纪八十年代以来，各地苗医研究者从苗族不同区域，不同角度，不同层面对苗医进行了由浅入深，由易入难，由俗入理的全方位的探讨，基本上凸现了中国苗医的理论体系脉络和轮廓，使流散各地千百年的苗族医药得以系统的收集整理，完成了从“口承”到“文传”的历史过渡，有了苗族自已的医学理论，形成独具苗族文化特色的医学科学——中国苗医学。同时也丰富了祖国的传统医药宝库。[25]

第四节　中国苗族医药的基本特点

中国苗族医药基本特征体现在中国苗族医药三大文化圈之中，经过湖南、贵州、云南、湖北、重庆等地的专家学者20多年的深入调查和文献整理研究，编著出版了近20余部苗族医药专著，发表苗族医药学术论文300余篇，是这些苗医论著构建了中国苗医学理论体系，使中国苗医学成为祖国传统医药学的重要组成部分。中国苗医学基本特征在《苗族医药学》[26]、《苗族药物集》[27]、《湘西苗医史考》[28]、《湘西苗药汇编》[29]、《贵州苗族医药研究与开发》[30]、《中华本草·苗药卷》[31]、《苗家养生秘录》[32]、《苗族医学》[33]、《苗家实用药方》[34]等专著中得以体现。综合东部、中部、西部各区域苗医药特点，中国苗医药基本特征体现在以下几个方面。

一、中国苗医药有悠久历史

苗族医药是从远古原始神话、苗族古歌等口碑形式中传承下来的。有神农“尝百草、识药效，除病痛，始创医学”；“蚩尤传神药、医治百病”；“祝融传熟食，传按摩强身健体术”；“欢兜传丹砂、消疫除瘟”；“苗父药到病除，神传疾解”；“药王餐风露宿寻找药方，传承‘三千苗药，八百单方’”的苗医远古原始医药历史。[35]

二、苗巫文化传衍的巫医一家特征

苗族先民是既重巫也重医的民族，千百年来苗家流传的苗族古歌等传记口碑文学中的有巫和巫医的内容，真实的反映了苗族医药文化是巫文化中传衍出来的，具有巫文化、医巫文化特征的苗族医药文化现象。

三、在哲学思想指导的苗医学特征

苗医学的哲学思想指导主要体现在：湖南花垣苗医学在苗族生存哲学指导下的医学基础及临床实践。黔东南苗医主要哲学思想是在一分为二指导下的医学基础，有“两纲”、“两经”、“两病”、“药物的两性”等。如两纲即冷病、热病；两种药性，即冷药，热药；病因分为两因，即内损和外因；治疗原则分为冷病热药治，热病冷药治。

四、苗医基本理论特征

（一）在人体物质结构上，认为气（苯）、血（象）、水（沃）是重要组成部分。人的生、老、病、死与气、血、水有密切关系。

（二）疾病的“两纲”，即冷病、热病。

（三）疾病的“五经”，即冷经、热经、半边经、快经（包括哑经）和慢经。

（四）疾病的归类为三十六大症，一百零八小症，七十二症。也可归纳为纲、经、症、疾、翻、龟、小儿胎病、新生儿抽病、疔、癀、花、疮、丹、杂病等类。

（五）致病原因主要由内损和外因引起人体致病。

（六）在诊断方法上，苗医采用望、听、问、脉四位一体的方法诊断疾病。

（七）在治疗原则上，分为冷病热治、热病冷治的原则。

（八）在药物的分类上，分类热药、冷药两大类，或公药、母药之分。

（九）苗药药性分七味，即酸、甜、辣、麻、辛、涩、淡。

（十）药物归经，味甜、麻、香、辣的热性药，可归为冷经；味酸、苦、涩的冷性药，可归为热经。

（十一）药物组方原则，由母药（主药），子药（辅药或副药）组成。

（十二）苗医用药基本规律[36]。冷药治热病，热药治冷病，以色治色（以红治红，以白治白，以黄治黄，以黑治黑），以形定用（以节治节，以藤治通，以刺治积，以花开滞，以形解形），以毒攻毒，以克为治，以脏补脏的用药规律。

（十三）在治疗方法上，有内治法和外治法。苗医外治法大体上分为七大类[37]：针类有瓦针、温针、油针、硫磺针、糖药针、植物刺针疗法；灸类有药灸、姜灸、蒜灸、盐灸、辣椒灸、火酒灸、蓖麻灸、烧灯火、烧药火等灸法；拔筒类有火拔筒、纸媒筒、气角筒等；推擦类有推拿、按摩、拍水、拍醋、拍酒、滚蛋、刮铜钱、刮脊抽腿疗法等，敷熨类有外敷、叭贴、热熨、发泡疗法等；熏洗类有熏蒸、烟熏、外洗、沐浴疗法等；放血割脂类有放血、针挑疗法。

（十四）在养生保健上，苗医讲究强身健体，融健身武术、歌舞于一体，通过多种娱乐和运动来增强体质。在生活实践中苗族还讲究药物防病，根据时令或季节、气候的变化，用药物预防疾病。

第五节　数字表述苗医药

苗族“匠嘎”们喜欢用数字形式来表达医药知识和概括医药内容是苗族医药的一大特点。[38]

一、医学基础的数字表达

在苗族医学的基本理论方面是众多数字的集合体，在生理观上有“三生成学说”、“五基成物学说”、“三界理论”、“九架组学说”、“四大经脉学说”、“三要素论”，还有“六大关节”、“四大堂穴”、“四气”、“四血”、“四水”、“十窟”等数字概念。其中“三生成学说”讲述的是事物生成的三大基本要素；“五基成物学说”讲述的是组成人体和事物的最基础的五种元素；“三界理论”讲述的是人体三大功能区的划分、相互关系和医学应用；“九架组学说”讲述的是人体九个主要功能体系的划分、各自的作用及其与疾病的关系；“四大筋脉学说”讲述的是人体筋、脉两大体系的生理功能和相互关系；“六大关节”讲述的是人体最重要的六个关节；“三要素论”则是讲述在人体中重要的气、血、水三种基本要素的一系列问题，“四气”、“四血”、“四水”是其中的内容。这种数字中的数字也比较普遍，例如三生成学说中也还包含了“事物生成的三大关系”、“事物生成的三大辨正关点”和“事物发展的三大结局”等内容。

在病因病理观方面有“苗医四大毒”即冷、热、风、湿四种病理因素；还有苗医崇三学派的“致病六毒”即伤、积、虫、亏、菌、毒六种致病因素。

二、疾病诊断方面的数字表达

在疾病的诊断方面也不乏数字的体现，首先有“八大诊法”作为苗医学的诊断基础，它们是望、问、嗅、摸、脉、闻、弹、蛋八法。花垣一带的苗医提倡诊病的“三考察原则”即把对能量、物质、结构的考察作为疾病诊断的基础。具体深入到某一种诊断方法中，又有其相应的数字体现，如用“禄马倒身”表来进行诊断或进行预后判断时是根据年、月、日的数字推算而来；脉诊中的“十二地支脉”则是根据十二时辰取脉的诊病方法；另外还有“六大脉、六小脉”、“看三关”、“五指腑”等等都是诊断方面的数字表达。

三、疾病分类方面的数字表达

疾病分类方面的数字化最具代表性，虽然各地苗医在疾病的分类上各具特色，但都用一些数字表对各类疾病进行概括是比较统一的，如二十四、三十六、四十九、七十二、九十二、一百零八、三百六十等。

在湖南有“三十六症、七十二疾”、“三十六风”、“七十二痧”、“七十二惊”、“七十二流”、“妇科七十二风”、“九十二仆”之说；花垣苗医把疾病分为“十七种症候”。

在广西则把所有的疾病都归为风类，称为苗家“七十二风”，其相应的治疗方法有“七十二味药”、“三十六照火”，还有特定的“二十四穴位”。

在贵州，黔东南有“三十六大症，一百零八小症，七十二疾”的分类，而松桃苗医则分为“三十六经”、“七十二症”和“四十九翻、四十九症、十丹毒，合计一百单八症”。以及“新生儿十二抽病”、“小儿十二胎病”。

各地还广泛流传有“四大弱症”、“七疔八癀”、“十二风症”、“十二漏症”、“三十六风”，“一百单八症”、“三百六十大症”等等。尽管各地对疾病的划分多有一病多类的重复类现象和拼凑之嫌，但其病类都是以数目为核心的。

四、疾病治疗方面的数字表达

在治疗方面也不乏数字表现。花垣苗医在治疗上有“四十九套方术”，在取穴上常用有“七十二根穴”、“九宫八卦穴”、“七星穴”、“五行穴”，急救常取“四大堂穴”（脑门、鼻沟、颈窝、心窝），对于七十二风的治疗又有特定的“三十六照火”和“二十四”穴位。

在治疗箭痛上有“三十六手”、“七十二手”、“一百单八手”抽箭术；在治毒上有“治毒八法”即表毒、赶毒、清毒、解毒、败毒、攻毒、排毒和拨毒；还有“刘氏推拿十法”即推、揉、拿、按、摩、运、搓、摇、掐、捏这十种方法，“苗家接骨八法”即比、揉、扯、抬、压、斗、捏、夹、药这八种方法等都是苗医在治疗上的数字表达。

第六节　中国苗医学对人类医学的贡献

一、对药物学的贡献

从远古苗族医药的“神农尝百草，识药效，除病痛”，“蚩尤传神药，医治疾病”，到“一个药王，身在四方，行走如常，餐风露宿，寻找药方”，形成了“三千苗药，八百单方”，“千年苗医，万年苗药”的苗族药物学。苗族药物学这个历史过程，要比中药或其他传统药物学历史长得多，这就是没有文字记载的千万口传至今的苗族药物发展史。苗族医药及对人类医学最为重要的贡献就在这个闪光点上。

二、对传统外治疗法的贡献

苗医的传统外治疗法可追溯到远古的祝融时代。是祝融将上天广寿子传授给他的《按摩通精经》书中介绍的按摩方技传给黎民百姓，百姓用按摩术来健体强身和医治疾病。其二是屈原在沅湘民间收集的药浴法。屈原在流放沅湘时在著名篇章《离骚》中记录了药物汤沐浴的方法。“浴兰汤兮沐芳”，兰（秋兰，现代的泽兰），用兰煎汤沐浴，即浴疗，治疗疾病。这是我国传统药浴疗法最早的记载。

三、对医学理论的贡献

苗族医学理论与传统中医理论由于文化背景的差异，其理论基础是遵循自身的文化而发展起来的。苗族居住在南方的崇山峻岭，苗族根据季节的变化和生产生活的需要，结合气象的特点，一年分为冷季和热季。苗医将疾病发生的原因，治疗与转归遵循气象学的特点诊治疾病。从而苗医理论有“两纲”，“两经”，“两病”，“药物的两性”等，由两因而构建的苗族医学理论，是独具人文特色和气象特色的医学理论。

在医学哲学层面上，苗医用一分为三的哲理指导医学实践，是对人类医学哲学认识上的又一重要贡献。将人体、疾病、药物有机的联系起来，用物质、能量、结构来认识人体，认识疾病，丰富了祖国传统医学理论。

四、对预防医学的贡献

苗族的预防医学始于欢兜。“欢兜尚赤”，是欢兜时代用朱砂消除瘟疫，防治疾病的真实记载。欢兜族人在舞蹈祭神中喜用赤土涂脸，在生活中将朱砂碾末撒室内外驱虫杀毒。黔东南一带，女子喜用朱砂抹擦在额和唇上，以表示吉祥和祭祀祖先。“欢兜尚赤”为苗族预防医学史上写书了最先的一笔，也为人类预防医学作出了贡献。

第七节　关于苗医基础理论问题的探讨

关于中国苗医的基础理论问题，要在各域间苗医学术特点的基础上进入深入的研究，探讨出符合苗族医药理论与实践的思维方式，构建苗族医学基础理论。贵州省麻勇斌先生认为：“苗族医药基础理论的研究，还处在没有找出贯通整个医理、药理这一知识体系的核心理念之混沌局面中。”“苗族医药基础理论所遵循的是生命哲学的理念……这些理念完全异于中医和西医所遵循的哲学思想，所以，价值不言而愈。”这对于从事社会科学和哲学研究的麻勇斌先生对苗医基础理论的关注是有其道理的。不管是西方医学、祖国传统医学，各民族医学都有其生命哲学的理念。苗族医学哲学的理念是什么？这是摆在我国苗族医药研究人员面前的一大课题，也是直面我国苗族医药生命力的课题。20多年来，国内苗医学界对苗医学哲学问题发表了几种学术观点，代表了苗族医学的医学方向和几种不同的哲学观点。

一是一分为二的哲学理念。贵州苗医通过对苗族医药理论与临床、药物的系统研究，认为在哲学层面上坚持一分为二的理念，在苗医理论与实践方面得以体现。如苗医的两纲，即冷病和热病，一冷一热构成了疾病的两面性；两种治疗原则，冷病热治，热病冷治；药物的两种分类方法，分热药、冷药；两种病因为内损和外因；治疗上分内治与外治；湘西凤凰苗医的“英养”学说，也是用一分为二的理念，认为一切事物、人体、疾病、药物、治疗、康复都由两个方面构成的。

二是湘西花垣苗医生存哲学中的“三本论”理念。“三本论”强调一切事物由“搜媚若”、“名薄港搜”、“玛汝务翠”三大要求组成，即物质、能量和条件，三者不能缺一的苗族生存哲学。认为苗族医学的理论与实践离不开“三本”理论，人的生、老、病、死与生存哲学密不可分。

三是元哲学思想。麻勇斌先生认为：“苗族传统知识体系所依托的原则、规定和理念，以及相应的医理、药理之内部逻辑”与元哲学思想有关。苗族元哲学中的生命理念在医药知识体系中得到延展。苗医和苗药的神性，特殊的医行为和药行为，巫医的一些奇特现象，疾病与健康等等，与苗族元哲学理念都有千丝万缕的内在联系。

四是苗族生命意识衍生的医药逻辑现象。湖南吉首大学麻勇恒先生认为：苗族医药是“苗族生命意识衍生的医药逻辑”。“因此，人在与疾病抗争，消灭疾病以实现人类正常生存繁衍的过程中构建了丰富多彩的医药文化。人类医药知识体系是由医、病、药三大知识板块构建的……在医、病、药的关系中，医与药都是围绕病而构筑的知识载体。”苗族的传统知识体系在逻辑是通过苗族生命意识这个平台来注解的。麻氏认为：“苗族医药的医与药之间存在着内在的逻辑联结；苗族的传统医药知识体系中并没有‘阴阳’，‘五行’等中医理论框架的影子，苗族传统医药理论与“阴阳五行”为基础的中医理论有着鲜活内在差别。归纳起来，中国苗族医药知识体系是苗族生命意识锁定下的文化构建。”

我国苗族医药学理论研究，最近贵州学者麻勇斌提出了质疑。他认为我国苗族医药基础理论研究存在着缺陷，这些缺陷主要体现在以下几个方面。一是翻译中医相应内容为苗语，力图创立苗族医药理论。其结果为：“类似中医的苗医现象”。二是苗族医药研究的哲学思想套用不当，与实际运行在苗族民间的各种各样的医文化现象和药文化现象所遵循的传统知识体系之哲学思想是不同的。国内有学者提出的“一分为三的生存哲学模型，不是一个具有苗族传统知识意义的发明，而是对‘阴阳八卦’、‘五行生克’、‘一分为二’等哲学模型的变模式表述和苗语化注解……一分为三生存哲学没有可靠的苗语古籍作为基本支撑。”麻氏认为“哲学缺失的苗族医药研究，有两个方面的缺陷：一是必然规避所面对的复杂奇异的特别是载于巫文化之船的医行为和药行为，只能开展药物收集和对那些收集到的药物进行药物实验、成分分析等；二是找不到苗族医药传统知识体系的内部逻辑。”苗族医药基础理论研究是国内众多学者多年来一直在探讨的课题，有一些基础理论已经受到学术界的广泛关注和认可，也有基础理论在积极的探讨，不管是认可的或是在探讨中的学术观点，都促进了苗族医药学术的繁荣与创新，推进了苗族医药事业的发展。要构建一种医学体系中的基础理论不是一件易事，需要多少代人的艰辛努力，需要大量的长时间的医学实践，沿于实践而形成的医学基础理论，苗医基础理论的形成也不例外。

通过对中国苗族医药学基本特征域间比较研究，可以看出我国苗医学三大域间各有特色，异同分明。湘西花垣苗医主张用苗族生存哲学（三本论）指导苗医学的理论与实践。贵州苗医则总结出“两病”、“五经”、“三十六大症”、“七十二小症”，治则的“两纲”等苗医学术特点。湖南凤凰及湘黔边区的苗医用“英养”学说指导苗医理论与临床等。各域间苗医有自己的医学特色，这与当地的多元文化背景与民俗有着渊源关系。如何将各域间的苗医药学术特点相互融汇，构建统一的中国苗医学，是我国苗族医学界共同研讨的一大课题。苗族医药学基础理论的研究，要找出苗族医药发展的自身规律，研究出具有苗族医药文化特质的苗医药基础理论，以指导苗医药的临床实践。期望苗医学界的专家学者们，特别是活跃在苗区的苗族医药人员携手共创我国苗族医药的美好明天。

参考文献

[1] 宋兆麟．巫与巫术．成都，四川民族出版社，1989：267～270

[2] 石朝江．中国苗学［M］．贵阳，贵州民族出版社，1999：24

[3] 陈一石，曾文琼．苗族原始宗教试探［J］．贵州民族研究，1982，2

[4] 彭秀枢，吴广平．《九歌》是沅湘间少数民族祭歌．吉首大学报（社会科学版），1985，4：60～61

[5] 石朝江．中国苗学［M］．贵阳，贵州民族出版社，1999：24

[6] 龙海清．屈源族别再探——兼答夏剑钦同志［J］．江汉论坛，1983：3

[7] 吴曙光．楚民族论．贵阳，贵州民族出版社，1996：344～246

[8] 欧志安．论湘西苗族医药［J］．贵州民族研究，1983，1

[9] 凌纯声，芮逸夫．湘西苗族调查报告．商务印书馆，1947：200

[10] 黄英，雷安平．论苗族生存哲学与巫教文化．苗侗文坛，2005（47）221

[11] 田彬，龙炳文．古老的哲学，辩证的奇葩［J］．苗侗文坛［1］1989，2：17

[12、13] 周明阜，张应和，谢心宁主编．湘傩辞汇览［M］．第1版．香港：香港国际展望出版社，1992：376

[14] 欧志安．论湘西苗族医药［J］．贵州民族研究，1983，1

[15] 唐永江，苗医学体系研究［J］．中国民族民间医药杂志，1994（总7）：10～13

[16] 奇玲、罗达尚主编．中国少数民族传统医药大学［M］．第1版．赤峰：内蒙古古科学技术出版社，2000，539～569
[17] 陆科闵．黔东南民族医药初探［J]，卫生信息与管理，1986，4：63～67
[18] 陆科闵．苗族医药理论体系概述［J]，中国民族民间医药杂志，2000，6：319～32
[19] 杜江．苗医三界学说
[20] 云忠祥、零芝．广西苗族医药概述［J]，广西民族研究，1992年第1期：105－107
[21] 胡成刚、赵俊华等．贵阳中医学院学报，2005.3
[22] 冉懋雄，陈德媛，包骏等．略论贵州苗族医药的发展历程与理论方药特色［J］．中国民族民间医药杂志，2000，1：13
[23] 陈国均，贵州安顺苗夷的宗教信仰．边政公论，第七、八期：民国三十一年三月
[24] 潘定智，杨朝文．蚩尤自传说［M］．贵阳，贵州民族出版社，1989：10
[25] 张应和，苗乡探奇．成都：四川民族出版社，1994：39～41
[26] 陈德媛、张厚权．苗族医药学［M]，贵阳、贵州民族出版社，1999
[27] 陆科闵．苗族药物集［M]，贵阳、贵州人民出版社，1988
[28] 欧志安．湘西苗医初考［J]，中南民族学院学报（自然科学版）1984，2：1～34
[29] 欧志安．湘西苗药汇编［M]，长沙，岳麓书社，1989
[30] 包骏、冉懋雄．贵州苗族药物研究与开发［M]，贵阳、

贵州科技出版社，1999
[31] 邱德文、杜江．中华本草．苗药卷［M］，贵阳、贵州科技出版社，2005
[32] 滕建甲、滕敏、陈亮．苗家养生秘录［M］，北京，中医古籍出版社，2005
[33] 陆科闵．苗族医学［M］，贵州科技出版社，2006
[34] 滕建甲、黄爱辉．苗家实用药方［M］，北京，中医古籍出版社，2007
[35] 田华咏、田药．从苗族原始种话探寻远古苗族医药文化［J］，中国民族民间医药杂志，2006.3：7~10
[36] 杜江．苗医用药基本规律［J］，亚太传统医药，2006，6：33~35
[37] 王朝碧、邢伟莺．苗族医药外治法［J］，贵州医药2000，1：62~63
[38] 杜江、田华咏、张景梅．苗医药发展史［M］．北京，中医古籍出版社，2007：102

第七章　苗瑶语民族医药文化探源

在中国南方用苗瑶语族苗语支或瑶语支的少数民族有苗族、瑶族、畲族。苗族和瑶族还是跨国民族。用苗瑶语族的民族，在历史上有其深厚的文化背景及渊源关系。这种文化背景和渊源关系，在古代主要表现在图腾崇拜上，即苗族（主要指湖南大湘西地区），瑶族和畲族都有过盘瓠图腾崇拜历史，他们认为神话传说中的“盘瓠”是共同始祖。由盘瓠神话，图腾崇拜引伸而来的文化现象，在苗瑶畲民族文化中产生过深远的影响，其文化沉积渗透到许多领域。其中，医药文化深受其影响。本文旨在探讨应用苗瑶语族的苗族、瑶族、畲族等南方少数民族医药文化与盘瓠文化的关系。

第一节　苗瑶语及应用民族

苗瑶语及应用民族。中国南方应用苗瑶语的少数民族主要有苗族、瑶族、畲族。苗瑶语言在分类上属汉藏语系苗族语族。苗瑶语族分苗语支和瑶语支。苗、瑶、畲族主要用苗语支，贵州瑶族也有用瑶语支的。苗族保留了古代苗瑶语的声母较全，瑶族保留了古代苗族语的韵母较全。在贵州省居住的仡佬族、仫佬族的语言，有学者认为：“仡佬语的系属问题，在学术界争论纷纷。在语言系统上极近苗语，在语言、语法上有个别现象又近壮侗语，它与苗瑶语族语言和壮侗语言都有少量的同源词。”[1] 其语言属汉藏语系仡佬语族或僚语族。仫佬族语，“从语言系属上，贵州仫佬语与汉藏语系苗瑶语族较为接近。"[2]从目前国内对苗瑶语族学术研究意见认识较为统一的是苗族、瑶语和畲语，比较接近的有仫佬语，在语言系统上极为近似的有仡佬语。说明仫佬族、仡佬族在历史上与苗族瑶族的文化背景有密切的关系。

第二节　盘瓠与盘瓠文化现象

盘瓠文化是盘（或槃）瓠神话发展引伸而来。有关盘瓠的传说和神话历史上有史料记载，民间世代流传。盘瓠神话在瑶族、畲族民间相传久远，在苗族民间也有流传，是一个颇有争议的话题。李廷贵等人认为："盘瓠与苗族无关。"[3]湘西学者隆名骥认为："盘瓠是苗族祖先崇拜的象征……在湘西和黔东的苗族对盘瓠的崇拜是很明显的。他们毫不讳言的自称祖先是'奶滚妈古'，汉语意译为'鬼母犬父'，'犬父'指盘瓠，'鬼母'即高辛之女。"把'犬父鬼母'即盘瓠辛女当作自已的祖先来崇拜。贵州学者张永国认为："历史文献上记载的'盘瓠蛮'，包括了瑶族、畲族和部分苗族的先民在内，'盘瓠'是他们祖先过去有过的图腾崇拜。"[5]王仁印等人认为："瑶族先民是盛极一时的'盘瓠'的组成部分。"[6]盘瓠图腾作为文化现象存在，是历史留下来的，有的民族认同，有的民族不认同，或部分认同，但都是他们先民"所履践过的历史阶段"。候绍庄先生认为：[7]"'盘瓠'作为一种原始的图腾崇拜，最早并不是苗瑶语族的古代先民，而是起于古代氐羌系统的犬戎。只是在唐宋以后，由于各种内外因素的影响，才为苗瑶语族中的部分族群所按受。"为了进一步了解盘瓠传说，图腾崇拜等文化现象，下面简要介绍历史上有盘瓠及其其图腾崇拜的史料。

关于盘瓠的传说与神话，盘瓠图腾崇拜自汉晋以来的史料有记述。有关盘瓠一词，首先出现在东汉。将盘瓠故事记述在史书上的，始出东汉应劭的《风俗通义》，及以后东晋史学家干宝《搜神记》、魏晋安的范晔《后汉书·南蛮西南夷列传》，还有三国时的《魏略》、晋代的《荆州记》，郭璞注《山海经·海内北经》、《太平御览》、《玄中记》，隋朝黄闵《武陵记》、《唐书》、《元和郡县志》、《蛮书》，王通明的《广异记》、《夔城图记》，宋代的《溪蛮丛笑》，元代《异城志》、元史《地理志》、《黔志》注引《辰州图经》、《太平环宇记》、《三才图会》，明代《明一统志》、《蛮司合志》，清代陆次云《峒溪纤志》、《续通志》、《清一统志》、《黔中记闻》等。另外，还评论盘瓠由来的论述，如杜佑《通典》卷187的注书中的评述史料。历代文献关于盘瓠的记载，受范蔚宗影响。现将范蔚宗《后汉书·南蛮西南夷列传》中关于盘瓠文献摘录如下，供研究中参考。“昔高辛氏有犬戎之寇，帝患其侵暴，而征伐不克。及访募天下，有能得犬戎之将吴将军头者，购黄金千镒，邑万家，又妻以少女。时帝有畜狗，其毛五彩，曰盘瓠。下令之后，盘瓠遂衔人头造阙下，群臣怪而诊之，乃吴将首也。帝大喜，而计盘瓠不可妻之以女，又无封爵之道，议谘有报而示知所宜。女闻之，以帝皇下令，不可背信，因请行。帝不得已，乃以女配盘瓠。盘瓠得女，负而走入南山，止石室中。所处险境，人迹不至。于是女解去衣裳，为仆鉴之结，著独力之衣。帝悲思，遣使寻求，辄遇风雨震晦，使者不得进。经三年，生子一十二人，六男六女。盘瓠死后，因自相夫妻，织绩木皮，染以草实，好五色衣服，制裁皆有尾形。其母后归，以状白帝，于是使迎致诸子。衣裳斑兰，语言侏离，好入山壑，不乐不旷。帝顺其意，赐以名山广泽。其后滋蔓，号曰‘蛮夷’，外凝内黠，安土重旧。以先父有功，母帝之女，田作贾贩，无关梁符传租税之赋。有邑君长，皆赐印绶。冠用獭皮。名渠帅曰精夫，相呼为姎徒，今长沙武陵蛮是也。”其它较为精典记述有：《魏略》曰：“高辛氏有老妇，居室，得耳疾，挑之，乃得物大如茧。”妇人盛瓠中，覆之以盘，俄倾化为犬，其文五色，因名盘瓠。黄闵《武陵记》曰：“山高可万刃，山半有盘瓠石室，可容数万人。中有石林、盘瓠行踪”。后人案：山窟前有石羊、石兽，古迹奇异尤多。望石窟大如三间屋，遥见一石似狗形。蛮俗相传云，是盘瓠象也。

关于盘瓠的名称，出现在东汉时期。有学者认为：“实际上盘瓠是一个部落的名称，是少数民族，语言不同，可能是翻译的名称，或者是图腾之意。我们认为盘瓠是个民族和部落的实体，在我们祖国大家庭中作出过重大贡献。”[8]彭官章先生认为：“盘瓠神话流行于南方，主要流行于苗、瑶、畲等民族中。”[9]

第三节 “盘瓠蛮”与盘瓠图腾

“盘瓠蛮”是生活在南方的氏族部落名称。历史上的“盘瓠蛮”其地域在“武陵”、“五溪”。干宝《晋记》曰：“武陵、长沙、庐江郡夷，盘瓠之后也。杂处五溪之内。盘瓠凭山阻险，每每常为害。糁杂鱼肉、叩槽而号，以祭盘瓠。俗称‘赤髀横裙，即其子孙’。”有学者认为：“盘瓠蛮的远宗出于伏羲，近宗出于三苗”[10]他们进入武陵山区时，是尧舜禹时期对三苗集团长期战争中战败，从左洞庭，右彭蠡迁徙而来的。三苗余部迁入武陵山区后被称为武陵蛮或盘瓠蛮。武陵蛮是对世居在武陵山区的土著名族或外来民族的泛称，盘瓠蛮只是其蛮族中的一个部落。历史上武陵蛮也称五溪蛮，三苗余部进入武陵山区是沿沅江溯水而上，在沅江的中游沅陵、辰溪，以及沅江支流的酉水、武水、辰水、溆水等几条支流的下游沿岸地区，史学上也称武陵蛮为五溪蛮。生活在武陵山区苗瑶先民，是当时武陵蛮部落中的重要群体，盘瓠蛮，板盾蛮，廪君蛮等蛮族部落共同构成武陵蛮。盘瓠蛮在历史上分布较广，《明一统志》记载：“两广土司，其先皆盘瓠之裔。”《黔中纪闻》曰：“今土蕃及盘瓠之后”。当时的盘瓠蛮东起浙江，西至陕甘，南及两广（西南至滇藏），北及河南的广大疆域内。武陵山区只是盘瓠的主要居住部落之一。

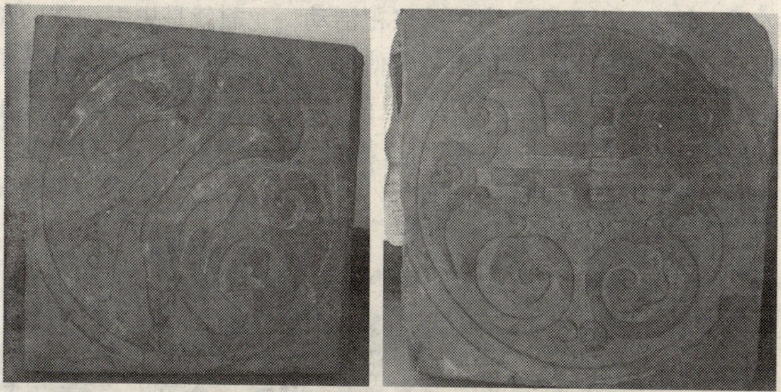

“福寿姊妹”石刻

湖南省麻阳苗族自治县境内发现清代的“福寿姊妹”石刻，呈圆型结构，意为圆满。“福”字采用龙凤结构，意为龙凤呈祥，福寿相依；“寿”字以龙造型，意为吉祥如意。“福寿姊妹”石刻，是麻阳苗乡千百年“福寿文化”的不衰传承。据考，在麻阳苗乡，以盘瓠文化为底蕴的“福寿文化”已有2730多年的历史。

在南方蛮族（或称南蛮）中盘瓠蛮是对武陵地区有盘瓠图腾信仰的部落的泛称。苗族、瑶族民族共同体的称呼出现在宋代，族名的出现，是由部落共同体进入民族共同体的重要标志。由若干个部落共同体转化民族共同体的盘瓠蛮应该说是苗、瑶、畲等民族共同体中的一个部落共同体。所以我们不能把历史上的盘瓠蛮说成是现在的苗族、瑶族或畲族，因为民族共同体不等于部落共同体。从历史资料和盘瓠神话流传，当今的苗、瑶、畲三族都应属于“长沙、武陵蛮”。

图腾崇拜是一种原始宗教。所谓图腾，也就是一种族徽，是远古的氏族标志或符号。历史上苗族、瑶族、畲族都盛行盘瓠传说，这是苗、瑶、畲先民远古时代遗存的“童年形式”，即蒙昧时代的意识形态。在苗族历史上有“神母犬父”和“神犬依傩取谷神”的神话故事。瑶族有“黄狗仙”与“狗头仙”的神话故事。畲族有以龙麒为中心的祭祀活动，龙麒就是史书记载的盘瓠，至今畲族民间还保留盘瓠的信仰。浙江省景宁畲族自治县畲族蓝氏的祖先，是以盘瓠为始祖的，其神主牌位上便写着“龙风高辛氏帝祖敕赐附马护骑图盘瓠妣萧氏蓝光辉妣夏氏之位”。

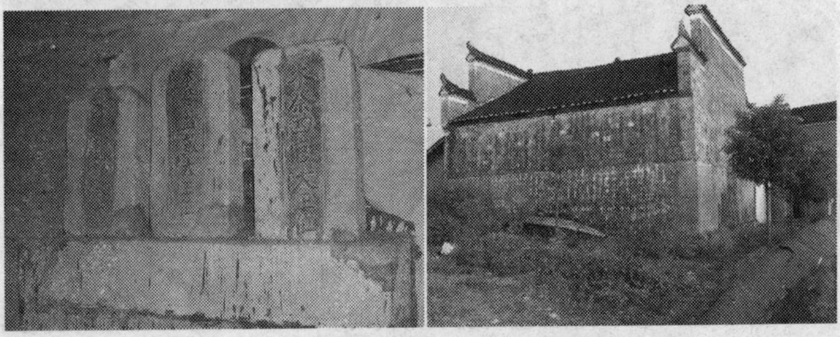

麻阳苗族自治县漫水盘瓠庙群

麻阳苗族自治县漫水田姓盘瓠庙建于明朝永乐二年（1404），已有600多年的历史。这座砖木结构的宫殿式建筑，占地100多平方米，建在锦江河畔。庙内正殿设有石彻供案，上立三块石碑，正中是“本祭盘瓠大王位”，左是“本祭新息大王位”，右是“本祭四官大王位”的石碑。庙的两侧建有长廊，停放两只龙舟。相传盘瓠大王是乘舟过洞庭，溯辰河到达的麻阳的。

蓝氏祖先牌位就是例证。[12]在所有流传盘瓠神话的少数民族中“畲族几乎家喻户晓地流传盘瓠神话故事”。在畲族著名史诗《高皇歌》、《盘瓠王歌》等史篇中，把盘瓠传说编成诗歌世代相传。瑶族也是盘瓠图腾崇拜的民族。瑶族的《过山榜》、《评皇券牒》、《盘古圣皇榜文》等，相传是高辛皇帝的手谕，传记着盘瓠神话故事。盘瓠图腾在湘西苗族流传，“把‘犬父鬼母’即盘瓠辛女当作自已的祖先来崇拜。”在湘西民间盘瓠形象处处可见，如凤凰县麻冲村的“盘瓠石室”，泸溪县“盘瓠石窟”、“辛女岩”，吉首市的“辛女桥”、“辛女溪”、“盘瓠庙”等。在麻阳苗族自治县境内有数座“盘瓠庙”，如漫水村盘瓠庙建于明代永乐2年（1404年），现有600多年历史。在新营一带有7~8处盘瓠庙，据考证有1000多年历史。这些盘瓠庙是供苗民敬拜“盘瓠神”的祭祀场地。在湘西民间苗族祭祀盘瓠，源于黄闵《武陵记》：“武陵蛮七月二十五祭盘瓠，种类四集于庙，扶老携幼，环宿其房，凡五日，祀以牛彘酒石酸酥，椎歌欢饮即止。”上述有关盘瓠庙、石室、溪河的记述，是苗瑶语民族历史上敬拜盘瓠神的遗迹。

通过对使用苗瑶语的民族与盘瓠文化关系探讨，帮助我们认识苗族、瑶族、畲族等南方少数民族悠久的历史和厚重的文化，同时通过研究盘瓠文化现象来探讨以苗瑶语为学术源头的苗族、瑶族、畲族民族医药文化源远流长历史。

第四节　苗瑶语族医药文化比较研究

与苗瑶语族民族医药文化有渊源关系的民族医药学有苗医、瑶医、畲医以及仡佬族医药、仫佬族医药等南方民族医药。在应用苗瑶语族的少数民族中苗瑶医学具有代表性，这些地方民族医药学其特点是共性突出，个性特殊。本文仅就苗、瑶、畲、仡佬、仫佬族医药学中的共性问题进行探讨。

一、悠久的人文医学历史

苗瑶语民族历史悠久，大约在五六千年前的炎黄时代苗族先民就“饮马黄河”和“问鼎中原”，登上了中华文明的历史舞台，成为中华民族大家庭中的重要成员，是中华文明的重要缔造者。苗族祖先和远古英雄蚩尤，与炎帝、黄帝被后世共尊为中华民族的三大人文始祖。[13]悠久的苗瑶语民族人文医药药文化，体现在以下三个方面。一是以神为象征的原始医药文化形态，即氏族部落医药文化。如神话传说中的“神农尝百草”、“蚩尤传神药”、“祝融授按摩术”、“苗父药到病除，神传疾解”和“药王传医方”的故事中的以神为主，神药两解的原始医药文化形态的初始人文医药知识。二是以沟通鬼神的巫教为象征的巫医结合的巫医文化形态。如苗、瑶、畲医中的“驱鬼术”、“占卜术”、“过阴”、“望鬼术”、“神明术”、“放蛊术”等延巫求祷，祈求病愈的巫医文化形态。三是以医药治病为象征的苗瑶语民族医药文化形态。这三种医药文化形态都是人文为主线，从医药的起源、形成到发展，它伴随着苗瑶语民族从远古走到今天，是与苗瑶语民族生产生活紧紧相连的。

二、医巫同源是苗瑶语民族医药文化共同特征

巫文化是战国时期楚人所创立。楚国南方武陵一带是苗瑶语民族先民“武陵蛮”、“盘瓠蛮”主要居住地，这带以湘沅为中心，当时巫风盛行，巫渗透到许多文化层面。以苗瑶医药为代表的苗瑶语族医药文化，它的产生最初与巫术有着密不可分的渊源关系。其中巫术疗法就是重要特征。医而从巫，故言“医源于巫”。具有盘瓠文化背景下的民族医药文化，如苗医、瑶医、畲医，一个显著特点就是医巫同源。古代，这些氏族的先民，有病事巫不事医，请巫师占卜“作法”、水师咒语、画水祛疾等巫术治病。“这些民族医药文化从古至今，‘骨子’时就流着‘巫水’，就是这些‘巫水’将苗、瑶、畲、仫佬、仡佬族医药文化浸润。巫是苗、瑶、畲族医药发生发展源头，也是祖国传统医药发生发展的源头之一。”[14]苗瑶语民族医药文化一个重要特点就是“巫医一家”，由巫传衍而来的医药文化现象。

三、数字医学是苗瑶语族记述医药知识的基础

用数字记述药物、症候是苗瑶语族少数民族认识医药的最基本形式。如苗医的“两纲”、“五经”、“三十六症”、“四十九翻”、“四十九症”、“十丹毒”、“七十二疾”。瑶医药“五虎”、“九牛”、“十八钻”、“七十二风”。畲医的六神，指由神主宰的心、肝、肺、脾肾、胆六脏，人体三十六骨节，七十二筋脉，十二条血路，二十八脉。特别是值得一提的是，在苗瑶畲医学中数字用得最为普遍的是“七十二”这个数。如在症候上有七十二风症、七十二气症、七十二血症、七十二疾、七十二症等。在症候分类上的症，如三十六症，一般是指内科病，疾，如七十二疾，一般是指外科病。[15]

四、形象朴素的药物与症候命名

苗瑶语族医药文化中另外一个显著的特点，就是用形象生动的动物或植物来命名药物或症候。如瑶医的“生倒竹”一病，是小儿重度营养不良引起的腹脉显露，状如倒生的竹子，故名。畲医药痧症，仿动物形态特征命名的有：蛇痧、免痧等。苗医的经症有“鹞子经”，临床表现红肿发亮，形如猫头的叫“猫头证”。湘西苗医的“飞蛾症”，其病证为发热、鼻翼煽动、咳嗽气急、胸痛等临床表现，鼻翼煽动如飞蛾，故名。瑶药的金狗胆、针尖米、冰泡子藤、岩鹰爪等。苗药的山乌龟、拔毒草、水蜈蚣、铁筷子等。畲药的金腰带、鸭掌星、爬盐虎等。

通过氏族图腾和民族语言来探讨民族医药文化历史，可能会将南方几个有代表性的医学，如壮侗医学、苗瑶医学、彝族、土家族医学引向源头。如中国南方的苗瑶语族的苗瑶医药为代表的盘瓠医药文化圈。这个医药文化圈中还有畲医，以及与苗瑶语族有文化背景的仫佬族医、仡佬族医等。壮侗语族的壮侗医药为代

表的“百越族族群”医药文化圈。这个医药文化圈中还有黎医、布依族医、水族医、毛南族医等。傣族的先民也属南方的百越族群，由于印度佛教的传入，受佛教文化影响，同时吸收了古印度医药理论知识，形成了本民族的传统医学——傣医学。傣医有别于现今的壮侗医学。藏缅语族的彝族、土家族医药为代表的氐羌族群医药文化圈。这个医药文化圈比较大，还有白族医药、纳西族医学、羌族医药、哈尼族医药、拉祜族医药、普米族医药、阿昌族医药、傈僳族医药等。通过用语族或古代氏族群体来探讨民族医药文化之源，也是研究南方民族医药发展史的方法之一。若按“医巫同源”论来研究民族医药历史，中国南方民族医药文化属巴楚巫文化圈和百越巫文化圈。受巴楚巫文化影响的医药文化有苗族、土家族、畲族、瑶族医药等。受百越巫文化影响的有壮族、侗族、黎族、布依族、水族医药等。中国南方，特别是西南地区是我国少数民族主要居住地，有30个世代土著民族。以苗瑶医药为代表的盘瓠医药文化圈，以壮侗医药为代表的百越族群医药文化圈，以彝族土家族医药为代表氐羌族群医药文化圈，以及傣医学，是中国南方最具代表性四大民族医学，它代表着中国南方民族医药发展的主流。

参考文献

[1、2] 贵州省地方志编纂委员会．贵州省志·民族志（下册）．贵阳，贵州民族出版社，2002：498，867

[3] 廷贵，酒素．评“盘瓠”问题．贵州民族研究，1980：2

[4] 隆名骥．苗学探微［M］．北京，民族出版社，2005：16～17

[5、7、8] 泸溪县民族事务委员会编．盘瓠研究与传说．1988：41～138

[6] 王仁印，李平．神奇的瑶族［M］．北京，民族出版社，

2004：23
［9］彭官章．盘古即盘瓠说质疑．人民日报，1988年7月3日
［10］马少侨．盘瓠蛮初探．苗族历史讨论会论文集，1983：167
［11］林河．盘瓠神话诞生地在哪里．团结报，2003年4月27日（3版）
［12］何光岳．盘瓠氏起源考辨．团结报，2003年5月11日（3版）
［13］龙生庭，石维海，龙兴武．中国苗族民间制度文化［M］．长沙，湖南人民出版社，2004（序）：1
［14］田华咏．土家族医学史［M］．北京，中医古籍出版社，2005：317～318
［15］陈士奎，蔡景峰．中国传统医药概览［M］．北京，中国中医药出版社，1997，507～639

第八章　文化多样性对苗族医药文化的影响

第一节　苗族文化与多元文化

中华文明是在“多元的中国、多元的文化、多元的民族、多元的地域，多元的生活”等多元背景下形成的。我国苗族文明史也不例外。

苗族文化历史久远，可追溯到“三皇”、“五帝”时代。“三皇”中的神农氏与苗族先民有着十分密切的关系。“五帝”时代中的“蚩尤”是苗族共认的始祖。由神农氏、蚩尤创造的文化是苗族文化的根髓。历史上，苗蛮与华夏族的联系多以战争形式。早在“三皇”、“五帝”时代，苗蛮族群就与华夏族先民曾有过冲突，双方的战争在今陕、豫、鄂接壤的汉水中上游一带进行。这里指的华夏族是指夏族、商族、周族为核心的族群，华夏族居住在中源。四周居住着“南蛮”、“北狄”，“西戎”、“东夷”等四夷。“夷”是对华夏族以外族群的泛称。“南蛮”住居在中南一带，其中有一支较大的蛮系，称之为苗蛮系。苗蛮系中由诸蛮组成。苗蛮中发展较快者，就是后来的楚族，楚族最终融合为华夏族。其发展较慢的苗蛮成为一下个历史时期以武陵蛮为主的民族共同体。到了宋代，苗族的先民已从五溪蛮中分化出来。宋代苗、徭已基本分化成为两个民族。

当中华民族的发展进入到华夏民族与“四夷”族群共同发展格局形成的时期，就充分显示中华民族相互依存，共同发展的特点。不管是在传说时代各人们共同体或在以后的不同历史时期，它们之间的文化关系都是水乳交融和相互依存的关系。春秋战国以来，苗蛮文化与华夏文化，与巴文化、楚文化、蜀文化，百越文化有着密不可分的关系。中南有两大系民族文化，即百越系民族文化，苗蛮民族文化。这两大系的共同文化——水稻文化，将它们紧密相连。苗蛮文化与巴文化、楚文化、蜀文化等文化的另一个文化特质就是巫文化，它们共同信奉巫鬼，重视祭祀。“巫鬼”文化成为苗蛮文化与巴文化、楚文化、蜀文化联系的纽带。在苗蛮系民族文化另一个特质，就是现今的苗族、瑶族、畲族（历史上称为武陵蛮）都是以犬作为图腾崇拜，即盘瓠崇拜。

我国历史上各民族文化最具代表性是：夏族文化中的历法。商族文化中制度文化，青钢文化和城市文化。周族文化中的周礼文化。“礼”是指当时等级名分制度文化，包括吏官制度、礼乐制度、法律制度、教育制度等等。苗蛮文化中的水稻文化、医药文化、宗教文化、巫鬼文化等。楚文化中的楚辞文化、楚巫文化等。从文化类型上讲，中华文化是由北部的游牧文化，中部的农耕文化和南部的游耕文化等文化而组成。苗蛮系族群是从中原迁到南方的，将中部的农耕文化带入南方，由于南方山区与平原的特点，苗蛮将农耕与游牧紧密结合，形成了苗蛮系的游耕文化现象。

文化多样性促进了苗蛮文化的发展，文化多样性促进了苗文化的衍进，文化多样性成就了苗族文化的辉煌，文化多样性成就了中华文明。

第二节 巫楚文化对苗族医药的影响

一、巫楚文化特点

何谓楚文化？一般认为：从周代的荆蛮到春秋战国时期形成的奴隶制国家——楚国，当时的楚国是战国时代疆域最大的国家。由于楚人所创立的荆蛮文化，巫觋文化……被后人称之为楚文化。她植根于楚地，但又受到华夏文化、巴蜀文化的影响。以伟大诗人屈原为代表的楚文化，如《离骚》、《天问》《九歌》《九章》《远牧》《招魂》等作品，以及被誉为先秦古籍的大百科全书的《山海经》，则是楚文化的缩影。楚文化在中国古代文化历史上产生过深远的影响。[1]

何谓巫楚文化？“巫楚文化作为文化概念是指远古至秦时代楚民区域的巫文化及其遗留。”楚人“信巫鬼，重滛祀”（《汉书·地理志下》）。历史上楚人其习俗为“楚俗尚巫”。楚人尚巫，“斯于战国”，当时“周礼既废，巫风不兴，楚越之间，其风尤盛”。（《宋元戏曲考》），楚地民俗或仪礼中的“巫鬼”、“巫医”、“巫音”等文化，处处皆见，写照了“楚俗尚巫”的“原始拜物教文化或自然情感文化现象。[2]

巫楚文化是指楚地楚人所创立的巫觋文化。楚人习用巫术解释或处理人民生活中的某些事件。如祈祷、咒语、符印密字、化水、画符等等。巫觋文化是楚人在各种仪式或祭祀活动中产生的一种古文化事象。关于楚文化，范文澜先生在《中国通史》中指出：“楚文化是以巫文化为主体融合华夏文化的南方文化。”王光镐在《楚文化源流新征》中指出：“楚国、楚地、楚人的文化是一个多元文化系统，其中占有楚公集团的文化才是最具有典型意义的楚文化。”张正明在《楚文化史》中指出：“楚文化的成熟是以祝融文化为主流，以华夏文化为干流，以蛮夷文化为支流而成的。”郑英杰在《文化的论理剖析·湘西伦理文化》中指出：“楚文化是一个开放的多元化文化系统，它以中原华夏文化为基础，以楚公集团文化为正宗，以巫文化为主干，同时融汇巴蜀文化、吴越文化等‘蛮夷’文化而成。楚文化是夏商文化和土著文化相结合的产物，它保留着浓郁的巫鬼祭祀之风。”

二、巫楚文化与苗族早期医药文化的关系

苗族早期医药文化，除了药物外，主要表现形式还以巫术为主体的巫医活动。早在先秦时代的沅湘民间的苗蛮系族群，人的生老病死，祸福都依附于巫，在他们的心目中，巫是能起死回生神人或仙人。在沅湘民间人有病，就请巫师治病，他们把巫师治病称为“敬神”。这种治病的“敬神”活动，是原始宗教信仰在先秦时代形成的楚国巫风。在“苗蛮”地区与医者有关的巫术有画水巫术、放蛊巫术。画水又有“将军水”，巫师说：“将军水”能治突然晕倒的急症。“鸬鹚水”能治因饮食不慎、骨刺或鱼刺卡在咽喉部，喝了“鸬鹚水”能化骨刺。“雪山水”主治烧烫伤。“隔山水”，主治隔山跌打或刀枪伤。“封刀口水”，能治刀伤，“担血水”，主治外伤流血不止等。巫师在画水，祈祷治病时，亦辅以简单的药物，按摩、外治、气功等方法治病。巫师通过祈祷神灵，起到某些“移精变气”的心理治疗或“信仰治疗”作用。

早期的苗蛮系族群用巫术治病，是那个时代烙在苗族医药文化上的印记。苗家的巫师、巫术及巫医对苗族医药学的传承起到了桥梁作用。正是楚巫文化这座梁将巫医结合的苗族医药传衍到今天，才有当今的苗族医药学。

第三节 五溪文化对苗族文化的影响

一、五溪与五溪蛮地

五溪是指湘、黔、渝、鄂毗连地带武陵山脉与雪峰山脉之间，以湖南省湘西和怀化市为中心的五条江河，即历史所指的酉水、辰溪、樠溪、雄溪、沅溪五溪而言。春秋战国以后的秦汉时期，苗蛮之一的荆蛮逐向南方迁徙，定居在武陵山区，秦汉时期这一地区属“武陵郡”。荆蛮随着居住地的变迁，其名称也随之称为“武陵蛮”。由于武陵郡内有五条河流，又称“五溪”，故“武陵蛮”又称“五溪蛮”。在有关史料上多处记载了“五溪蛮”。《后汉书·马援传》中记载：“武威将军刘尚击武陵五溪蛮”。北魏郦道元的《水经注》卷三十七记载：“武陵有五溪，谓雄溪、樠溪、酉溪、沅溪、辰溪，悉蛮夷所居，故谓此蛮，五溪蛮也。”在《文献通考》中五溪为“辰溪、酉溪、巫溪、武溪、沅溪”。

历史上的“武陵蛮”、“五溪蛮”是一个地域性的对少数民族的统称。生活在五溪地区蛮族，除了现今苗族外，还有土家族、侗族、瑶族、白族……有学者认为：还有一支“漂泊在苗汉之间的瓦乡人”，也是五溪地的蛮人之一。他们居住在湖南沅江中游及其各支流沿岸的泸溪、古丈、永顺和沅陵、辰溪、溆浦等县交界处，人口达30多万[2]。这些少数民族与“五溪蛮”在历史上有着千丝万缕的联系。五溪地区大体包括今天的大湘西（怀化市、湘西自治州、邵阳市西南）、贵州省的黔东北、黔东南大部分地区，渝东及鄂西南边境等地的30多个县市区，近2000万人口。

历史上的五溪与现今的五溪在溪名上曾经有过演变，现简要介绍五溪的历史演变和流域。

1. 酉水。旧称酉溪。发源于鄂西南的宣恩县，流经鄂西来凤，湖南龙山，重庆酉阳，再流入湖南龙山、保靖、永顺、古丈而注入沅陵县的沅江。酉水，历史也称白河，是土家族的母亲河，酉水沿岸住居着100多万土家族儿女及数十万苗族同胞。

2. 辰溪。古代为辰河。在贵州省境内为锦江，在湖南麻阳、辰溪境内称辰水或锦江。发源于武陵山脉主峰梵净山下的贵州省铜仁地区江口县，流经贵州省铜仁市，湖南怀化、麻阳、辰溪注入沅水。

3. 㵲水。古名为无水、沅溪、舞水。全长439公里，发源于贵州省黔中瓮安县，经黔东的施秉、镇远、岑巩、玉屏、过湖南的新晃、芷江，于中方县注入沅江。舞水在贵州段称为舞阳河，在湖南段称为沅水。

4. 雄溪。今为巫水。发源于湖南省邵阳市城步苗族自治县东南的巫山，流经邵阳市的绥宁县，经怀化市洪江区注入沅江。因雄溪发源于巫山，故又称之为巫水。

5. 樠溪。今渠水。发源于黔东南州黎平县，经湖南省怀化的通道、靖州、会同县，经洪江区注入沅江。

历史上记述五溪较为详实是《湖南通志》（乾隆版），卷一百七十二记载："有出于酉阳石堤蛮界，流经辰州府西为北江者，名酉溪；有出于铜仁蛮界，流经麻阳县城南为锦江者，名辰溪；有湖南界城步县巫水出，流经关峡而下的若水，洪江者，名雄溪；有出自镇远界流经沅州城西而下盈口竹寨江者，名沅溪；有出于靖州西南黎平府，流为亮寨江者，名樠溪，此五溪也，俱各下入于沅。"《湖南通志》上所记载的"五溪"，是指沅江中上游五大支流的酉溪（今酉水）、辰溪（今锦江）、雄溪（今巫水）、无溪（今舞水）、樠溪（今渠水）。五溪之水汇沅江，向北流经洞庭湖而注入长江。东去归大海。

二、五溪文化

了解“五溪”之水及地域概念以后，有必要简要的介绍一下五溪独特的文化现象。具有代表性的五溪文化有。

一是楚文化。五溪地区是我国楚文化重要发祥地之一，楚国伟大爱国诗人屈原的主要作品，如《橘颂》《九章·涉江》《楚辞、九歌、湘夫人》等不朽诗篇，就是屈原在流放沅江及其支流时写下的。据传，这些名著还是在溆浦写下的。涛涛沅水送走了屈原的身影，确留下了他的千古绝唱。以屈原为代表的楚辞文化世代在沅水的五溪地区传诵，永传不衰。五溪地区是当今我国楚文化保存最多，楚文化底蕴最为厚重的沃土。

二是秦简文化。在酉溪（酉水）中上游的龙山县里耶古镇出土了秦代3.74万枚秦简牍。这些秦简复活了秦王朝历史，也见证了“秦时明月汉时关”的边陲湘西的历史。使秦汉文化在武陵郡内的五溪地区得以传播，使五溪蛮地与外界相互交流，促进了五溪地区的社会发展。

三是汉代的洞藏文化。我国洞藏文化历史悠久，著名的“学富五车，书通二酉”的故事，其出处就在五溪汇流之地的沅江边的沅陵县“二酉藏书洞”。“二酉藏书洞”成为后代文人与外地文化交流的墨客的朝圣之地。沅水边的“二酉藏书洞”是五溪地区“洞藏文化”的历史见证。

四是盘瓠文化。苗蛮系族群共同图腾的盘瓠，在五溪一带遗迹遍布，有湘西凤凰县的“盘瓠石宝”，吉首的盘瓠庙，泸溪沅江一带的“盘瓠洞”，“辛女岩”等，更为集中的盘瓠庙群要数麻阳苗族自治县境内的盘瓠庙遗迹。在麻阳县漫水村，田姓盘瓠古庙始建于明朝永乐二年（1404年），有600多的历史，每年当地苗民就来庙祭祀盘瓠大王，年年香火不断，使远古的苗族盘瓠文化在这里世代相传。

五是巫傩文化。在五溪一带，巫文化最为盛行，主要体现在当地“蛮民”的歌舞娱神的巫风祭仪。在五溪地区素有“鬼神与山水共存，巫祭与人世相伴”的世代巫傩之风。五溪地域内的苗族、侗族、土家族、瑶族等少数民族巫医现象，就是从巫鬼神祀和崇拜现象中胎脱出来的，同时也衍生出苗家巫医文化现象。

六是民族文化。这里所指的民族文化是指五溪地区内的苗族、土家族、侗族、瑶族等少数民族民间民俗文化。如苗族的椎牛祭、吃牯牛等牛文化现象；土家族茅古斯、梯玛神歌等梯玛文化现象；侗族的“侗款”侗族大歌等侗文化现象；瑶族的“盘王大歌”，“当地洪水歌”等瑶族文化等。五溪地区的民族文化最具代表性有土家族的《梯玛神歌》，苗族的《古老话》，侗族的《大歌》等民族文化，是我国民族史诗的重要组成部分。

七是苗疆边墙文化。绵延于湘黔苗疆边陲的明代“苗疆边墙”，记录了近几百年的苗族兴衰的历史。记录了苗族勇敢、勤劳、悍强的斗争精神，“苗疆边墙”还展示了苗族精湛的建筑工艺，保存了苗族古老文化。“苗疆边墙”被现代文人称之为“南方长城”，形成为一种独具特质的苗疆边陲文化现象。“苗疆边墙”是一部读不尽的苗族史书，同时也是中国南方少数民族灿烂文化的瑰宝。

八是丹砂文化。五溪地区所产丹砂，也称朱砂，其产量为我国历代之最，储量居国内首位，世界第三位，也是我国著名地道中药材（现称地理标志性药材）。丹砂，是历代五溪蛮向朝廷贡朝之宝。丹砂，因产于古代辰州一带故名辰砂。五溪地区历代有重用丹砂的习俗，如在古代的墓葬中洒丹砂粉，用于防腐防虫。用装饰颜料，在马王堆汉墓出土的朱红漆器中有朱砂作原料；在“五溪”的少数民族家机布也用朱砂做原料，如賨布、葛布等。在殷虚甲骨以朱砂着色等等。在临床上有“重镇安神”的作用等。丹少，在古代史籍中记载较多，如《通典·食货六》、《倦游录》、《本草衍义》、《溪蛮丛笑》、《元和郡县志》等都记载了辰砂的产地、贡圣、用途等作用。古代的丹砂（汞矿）是武陵山区独有的资源，同时对“五溪”的历史产生过深远的影响，形成了一种特殊的文化现象，即丹砂文化。

三、五溪文化的特质

“五溪”文化是滋生于“五溪”之地的一种“内地边区文化”或“边陲文化”现象。“五溪”文化也是活跃在周边文化群中一种具有多民族文化特质的地域性文化现象。它受北边的荆楚文化、东边的湖湘文化、西边的巴蜀文化、南边的百越文化和西南边的夜郎文化等诸多文化的影响。同时，五溪文化中也交织了周边文化的精髓，形成独具五溪特质的文化现象。五溪文化也融汇了巴文化、楚文化，楚巫文化，还融纳了部分百越文化，夜郎文化，可谓是这些文化的复合体。五溪文化它“包含有古朴的巴蜀文化、神秘的苗疆文化、绚丽的百越文化”。在其它地方已经成为历史记忆的文化，如巫傩文化、巴楚文化……在当今的五溪地区斑斑可见，成为一种“时尚”的原生态文化现象，这就是“五溪”文化神秘所在。是这块古老而神奇的土地孕育了神秘的“五溪”文化。

有学者认为：“就地域而言，五溪地区是中原文明与‘南蛮’文明的接合部，既是地域的结合部，又是文化的结合部”。因此，五溪文化是湖湘文化的重要组成部分。就文化内涵而言，五溪文化既有先进开放的中原文明，又有相对封闭的土著文化；既区别于开放的中原文明，又区别于全封闭式未开发的少数民族文化。[3]也有学者认为：“五溪文化是一个多民族的多元化、汇粹了傩文化、巫文化、盘瓠文化、楚文化（楚辞）及文化（儒学），佛文化、而尤其是以巫傩文化和盘瓠文化为其特色。包括

“沅水文化”在内的五溪文化，才是湘西文化的主体。[4]这里所说的湘西文化，应指大湘西范畴，大湘西包括现今的张家界市、湘西自治州、怀化市所辖的地区，以及邵阳市西北部分县。湘西文化应涵纳“沅水文化”，“五溪文化”等地域性文化。

四、五溪文化与苗族医药文化

五溪文化与苗族医药的关系主要体现在精神文化层面上以及药文化层面上。在精神文化层面上，与苗族医文化关系最为密切的要数以巫术为代表的巫医文化。在中国、目前巫文化沉淀最为厚重的要数沅水流域的湘、黔、渝、鄂边的武陵山区。张正明先生在《土家族研究丛书》序言中指出：“武陵山区的傩祭和祭戏比其它任何地方的傩祭和傩戏更加多姿多彩。”张先生认为：“中国有一条很长、很宽的文化沉积带……北起大巴山，中经巫山，南过武陵山，止于南岭，是一条文化沉积带。古代的许多文化事象，其它地方已经绝迹或濒临绝迹了，在这个地方都尚有遗迹可寻。这么长又这么宽的文化沉积带，在中国绝无仅有的……所以保存的古文化信息特别丰富，因而颇受文化界人士和学术界人士的青睐。”我们有理由认为：要研究我国南方古文化事象，包括巫傩文化在内的古文化，选择武陵山区及其五溪地区做田野调查，深入探讨五溪地区古文化事象是有学问可做的。

五溪地区巫傩文化事象下的“治病医术”或称“治病巫术”对苗族医药文化影响至深。在苗家山寨，旧时巫风盛行，人之生病，巫傩认为是鬼神作祟，必请巫傩画水念咒祛疾。就是在当今的偏远苗寨还有信巫习俗。“以符水治病”，也算常事。巫师是古代人与神的桥梁，也是人间的神明。神在天、灵在地，灵即巫也。巫术为巫师所施的方术，巫术是巫与神之间的感情交流，即是神与灵结合的一种方术，有治疗作用的称为医治方术。苗巫师认为：“一切疾病皆因怨鬼作祟而起。”，还认为：“苗巫是沟通人与神之间的关键人物”。苗巫师沟通人神的方式有两种：一是祭祀，二是占卜。祭祀是通过向神灵献祭的方式取悦神灵，从而达到与神灵沟通的目的；占卜的神力来自占卜所使用的工具，这些工具被赋予了超自然的神力，因而可以下传神旨，上达民间。”[5]

五溪地区巫傩治病的主要手段有：

1. 画水。巫师画水有“安胎水”“九龙水”“化乳水”等。

2. 画符。画符的方法，与画水基本相似。巫傩师在念咒语的同时，将符画在草纸上，然后贴在特定的地方或佩带在身上。与医疗有关的符有“汤火关符”，“取吓符”，“抽阴箭符”等。

3. 扫毒。在苗家山寨，每逢端午节有扫毒习俗，意在驱走邪魔，保佑苗家平安的一种巫傩方法。

4. 巫傩驱邪巫术。有“元日驱邪巫术”，“端午驱邪术”等。

5. 巫傩预知巫术。在“苗蛮系族群”的山寨千百年来，习惯于“行卜观兆”，以预知事情成败，疾病的康复与转归等。预知巫术有人事卜、天象卜、物象卜……预知的内容有年景丰收、子女、福寿、安康等。

不管苗家巫傩所施的治病巫术、降神的“神水”，“神符”、“神药”、“神术”等方术，其目的就是“治病救人”，苗家巫傩师（或称巫医），他们不为患者治病消灾，不能解除病人疾苦，他们就得不到民众的信任，就争不到“治病消灾”的医疗“市场”，其“神道”就不能展示在民众面前，更不能送死人“归天”，不能将病人治愈。值得注意的是巫傩师们在“占卜”、“念咒”、“画水（符）”等方术时，也悄悄的施以药草或推拿按摩之术相辅助，以精神疗法、药物疗法及推拿按摩之术有机结合，起到“神药两解”的治病作用。

关于巫及巫傩，林河先生认为：[7]“巫傩文化，不仅是人类文化的‘基因库’，也是人类文明的‘原始推动力’、人类文明的‘催生剂’”。“巫傩文化”与中华文明进步有着密切的关系。人类文明离不开医疗活动。苗族医药文化早期受到“神话”文化和以沟通“鬼神”的巫教文化为象征的巫医结合的巫医文化的影响，在历史上形成“以神为主，神药两解”的原始医药文化形态；以及巫医结合的巫医文化形态，正是在这两种苗族医药文化形态的影响下，才形成以医药治疗为象征的苗族医药文化。

五溪地区苗族世代生活在文化多样性这么一个社会大家庭。苗族在与周边或域内其它民族共同生活中，创造了本民族的文化，与其它民族共同创造了地域性文化，如楚文化、五溪文化等。这些民族文化得以互相认同，才有民族的团结和进步。正如联合国科教文组织通过的《文化多样性宣言》中指出的那样：“文化多样性是人类的共同遗产，应该从当代人和子孙后代的利用考虑予以承认和肯定。”“文化在不同的时代不同的地方具有各种不同的表现形式，文化多样性对人类来讲就像生物多样性对维持生物平衡那样必不可少。”

“五溪”文化得以传承，正是“五溪”地区文化多样性的因素，维系持了这一块神奇土地上的多民族和谐相处，促进了五溪地区的社会进步与发展。

参考文献

[1] 田华咏．土家族医药研究新论［M］．北京，中医古籍出版社，2006：148

[2] 周仁政．巫觋文化——沈从文与巫楚文化［M］．长沙，岳麓书社，2005：9~10

[3] 明跃玲．边界对话，漂泊在苗汉之间的瓦乡文化［M］．哈尔滨，黑龙江人民出版社，2007：1~3

[4] 吴述明、谭善祥．苗学研究文选［M］深圳．华夏文化艺

术出版社，2003：208
[5] 梁兵．五溪文化·湘西文化的支点［R］．团结报2007年9月16日（B3）
[6] 田华咏．土家族医学史［M］．北京，中医古籍出版社，2005：275~278
[7] 林河．中国巫傩史［M］．北京，中医古籍出版社，2001：34~35

第九章　著名苗族医药专家学者简介

近30年来，我国苗族医药研究“热火朝天”，促进了我国苗族医药事业的发展。在研究和继承应用苗族医药工作中，涌现和成长起来一批专家学者，是他们为推进我国苗族医药事业做出了突出贡献。在这些有突出贡献的专家学者中，虽然有的谢世，但他们给我国苗族医药留下了宝贵遗产。虽然有的老专家年事已高，身体欠健康，但还在发挥余热，都是值得可敬可佩的。在本书中所简介的专家学者或名老苗族医药人员，他们都在各自的专业或学科做出了贡献：有的著作等身，有的成果累累，有的临床经验丰富或学验俱丰。他们都是我国苗族医药研究领域的德医双馨的领军人物。由于我们掌握的材料有限，不能尽收国内苗族医药研究的专家学者，特别是名老苗医或著名医家，难免有遗珠之憾，敬请谅解。

吴老柔

吴老柔（1860～1935），男，苗族，湖南省凤凰县拉都羊（两头羊乡）茶山村人。吴氏数代为当地苗医，擅长治疗跌打损伤和封刀接骨，还“精通”苗医的“化水”疗法，有“雷公水”、“铁牛水”、“观音水”、“赶胎水”、“泥鳅水”等，用内外兼治方法治愈不少外伤病人。据传，吴氏七天治愈辰沅永靖（治风凤）道台夫人腰椎伤痛顽疾，尔后名噪四方，被邀到贵阳、重庆、南京、长沙等地为达官贵人治病。

刘开运

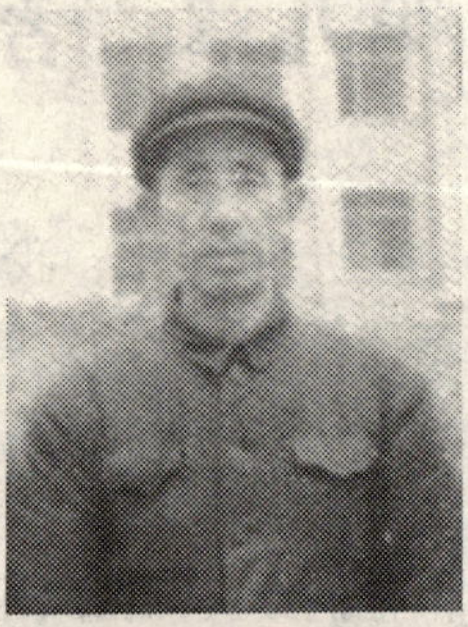

刘开运（1917～2003），男，苗族，湘西花垣县人，吉首大学医学院副教授，湖南省名中医。他自幼酷爱苗族医术，继承祖辈遗传下来的苗族医学遗产——小儿推拿疗法，并使之发扬光大。在60多年的医疗实践中，他勤学苦练，博爱众长，形成了独特的"刘氏小儿推拿学派"，使这一苗族民间几乎失传的诊疗方法，在祖国医学丛林中重放异彩。这种疗法不需要复杂的医疗器械，亦不需要特殊的诊疗场所和药物。仅凭医生一双手，能治愈许多顽症和怪病。它能疏通经络，活利关节，畅通气血，祛邪扶正，调整脏腑功能，增强机体抵抗能力。对小儿上呼吸道感染，小儿肺炎，小儿腹泻，小儿营养不良，小儿惊厥等常见疾病的治疗，有较好的疗效。具有经济、简便、安全易用等特点。刘开运副教授提出了"补肝易动风，补心易动火"的理论新观点，主张"肝只清不补，心补后必加清"。他把繁杂的推拿手法归纳为推、揉、拿、按、摩、运、搓、摇、掐、捏10种，被推拿界称作"刘氏十法"。

1970年，由刘开运主编，吉首卫校方丽群老师协助，编成了一套"小儿推拿"教材，作为当年赤脚医生培训班的主要教材。吉首卫校结合临床教学，开展了小儿推拿门诊。

1974年，刘开运与方丽群合作，写成《小儿推拿疗法》一书，1978年，由湖南人民出版社出版，并于1978年获湘西自治州成果奖。1988年6月，州卫生局与有关部门协商，将刘开运《小儿推拿疗法》拍摄成四集电视系列科教片《推拿奇葩》在国内公开发行。

龙玉六

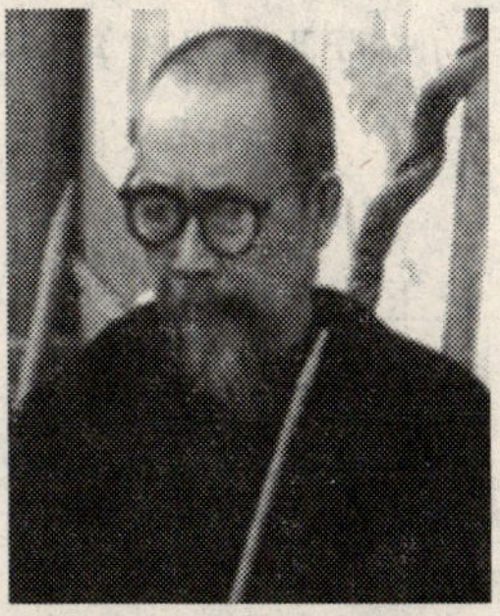

龙玉六（1905～1988），男，苗族，湖南花垣县人。龙玉六5岁开始随父学苗医，一边识药，一边学习治病知识，13岁便可单独治病。他精通苗医理论，用苗族生存哲学指导苗医实践，擅治疗神疑难杂证。他用蒸气疗法，治疗营养不良性水肿等多种疾病。1960年初，他开始在花垣县猫儿公社洞里大队治疗163名营养性水肿病人，其中水肿病96人，营养不良67人。96名水肿病人中，治愈51人，治愈率为53.13%，其余病人均有不同程度的好转，总有效率达100%。这种疗法除了对营养不良性水种病具有特殊疗效外，还对风湿、霉毒、肝炎、肺结核、神经衰弱、感冒、慢性阑尾炎、脓肿、气管炎、后天性神经性耳聋、子宫脱垂、闭经、神经麻木、夜盲症、消化不良、眼结合膜炎、角膜溃疡，乳腺炎、大带子疮、支气管哮喘、睾丸肿大、腹泻、丝虫、钩虫等疾病均有较好的疗效。1960年3月，湘西自治州除灭病领导小组在花垣县猫儿公社召开了全州蒸气疗法治疗水肿病经验交流现场会，推广龙玉六的经验。

龙玉六认识苗药达1200余种，他认为遍地都是药。绒毛多的植物药，多有止血之功，用于治疗出血性疾患；藤本（或某"通"）药物，有通利作用，用于治疗闭塞之疾患；白颜色的药物能治白色疾病，红颜色的药物能治红色疾病；凡带某"七"之药物能化瘀止痛，用于治疗跌打损伤及腰腿痛。他除了继承前的用药经验外，还在实践中不断总结提高，探索和发展苗药在临床上的应用理论，把苗药的性味归纳为酸、甜、苦、辣、酿、香、咬、皮、咸、热、冷、假、臭14种。不同性味的药物，具有不同的药理作用，即“酸的止泻甜的补，苦的退火辣退气，麻的止痛酸的赶（气），咬的败毒香健胃，皮帮交环咸赶表，臭的败毒假止涩，冷治热病热治冷，不冷不热交环医，软治硬来硬治软，红治红来白治白。”

1958年，龙玉六在花垣县猫儿公社创办了苗医院。1960年，龙玉六苗医被评为全国卫生模范，出席全国文教卫生群英大会，受到党和国家领导人刘少奇、周恩来的亲切接见。

罗其林

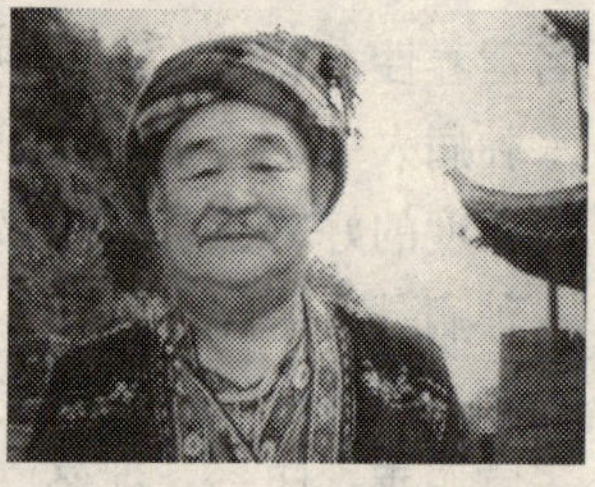

罗其林，男，苗族，（1927～2007），贵州省六盘水黑塘人。罗其林是罗家“百草堂”第八代传人。贵州罗氏“百草堂”创建于明代中期，有400余年历史。罗其林苗医从1991年在湖南省怀化市重设“百草堂”苗医诊所。罗其林自幼随家父学医，他学习勤奋，在采药识药中认识中草药、苗药3000余种。在学习苗医的医理医法中，“以阴阳为标本，四诊合一，五色八纲宣病情，按本草五味下药。”在60多年的医疗实践中积累了丰富的临床经验。

罗其林作为“传统医学师承和确有专长”人员，1998年，参加由国家统一组织的医师资格参试合格，取得执业医师资格，并确定为中医主治医师，是我国苗医药界为数不多的师承民族医药人员执业医师。罗其林现为中国民族医药学会会员，是我国苗医著名苗医。他先后在国内医药杂志上发表学术论论文20余篇，多次参加全国性民族医药专业学术会议交流学术经验。2003年11月10日，他在全国首届苗族医药学术研讨会上作为题为《苗医药的起源》学术报告，受到与会专家学者的高度评价。与会新闻媒体记者对他进行专题采访。中央人民广播电台 2003 年 12 月 9 月 11 日作了专题报道。会议期间，贵州省原省长，全国人大常委会民族事务委员会原主任，贵州省药学会会长王朝文同志亲切的接见了罗其林老苗医，并题词勉励。王朝文同志的题词为：“大力弘扬苗医苗药，为各民族健康作出贡献”。

欧志安

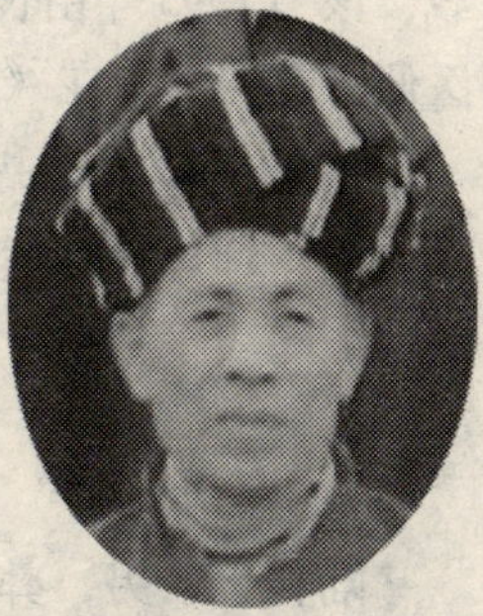

欧志安，男，苗族，1941 年农历 9 月初 3，生于湖南省凤凰县大田乡。曾任凤凰县卫生局医师，湖南省民族医药研究会委员，1983 年，被评为全国卫生先进个人。

1961 年，拜凤凰县大田乡苗医吴宗杰为师，学习苗族医药，1965 年出师。在一边学习一边为民防病治病中，掌握了苗医药的基本知识。40 多年来，他走遍凤凰县的 30 多个乡镇及毗邻地区的苗家山寨，多方拜师求教，他边学习，边挖掘，边整理，在医药实践中探索和研究苗族的传统医药，从中追溯苗族苗药发展的历史遗迹。他完成了我国第一部用苗语记载的，有 400 多幅插图的《湘西苗药汇编》研究课题，该项成果获 1982 年湘西自治州科技成果二等奖，该书由湖南岳麓出版社公开发行。特别是在“苗医史考“的研究中，对湘西苗医的起源、形成。发展及成就进行初步探讨，用多方面的材料论证了苗医有其悠久的历史、鲜明的特色和丰富的经验，内容涉及到基础理论、预防、诊断、治疗等方面知识，对继承和发扬少数民族传统医药、开发山区药物资源、丰富中华民族医药宝库做出了贡献。该项研究成果曾获1984年湘西自治州科技成果三等奖。中南民族民院学院学报自然科学版1984年第2期全文刊载了这部论著。1982年12月，欧志安出席了全国民族医药学术会议，他与龙文玉合作的《论湘西苗族医药》论文，在会上作了交流。他还行后完成关于苗族医药研究论文十几篇，在《健康报》、《湖南医药杂志》、《贵州民族研究》、《吉首大学学报》、《卫生管理与信息》、《中国民族民间医药杂志》等报刊杂志上发表或在省以上专业学术会议上交流。“苗医外治法”一稿，被《中国传统疗法集成》一书收载，该书1995年由长春出版社出版公开发行。2003年，编写《苗医便方歌谣选》在《中国民族民间医药杂志》多期连载发表。

1983年2月，我国著名文学大师沈从文先生亲笔至函欧志安先生，探讨苗族医学发展史等相关学术问题。

陆科闵

陆科闵，男，彝族，1928年11月出生于贵阳。1949年毕业于贵阳高级医士职业学校，同年参加中国人民解放军，考入贵州省军区医学专科学校，1952年6月毕业，在军队从事医务工作。1956年转到地方从事卫生防疫和和行政管理工作，1981年后从事民族医药的调查与研究工作。1984年组建黔东南自治州民族医药研究所并任所长、研究员。20多年来，陆科闵先生长期深入苗家侗乡调研民族医药，收集和笔记民族医药文献资料200多万字。在大量的文献资料基础上，对苗族医药、侗族医药进行了系统地整理研究，先后编著出版了《苗族药物集》（1988年出版），1992年编著出版了《侗族医学》，2006年与王福荣先生合作编著出版了《苗族医学》。还先后发表或交流民族医药学术论文数十篇。陆科闵先生对我国苗族医药学，侗族医药学的继承与发展作出了重要贡献。

邱德文

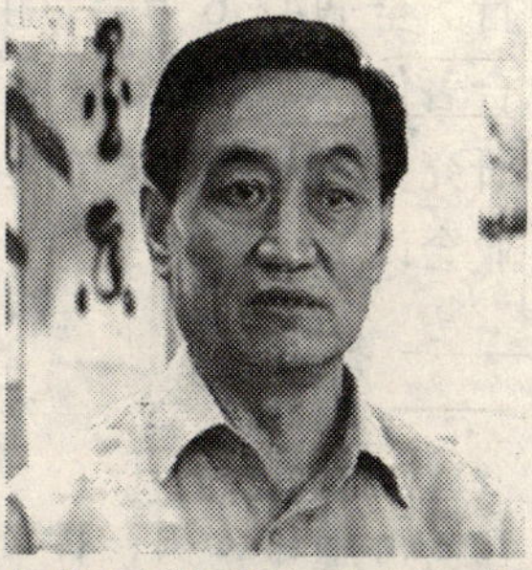

邱德文，男，汉族，教授，博士生导师，1966年毕业于贵阳中医学院，1981年获中国中医研究院硕士学位，全国方剂专业委员会常务委员、全国中药专业委员会委员。

主要研究方向：中药复方研究、苗药研究及产业化，曾获国家级教学成果二等奖、第12届中国图书奖、首届中华医学科技进步二等奖、全国优秀科技图书二等奖、贵州省科技进步三、四等奖、贵州省图书一等奖，已完成国家自然基金课题“罐疗提高药物透皮率研究”，贵州省科委重点课题“苏长史茱萸汤作用机理及制剂关键问题的研究”。其它课题有“《中华本草·苗药卷》”，“苗药大果木姜子高新制剂的研究”，“米槁精油滴丸的研制”，“苏长史茱萸汤制剂学研究”，“茱萸汤镇痛作用机理与药效物质基础相关研究”，“苗药金铁锁化学成分及药理作用研究”，“吴茱萸系列药对物质基础和药效相关性研究”。出版专著有：《中华本草·苗药卷》、《中华本草·苗药卷·彩色图谱》。

陈德缓

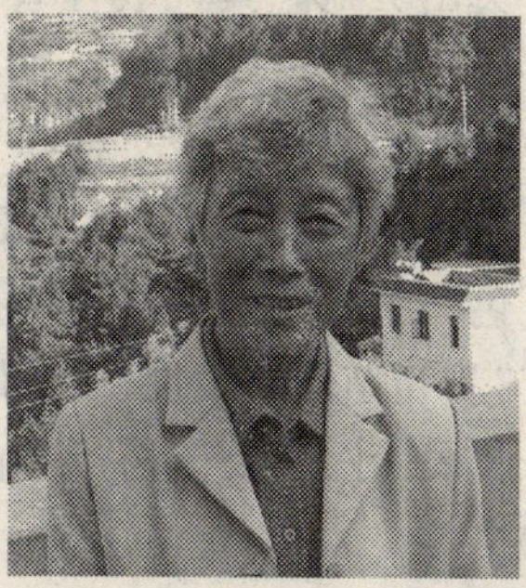

陈德缓，女，1940年出生，贵州省中医研究所研究员。长期从事中医及苗族医药研究，从上世纪80年代中期开始对我国苗族医药进行田野调查，广搜集苗族民间医药资料，发掘苗医

药医方医技，对苗族医药文献进行整理。由陈德媛等人合著的《苗族医药学》一书，1992年10月，由贵州民族出版社出版发行。全书42.6万字，由四章组成。该书为我国第一部苗医药综合著作，为我国苗医药事业的发展奠定了科学理论基础。陈德媛研究员还撰写有关苗族医药学术论文多篇，公开发表或在相关专业会议上交流。

冉懋雄

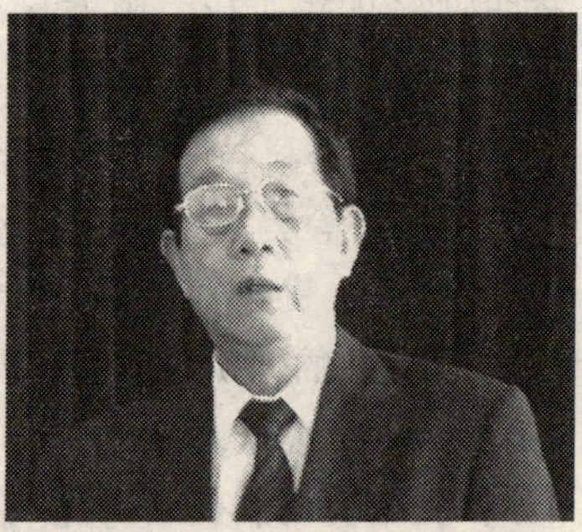

冉懋雄，男，1941年出生，土家族，重庆市人。贵州省中医药研究院中药研究所研究员。国家食品药品监督局GAP检查认证组专家、中国自然资源学会天然药物资源专业委员会委员、贵州省中药现代化专家咨询组专家等社团职务。冉懋雄长期从事中药和苗族医药研究，在苗药研究上造诣深，撰写了数十篇苗医药学术论文，为我国苗族医药事业，特别是苗药的产业化开发做出了突出贡献。其代表性著作有：包骏、冉懋雄主编的《贵州苗族药物研究与开发》一书，1999年由贵州科技出版社出版公开发行。主要学术论文有："苗族族源与苗族医药溯源探讨"，"略论苗药学基础"，"略论贵州苗族医药的发展历程与医理方药特色"，"苗族医药探源论"，"贵州苗药研究评价与产业化发展"，"贵州苗药新发展"，"贵州民族医药走向市场与前景展望"，"贵州民族医药及苗药产业的特色与蓬勃发展"等苗族医药学术论文。

谭学林

谭学林，男，贵阳中医学院教授，硕士研究生导师。长期从事中医药发展史及苗医药发展史教学与研究。主要学术论文有“贵州苗族医药开发应用简史”，“苗族早期医药活动特点初探”（《中华医史杂志》2000，30（2）），“从苗族用火遗风看其早期医疗保健成就”（《中华医史杂志》1998，28（1）），“贵州苗族药开发应用简史”，“苗族医学发展概要”（《中华医史杂志》1998：18（1）），“贵州苗族药开发史概要”。

杜　江

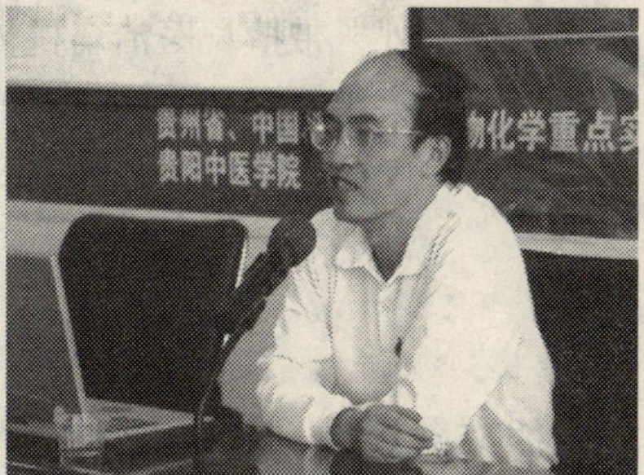

杜江，男，汉族，1959年出生于贵州省织金县。教授，硕士生导师，贵阳中医学院学科带头人。1982年毕业于贵阳中医学院药学系，同年分配到原贵省中医研究所从事科研工作，历任研究室主任、副所长等职。现任贵阳中医学院药学系副主任，贵州省中医药研究院民族医药研究所副所长。主要从事苗族医药基本理论、民族药的研究与开发方面的工作。获科技进步奖5项；主持编写《土家族医药》、《中华本草苗药卷》、《中华本草苗药卷彩色图谱》等专著和《苗医基础》、《苗医药发展史》、《苗语》等教材；发表研究论文70多篇，主持开发各类新产品20多个，其中部份产品远销海外。现为中国民族医药学会苗族医药专家委员会主任委员；中国中医药学会临床药物评价专家委员会委员；中国医史文献学会委员（理事）；贵州省民族医药学会常务副会长；贵州省中医药学会常务理事。

潘兴华

潘兴华，男，苗族，70 岁。贵州省黔东南侗族自治州黄平县谷陇镇人，四代祖传名医，曾任黄平县黄飘乡，谷陇镇卫生院医师。其祖父，是当地一位善治刀伤、枪伤的名医，曾在苗汉战乱时期身背药箱随军行医，并医治好许多伤病员。父亲潘三王、叔父潘富中均为当地有名的骨伤科医师。潘兴华自幼受祖辈影响，酷爱本民族医药，14 岁跟随父亲学医，并曾随父到施秉、镇远、雷山等地行医，至今已有 40 多年的医疗实践经验，除继承祖辈医术外，带擅长医治扁桃体炎、胃肠炎等常见病。在诊病方法上，多采用一看、二问、三摸的诊法。用药以鲜药为主，并以症施药，因而见效快，疗效高，深受患者的好评。

熊文美

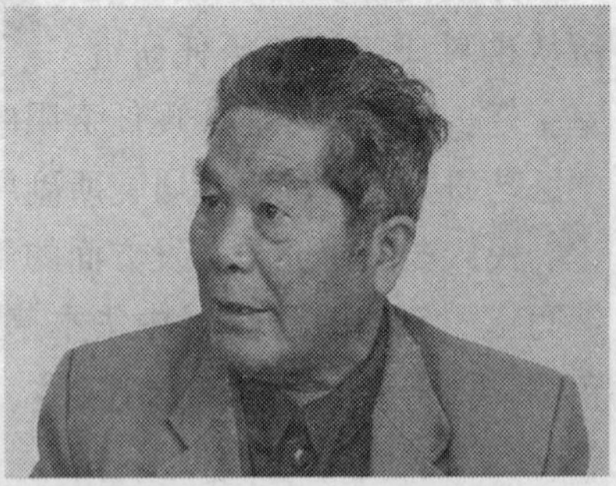

熊文美，男，苗族，71 岁。贵州省黔东南苗族侗族自治州凯里市人，三代祖传名医。其祖父“勾丢”（音译），是当地一位擅长治儿科病症的名医。父亲熊德发，曾两广交界处一司讼部的医政官司及凯里王猫山的医官，擅长医治枪、刀伤、发科、结核等病症。熊文美自幼受祖辈影响，酷受本民族医药，青年时代随父行医，1957 年被吸收为黄平县卫生院医师，1985 年招聘为黔东南苗族侗族自治州民族医药研究所医师，其后自办民族医诊所。他除继承祖辈医术外，还擅医治高血压引起的中风症、乙脑及白血症等病症。在诊治疾病方法上，多采用摸诊（摸冷、热）、望诊（望头发、面色、耳廊、指甲），并对痧症、筋症有丰富的诊经验，治法有利血、利尿宣散、解表、补益等多种方法。由于诊治疾病认真、医术好、深受患者好评。

熊安富

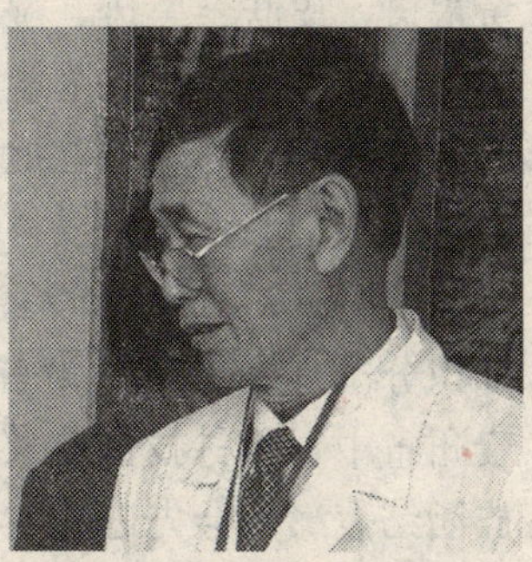

熊安富，男，苗族，70 岁，贵州省安龙县人。现为贵州省安龙县龙广熊氏中西医院院长，黔西南州安富民族民间医药开发研究所所长。是熊氏苗医的第五代传人。

熊安富对多种疑难杂病有丰富的治疗经验，并具有创新精神。经过多年努力，对其祖传的秘验方进行深入研究，已研制出“苗药王”系列方药：黑白保肝胶囊、黑白降压丸、黑白消痔丸小儿疳积丸、除痹骨伤酒、夜尿停、除痹骨伤丸、苗药王万应膏、神经性皮炎液、排石胶囊等，在临床上应用有较好的疗效。

文明昌

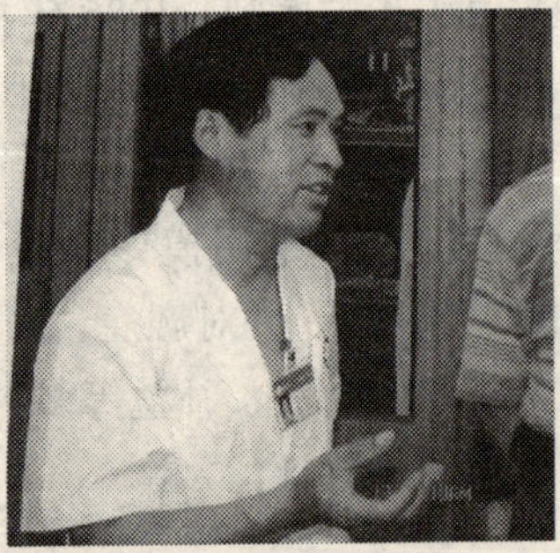

文明昌，男，苗族，53岁，贵州省黔南布依族苗族自治州独山县人。大学文化，现任黔南布依族苗族自治州中医院副院长。黔南州民族医药研究所所长。主任医师。贵州省民族医药学会副秘书长、贵州省中西结合学会常务理事、贵阳中医学院教授。擅长应用苗医药、中草药治牛癣、白癜风、硬皮病、缠腰火丹、脱发、神经性皮炎、黄褐斑、皮肤黎黑斑、湿疹、粉刺等常见病，疑难杂病、肝炎、肺结核，性病等。在苗族医药治疗皮肤病上取得显著疗效。苗医治疗皮肤病现为全国首批民族医药专科专病建设项目，他是该专科的学科带头人。完成科研项目10余项，撰写了学术、科研论文80篇，1992年、1996、1998年被评为黔南州有突出贡献优秀知识分子，1998年评为首届黔南州十大杰出青年，1999年评为贵州省中青年科技创业奖获得者，2003年评为贵州省第五届民族团结表彰大会先进个人。

滕建甲

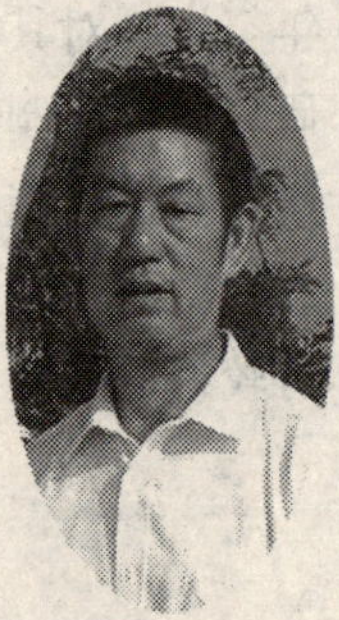

滕建甲，男，苗族，1948年9月出生于湖南省怀化市麻阳苗族自治县。中共党员，1975年毕业于湖南中医学院，现任麻阳苗族自治县中医院副院长，副主任中医师。2004年被评为"湖南省农村名中医"。湖南省中西医结合学会民族医药专业委员会委员。滕建甲先生从医40余年，医德高尚，医技精湛，临床经验丰富，是从乡村医生（原赤脚医生）成为湖南名中医的。多年来，他在临床工作之余孜孜不卷地研讨当地苗族医药，学习和应用老祖宗留下来的苗医药，收集整理和编著苗医专著两部，即《苗家养生秘录》、《苗家实用药方》，由中医古籍出版社先后出版，公开发行。两书系统地介绍了苗家养生之道和临床实用方药近万首，对继承苗医药学术和创新苗医药起到积极作用。

田兴秀

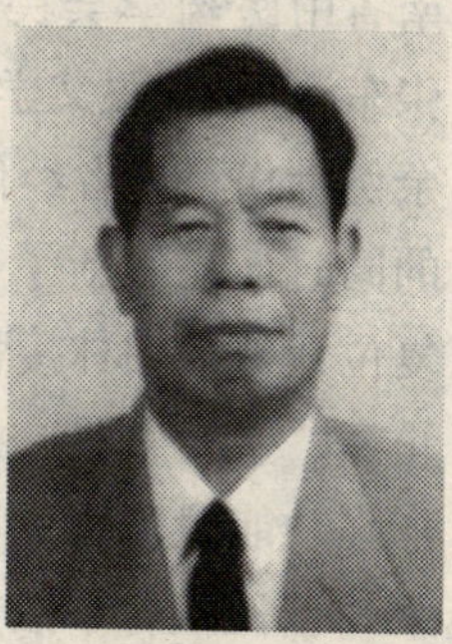

田兴秀，男，苗族，1933 年 12 月 29 日出生于湖南省花垣县望城坡一个农民家庭。1951 年 1 月，参加中国人民志愿军在抗美援朝战争中任卫生员，1956 年复员回花垣县从事医疗卫生工作。1988 年晋升为民族医主治医师，几十年来，他应用苗医药为当地群众诊治疾病。先后求教数十名苗医师，1985 年跟师龙玉六老苗医学习三年，将龙玉六传授的苗医药理论和临床经验进行了系统地收集和整理，与人合作编著了《苗族医药学》（已由云南人民出版社出版），还撰写了学术论文数十篇，公开发表或在学术会议上交流。近年来，田兴秀致力于苗族民间哲学及“三本论”的研究，新著《三本论·苗族生成哲学精髓解析》一书，2004 年 1 月，由云南人民出版社出版，公开发行。《三本论》对苗族医学基础理论的丰富具有积极作用。

张东海

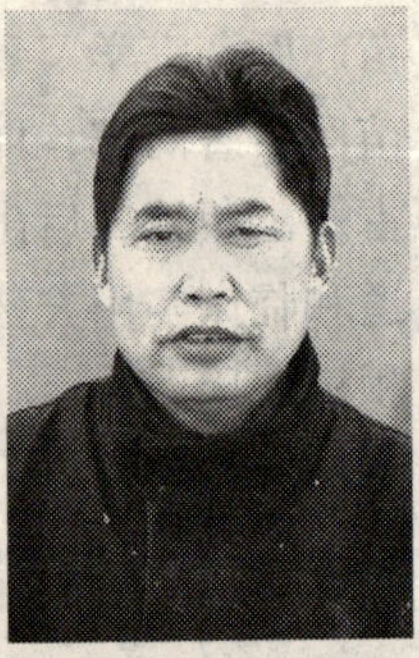

张东海，男，苗族，1954 年 4 月出生。湖南省龙山县人。湘西张氏苗医骨伤科传人。现任湖南省湘西土家族苗族自治州龙山县民族骨伤科医院院长，龙山县政协常委。兼任的主要社团职务有：中国民族医药学会苗族医药专家委员会委员、湖南省中西医结合学会民族医药专业委员会副主任委员，湖南省中医药学会民族医药专业委员会委员。张东海 15 岁跟父学医，在近 40 年的骨伤科医疗活动中，有 4 万余例骨伤科患者经他精心诊疗而康复。在继承祖传苗医正骨学术的同时，还创新了苗医诊疗骨伤疾病方法，总结出“正骨手法复位，外敷柏林接骨散，小夹板固定，分期内服活血化瘀、消肿止痛、接骨生肌、益肝补肾、舒筋通络的苗药及中草药，恢复期加强功能锻炼”的五位一体苗医治疗骨伤疾病的方法。研究成果“苗医正骨手法加柏林接骨散治疗骨伤疾病研究”，分获湖南省中医药科技进步奖和湘西自治州科技进步奖。“湘西苗医正骨技术整理研究”成果获湘西自治州科技进步奖。还先后在学术期刊，省以上专业学术会发表或交流学术论文 20 余篇。主编的《苗医正骨》一书，20 余万字，2007 年 10 月，由中医古籍出版社出版，公开发行。

祝均辉

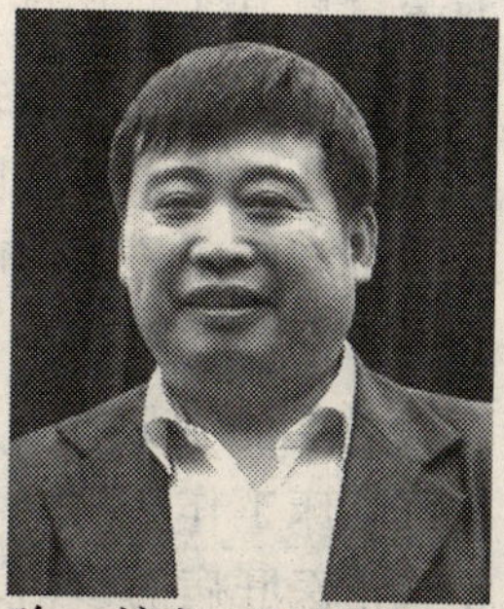

祝均辉，男，苗族，1957 年 4 月出生于湖北省恩施土家族苗族自治州咸丰县，1980 年毕业于湖北恩施医专中医系。中共党员，副主任中医师，湖北省咸丰县中医院原副院长，湖北省咸丰县全国民族医药重点专科“苗医土家医风湿病专科”学科带头人。祝均辉先生从事中医、民族医工作近 30 年，有丰富的临床经验，擅长风湿病的诊治，在临床上取得较好的疗效。1999 年负责组织苗医风湿病专科，用苗医药诊治风湿病。2001 年，申报国家中医药管理局全国民族医重点专科专病项目并获立项。作为全国重点专科建设项目，经过 4 年多的专科建设，2006 年 4 月，通过湖北省中医管理部门组织的专家验收，达到建设要求。2007 年国家中医药管理局行文确认为建设合格专科。

祝均辉先生在苗医药的研究上也取得丰硕成果。主编或合作主编出版了《风湿病苗药本草荟萃》和《湖北苗药》两部专著。对湖北鄂西苗族民间的医药文献进行收集整理，发表或交流学术论文数十篇。他还担任多家中医药期刊杂志的编委，参加了《土家族医学概要》一书的编著工作。

龙玉山

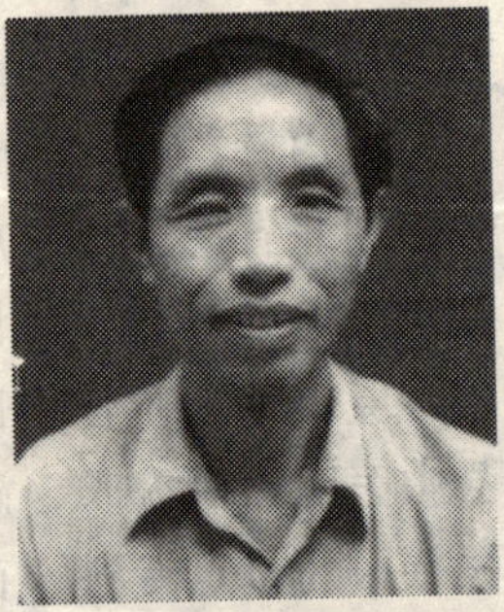

龙玉山，男，苗族，1947年出生，湖南凤凰县人。毕业于湖南中医学院，副主任中医师，湖南省农村名中医。曾任凤凰县民族中医院院长、凤凰县民族医药研究所所长，湖南省中医药学会民族医药专业委员会委员，湘西自治州中医药学会常务理事。龙玉山从事中医、苗医临床工作30多年，临床经验丰富。擅长苗医肝病的诊治，在临床上取得较好的疗效。由他主持的《苗医外治法研究》成果，获湘西自治州科技进步奖。

第十章　苗医著作简介

第一节　公开出版的苗医药著作

20多年来，国内民族医药界对苗族医药进行了系统地收集、整理与研究，出版了一批苗族医药专著或编著完成待出版的苗医药专著。现将出版或待出版的主要苗医药著作作一简介。

一、《湘西苗药汇编》

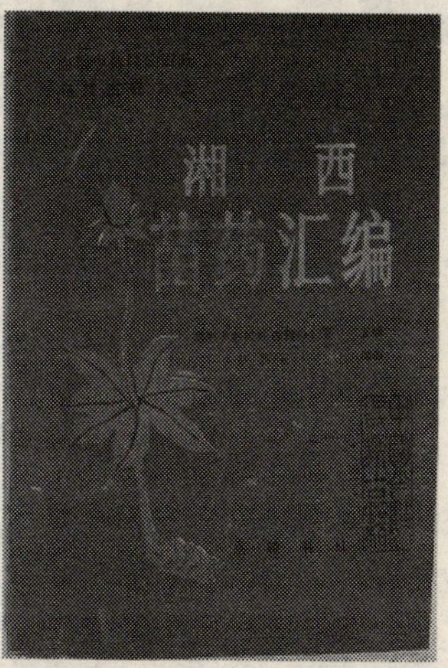

《湘西苗药汇编》，欧志安编著。

《湘西苗药汇编》一书，由湖南省湘西土家族苗族自治州凤凰县卫生局欧志安苗医编著，湖南省“岳麓书社”于1990年11月出版公开发行。全书60万字，定价为11.5元。书中收录苗药478种，其中植物药441种，动物药30种，矿物药7种。主要特点：一是每种药名均注有苗语名称，如一朵云，苗名称为Reib dox yind。还注有苗语汉译音。一朵云，苗语汉译音为摆古楚，锐打。二是每个苗药后配有苗医验方、单方，或经临床观察病例介绍。三是对常用苗药的现代研究，如化学成分，药理研究作了重点介绍。

本书名虽为《湘西苗药汇编》，在地域上作了介定，书中不仅收录湘西苗药，还收录贵州省铜仁地区苗药，实际代表了中国东部苗族所用药物，还汇集及湘、黔边境苗族医药临床用药及医疗经验。

《湘西苗药汇编》研究和编著完成后，1981 年，通过了由湘西自治州科委组织的成果鉴定。1982 年，获湘西自治州科技成果二等奖。

二、《苗族医药学》

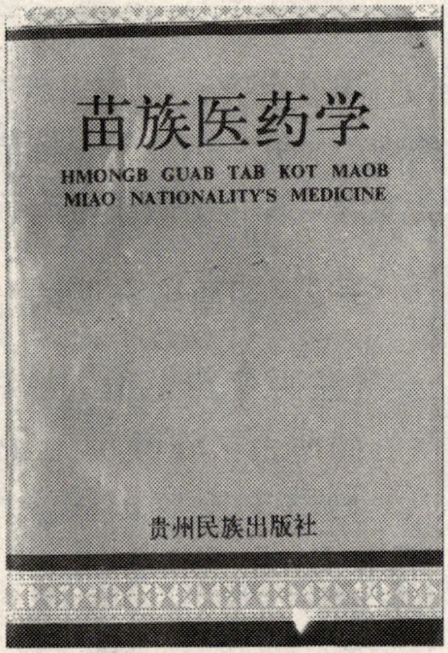

《苗族医药学》，陈德媛等主编。

《苗族医药学》一书，由贵州省民委文教处、贵州省卫生厅中医处、贵州省中医研究所组织编写，贵州省中医研究所陈德媛、罗廷华、张厚权主编，贵州省省长王朝文作序，1992 年 10 月，由贵州民族出版社出版，公开发行。全书 42.6 万字，文内插图 322 幅，平装定价 18 元，精装定价 20 元。《苗族医药学》是我国第一部苗族医药系统性的医学专著。全书共四章：第一章论述了苗族医药学历史；第二章论述了苗医理论和临床诊治；第三章论述了苗族药物，介绍苗药 332 种，其中植物药 294 种，动物药 29 种，矿物药及其它药 9 种；第四章介绍苗族民间单验方 243 个，分内科方、外科方、妇产科方、儿科方、五官科方。在附篇中附有“药用动、植物拉丁名索引”，“苗族药名及近似汉译音对照索引”，“中名俗名索引”。

《苗族医药学》是我国苗族医药研究的重要参考书籍。

三、《湘西苗医初考》

《湘西苗医初考》，由湖南省湘西土家族苗族自治州凤凰县卫生局欧志安苗医著。全文5万余字，发表在《中南民族学院学报·自然科学版》1984年第2期（1－34页）。《湘西苗医初考》分六章：第一章论述了“苗族的先民医学起源”；第二章论述了“苗医的民间流传与汉书记载及考古发现”；第三章论述了“巫的产生对苗族医学发展的影响”；第四章论述了“清代以来苗族医药概况”；第五章论述了“药物知识的积累和进步”；第六章论述了“医学各科的成就”。《湘西苗医初考》研究完成后，1984年1月，通过了由湘西自治州科委组织的成果鉴定。专家评议认为：“欧志安同志从1978年以来，参照了大量史书，经过五易其稿，写成了《湘西苗医初考》。它用辩证唯物主义观点、方法对湘西苗医的起源、形成、发展及成就进行了初步探讨，用多方面的材料论证了苗医有其悠久的历史、鲜明的特色和丰富的经验，内容涉及到基础理论、预防、诊断、治疗等方面知识。这对继承和发扬少数民族传统医药、开发山区药物资源、丰富中华民族的医药宝库，是一个可喜的贡献。作者能够把没有通行文字的苗族千百年停留在实践水平上的医药历史进行理论总结，是件开创性的工作，它对今后开展这方面的研究，将起到一定的作用。”本项成果获1985年湘西自治州科技成果三等奖。

四、《贵州苗族医药研究与开发》

《贵州苗族医药研究与开发》一书，由贵州省卫生厅药政处包骏、贵州省中医研究所冉懋雄主编，1999年8月，由贵州科技出版社出版公开发行。全书90万字，16开本，定价58元。我国民族医药及中医界的领导及专家为本书题词、作序。贵州省原省长王朝文同志、卫生部原副部长胡熙明同志、中国民族医药学会会长诸国本同志、贵州省政协原主席龙杰毅同志、贵省政协主席王思齐同志等为该书题词。国家民委主任李德洙同志、卫生部副部长兼国家中医药管理局局长朱庆生同志、贵州省副省长马文骏同志分别作序。

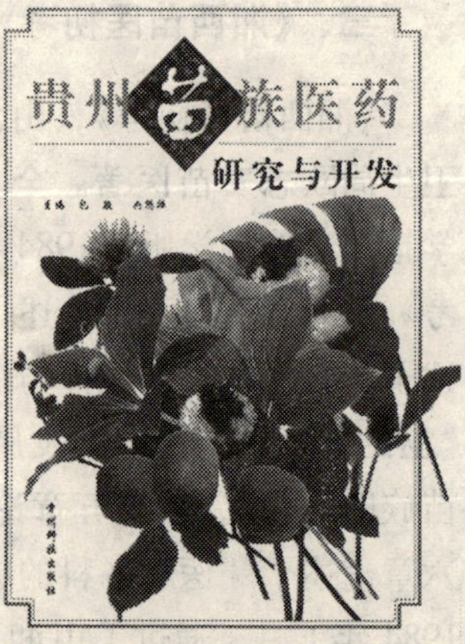

《贵州苗族医药研究与开发》，包骏、冉懋雄主编。

该书分上、下两篇共6章。上篇第一章为绪论；第二章为苗族医药的发展历程与特色研究；第三章为苗族医药的调研回顾与医理诊治研究；第四章为方药研究。下篇第五章为贵州苗族药材的研究开发与再评价；第六章为贵州苗族医药的走向市场与前景展望。在附录中介绍了国家有关文件以及相关资料：“部分贵州苗族药名及其近似汉译音对照一览表”、“部分贵州苗族单验方一览表”、“部分贵州苗族药成方制剂效益一览表”、“部分贵州苗族药成方制剂市场占有情况一览表”。在索引中介绍了“经再评价的贵州苗族药材中文名索引”、“经再评价的贵州苗族药成方制剂中文名索引”。

书中介绍苗族常用药物35种，其中植物药25种，动物药6种，矿物药及其它药4种。再评价苗族药材165种，再评价贵州苗族药成方制剂117种。

五、《苗族药物集》

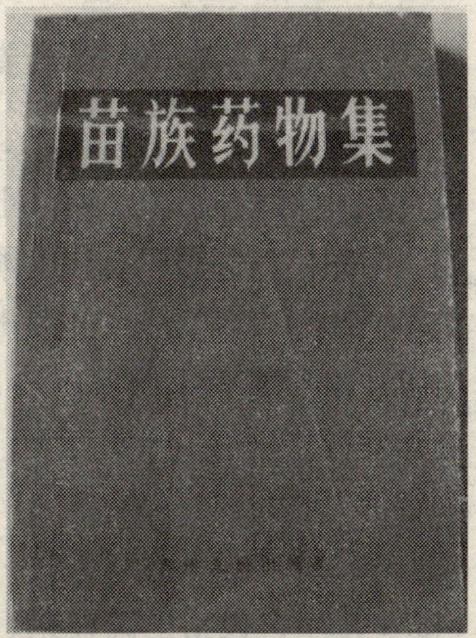

《苗族药物集》，陆科闵著。

《苗族药物集》一书，由贵州省黔东南自治州民族医药研究所陆科闵编著，卫生部崔月犁部长作序，1988 年 1 月，由贵州人民出版社出版，公开发行。32 开本，245 页，平装印刷。收载贵州苗药 163 种，每味苗药后附有验方，是我国出版最早的苗族药物专著。

六、《苗族医药学》

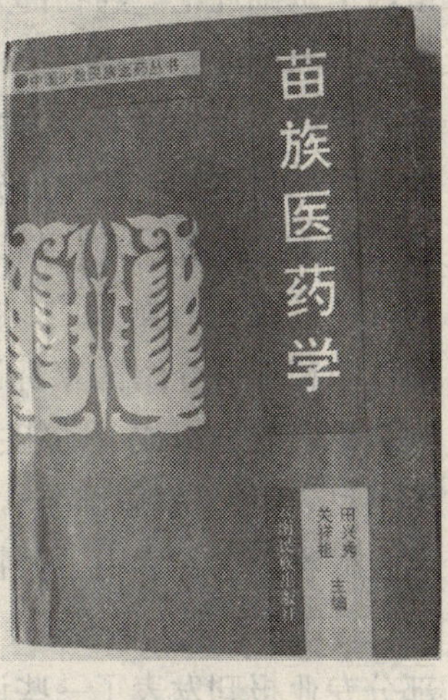

《苗族医药学》，
田兴秀、关祥祖主编。

《苗族医药学》一书，由田兴秀、关祥祖主编，1995 年 12 月，由云南民族出版社出版公开发行。32 开本，平装印刷，421 页，14.125 印张，书中介绍了苗族医药历史，基础理论、苗族药物、苗医临床等。

七、《中华本草·苗药卷》

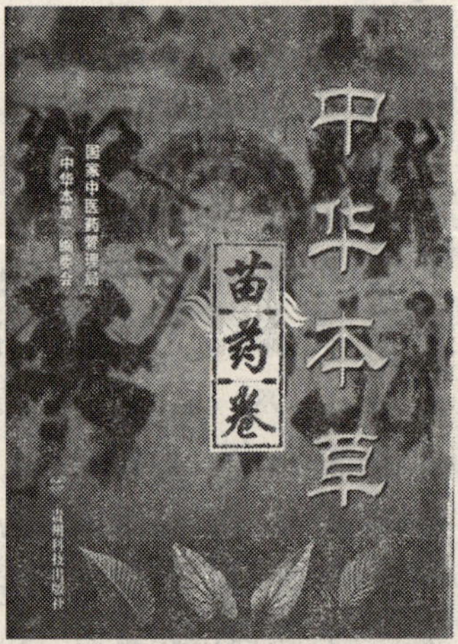

《中华本草·苗药卷》，
邱德文、杜江主编。

《中华本草·苗药卷》一书，由贵阳中医学院邱德文、杜江主编，中国民族医药学会诸国本会长作序，2005年12月，由贵州科技出版社出版，第1版第1次印刷，公开发行。全书148.4万字，精装本定价120元。

《中华本草·苗药卷》全书148.4万字，包括上篇概论、下篇药物、附篇及索引4个部分组成。概论论述了苗族医药学发展简史、苗药学基础理论。药物部分收载了来源清楚，药效确切，研究比较成熟的苗药品种391种，药物条目设汉文正名、苗药正名、俗名、异名、品种考证、来源、原植（动、矿）物、栽培、采收加工、药材鉴别、化学成分、药理、药性、功能与主治、用法用量、附方、制剂、现代临床研究、参考文献等10余项。根据药物具体情况，有则设之，无则不设。书中附有400多幅墨线描图。附篇部分介绍国家标准民族药（苗药）品种154个，含制剂名称、处方组成、功能主治、批准文号、生产企业等，并录参考书目36种。索引部分含药物汉文名称索引、药用植物动物学名及矿物药名称索引、药物苗语名称索引。

《中华本草·苗药卷》成书后，引起国内同行专家的关注，部分专业报刊发表了一些评价文章。

《中国中医药报》2006年1月25日第8版，发表北京中医药大学王琦、姚实林撰写的《苗族医药学文献整理的标志性成果——评〈中华本草·苗药卷〉》一文，指出本书“编排符合《中华本草》总体规范，体现了本草学特色。本书是国内一部具有科学性、先进性、实用性和权威性的苗族药物学专著，对苗医的教学、科研和临床具有重要指导意义”。认为本书具有以下特点，即“引述有据，体例完备”，“体现现代科研成果”，“体现苗族医药理论特色”，“检索功能完备，具有很高的参考价值”。

《中国中医药报》2006 年 2 月 10 日第 8 版发表中国民族医药学会会长、国家中医药管理局原副局长诸国本教授《从草根文化走进医学殿堂》一文：“（本书编纂）历时三年，几易其稿，终于圆满完成。全书共收载苗药近 400 种。对这些药物的名称、基源、栽培、采集加工、药材鉴别、药化药理、特殊炮制、功能主治、用法附方都作了详细介绍。做到基源清楚，引述有据，品种的选择准确而有特色，苗药的应用传统结合现代，药理药化的研究资料既广且新，为苗族医药由草根文化进入医学科学的大雅之堂提供了又一津梁。《苗药卷》的出版问世，更为《中华本草》民族（药）卷的完备，为苗族医药的继承和发展作出了贡献。”

《南京中医药大学学报》2006 年 22 卷 2 期发表《中华本草》编纂委员会副主任委员左言富教授的《民族医药学文献整理的一株新花》一文，认为：“苗族医药源远流长，曾为本民族及整个中华民族的生存繁衍和健康事业做出过不可磨灭的历史贡献，但由于长期以来没有本民族文字记载的医药史实，只能依靠汉文典籍中的零星记载和苗族世代相传的口碑资料，了解苗族医药形成和发展的历史概貌，以及其独特的理论体系和丰富的诊疗经验，所以其搜集和整理资料的难度之大是可以想见的。阅读了概论部分后，笔者感觉编纂者确实做了大量的工作，资料搜集翔实可靠，且对于资料的选择、剪裁、应用也恰到好处，如对苗族医药发展史，分苗族的早期医药活动、苗族医药的形成、近代苗族医药的成长、新中国成立后苗族医药的发展、改革开放以后苗族医药的发展5个阶段加以记述，符合详今略古的原则，脉络十分清晰，苗药学基础理论简介分来源、命名、采集与加工炮制、性味与功效、组方特色与配伍禁忌、剂量与剂型共6个部分，非常简明。”

左言富教授还指出：“（本书体例）与《中华本草》系列基本一致，资料采麻十分丰富，选择采用则相当谨慎，既看得出历史发展的脉络，又有鲜明的时代特点。药物的性味归经及临床应用、附方，既有苗医药特色，也不故意回避其他民族医药学，包括汉民族医药学的影响。每种药物都附有清晰的墨线描图，图文并茂，便于读者查阅、对比、区分，也例于临床应用时参考。”“近年来，在民族医药学文献整理研究方面，国家民族事务委员会、卫生部、国家中医药管理局等部门都非常重视。贵州省以苗族医药学为代表的民族医药学发展很快，硕果累累，令人刮目相看，民族药产业已逐步成为该省重要的新兴支柱产业之一，贵阳中医学院和贵州省中医药研究院的科技人员，在基础研究和应用研究方面，都做出了大量奠基性的工作，可谓功不可没。前些年，贵州和其他省（区）已出版过一些苗医药学的著作，此次出版发行的《中华本草·苗药卷》，具有“全”、“新”、“精”的特点，具有科学性、先进性、实用性和权威性，是苗药基础研究的一项标志性成果，可以说使苗族医药文献的整理研究工作迈上了一个新台阶。”

《贵阳中医学院学报》2006年28卷3期发表湖南湘西自治州民族医药研究所所长田华咏《苗族医药的盛世华章》一文，评介该书称“它的出版发行，是我国民族医药界的一件幸事，更是国内，乃至海内外苗学界的一大盛事。……著作者们用辩证唯物主义和历史唯物主义的观点作指导，以‘继承发扬，整理提高’的宗旨，对我国苗族本草文献进行系统收集整理和科学总结，精心编纂而成《中华本草·苗药卷》，‘成为超越前代，富有特色的集大成之作。’是一部科学性、先进性、实用性和权威性很强的苗族药物学专著，是苗族药物学划时代的里程碑，是我国当代苗药研究的标志性战果。……《中华本草·苗药卷》的出版发行，对我国苗族医药的临床、教学、科研和产业化都具有重要的指导作用，必将产生良好的效益和丰厚的回报。”

八、《中华本草·苗药卷·彩色图谱》

《中华本草·苗药卷·彩色图谱》一书，由贵阳中医学院邱德文、杜江、夏同珩主编，2006 年 6 月，由中医古籍出版社出版，出开发行。该书收载苗药 391 种，由 28.5 万字和 1200 幅彩色图组成。通过图文来反映每种苗药生长的各个阶段，如植株、花、果等。通过文字介绍每种苗药的来源、原植物、化学成分、药理、药性、功能主治等方面的内容。该书是我国苗药研究的最新成果，也为我国苗药研究的重要参考书。

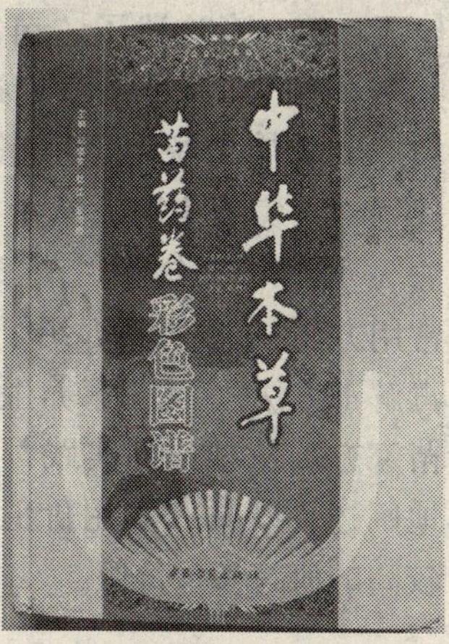

《中华本草·苗药卷彩色图谱》，邱德文、杜江、夏同珩主编。

九、《苗家养生秘录》

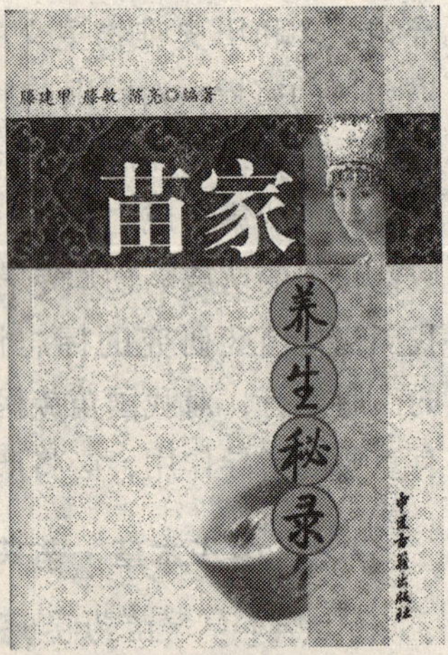

《苗家养生秘录》，滕建甲、滕敏、陈亮编著。

《苗家养生秘录》一书，由湖南省怀化市麻阳苗族自治县中医院滕建甲、滕敏、陈亮编著，中国民族医药学会诸国本会长，湖南省民族医药专业委员会田华咏主任委员会分别作序，2005 年 9 月，由中医古籍出版社出版，公开发行。全书 27 万字，定价 16 元。全书由 5 章组成。第一章论述了“苗家养生防病传统理念”；第二章论述了“苗家养生防病传统习俗”；第三章论述了“苗家养生防病常用措施与方法”；第四章介绍了“苗家养生防病常用方药”；第五章介绍了“苗家防毒解毒方法”。《苗家养生秘录》对苗家方药从理论到实践都作了系统地阐述，既具有实用价值，又具有较高的研究参考价值。

十、《湖北苗药》

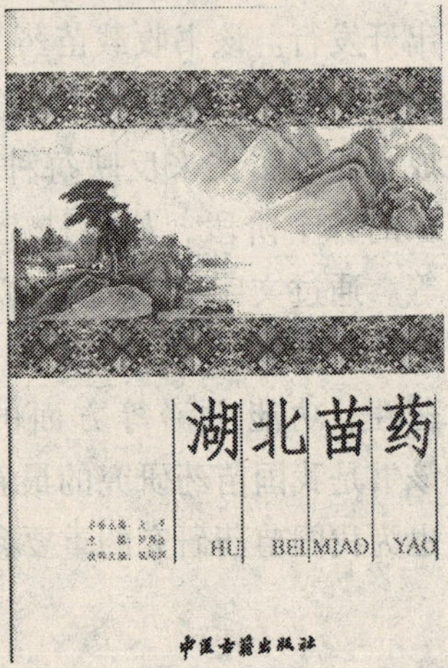

《湖北苗药》，彭再生主编。

《湖北苗药》一书，由湖北省恩施土家族苗族自治州咸丰县彭再生、祝均辉主编，2006 年 1 月，由中医古籍出版社出版，公开发行。全书 41.4 万字，32 开本，定价 26 元。

书中收载湖北苗族常用药物 397 种，对每味苗药从药名、别名、来源、形态特征、生长环境、采集加工、性味、功能主治、民间验方等方面进行介绍。《湖北苗药》是湖北省第一部较为系统地介绍当地苗族药物的专著。

十一、《风湿病苗药本草荟萃》

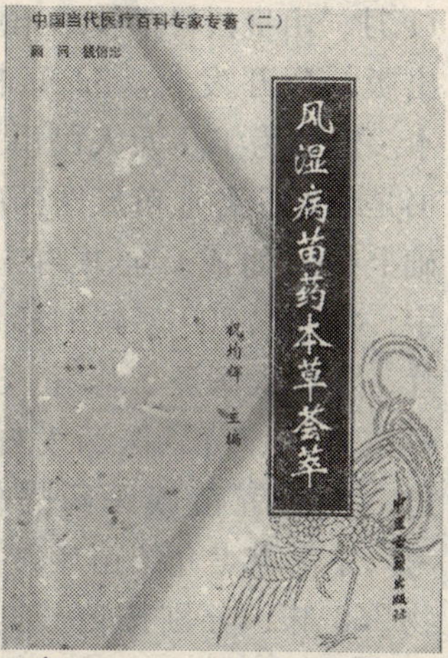

《风湿病苗药本草荟萃》，祝均辉主编。

《风湿病苗药本草荟萃》一书，由湖北省恩施土家族苗族自治州咸丰县中医院祝均辉主编，湖北民族学院医学院赵敬华教授作序，2005 年 6 月，由中医古籍出版社出版，公开发行。全书 16.8 万字，32 开本，定价 15 元。本书收载湖北鄂西苗族民间用于风湿病苗药 193 种，每种药配有墨线图，收集苗族民间用于风湿病的经验方 386 药。对每种风湿病苗药名称、别名、来源、形态特征、生长环境、采集加工、性味、功能主治、民间验方介绍等方面进行了介绍。本书是对我国风湿病苗药进行的系统收集整理，对风湿病的科研和临床应用具有指导作用。

十二、《中国苗族药物彩色图集》

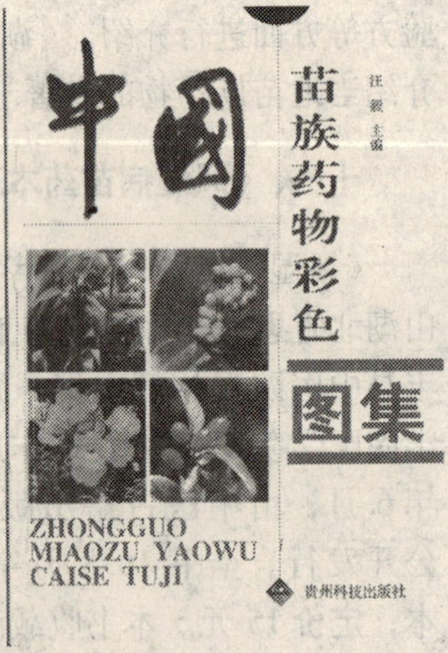

《中国苗药彩色图集》，汪毅主编。

《中国苗族药物彩色图集》一书，由汪毅主编，2002 年 11 月，由贵州科学技术出版社出版，公开发行。32 开精装本。定价为 120 元人民币。本书是编者在各地苗族医药的基础上编写而成，全书约 45 万字，并配以 700 多幅的彩色图片，为广大医务工作者、药学科技人员、苗族医药爱好者，进一步研究苗族医药提供参考。本书重点介绍苗族常用药物 368 味，分别按苗族药名、汉语药名、来源、植物形态、生境产地、主要化学成分、属经、效用、主治、用量及苗族常用方剂等体例编写，药物按照笔画顺序排例。并配有苗族常用方例。书后附有苗族的族源、迁徙及苗族医药知识，并附有拉西文索引。药物的正名为苗族地区常用汉语名。“苗族药名”主要参考《苗族医药学》等资料中的苗族药名，在苗文后注有近似汉译音及出处。贵州省外的其他省区的苗族药名，主要参考《中国民族药志》中的苗族药名，原书未加苗文的，本书也未知，仅收集近似的汉译音。“苗族常用方例”为苗族地区常用方剂，是当地苗族医长期使用，行之有效的处方。

十三、《苗家实用药方》

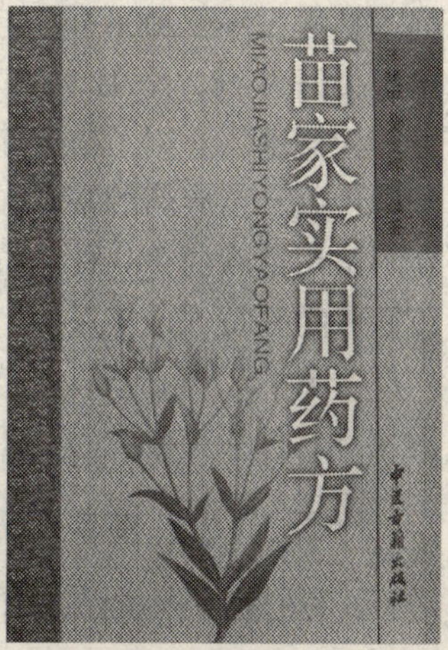

《苗家实用药方》，
滕建甲、黄爱辉编著。

《苗家实用药方》一书，由湖南省怀化市麻阳苗族自治县中医院滕建甲、黄爱辉编著，中国民族医药学会诸国本会长作序，2007年由中医古籍出版社出版，公开发行。全书共六卷。第一卷介绍“三十六部”苗药方；第二卷介绍“三十六证”苗药方；第三卷介绍“三十六病”苗药方；第四卷介绍“三十六杂症苗药方；第五卷介绍“苗家独特方药”的苗药及独特方剂；第六卷为附录，介绍苗族药物性味、饮食性药物、《民间草药验方诗》、《常用苗药别名录》、《传统苗医36经、72疾》、《主要参考书籍目录》等。

《苗家实用药方》的编著者收集苗家实用药方万余首，有单方，以验方为主，一病一方或一病多方，具有较高的实用价值。

十四、《苗族医学》

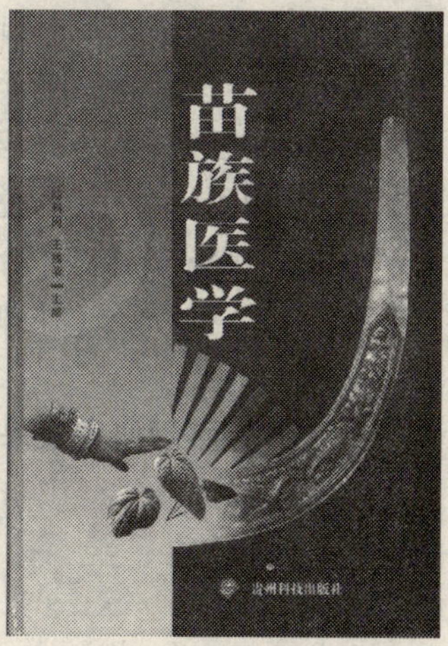

《苗族医学》，陆科闵、
王福荣主编。

《苗族医学》一书，由贵州省黔东南苗族侗族自治州民族医药研究所原所长陆科闵先生、王福荣先生编著，中国民族医药学会会长诸国本教授作序，2006年7月（第一版），由贵州科学技术出版社出版公开发行。全书140万字，16开精装本。分上中下三篇。上篇为概论，介绍了苗族简介、苗医简史、苗医学术成就、苗医基础理论、苗族药的基本知识。中篇介绍苗医病证205种。下篇介绍常用苗族药340种。《苗族医学》一书中较为系统地论述了苗族医学独特理论体系："论医学有两纲、五经；论疾病有三十六症、七十二疾、一百零八小症、四十九翻，论病理有气、血、水学说；论药物有冷药、热药之分。"

十五、《小儿推拿疗法》

《小儿推拿疗法》一书，由吉首卫生学校苗族推拿教师刘开运与方丽群教师合作，于1974年编写而成。1978年由湖南人民出版社出版，公开发行。32开本，平装。《小儿推拿疗法》较为系统地收集整理湘西苗医小儿推拿学术经验。全书共分二章。第一章介绍推拿疗法的基本知识，如穴位、手法、诊断、治则、作用、适应症、禁忌症、注意事项等。第二章介绍小儿常见疾病的治疗，如小儿肺炎、小儿腹泻、小儿疳证、惊风（急惊风、慢惊风）、小儿夜啼、小儿脱肛、遗尿、火眼、盗汗、口舌糜烂等。对每种疾病分别制订治疗原则、推治方法。在推治手法中又分常例推治、推五经（补脾、清肝、清心、清肺、补肾）、穴位及手法等。

该项收集整理研究成果，获1978年湘西自治州科技成果奖。

十六、《苗医药发展史》

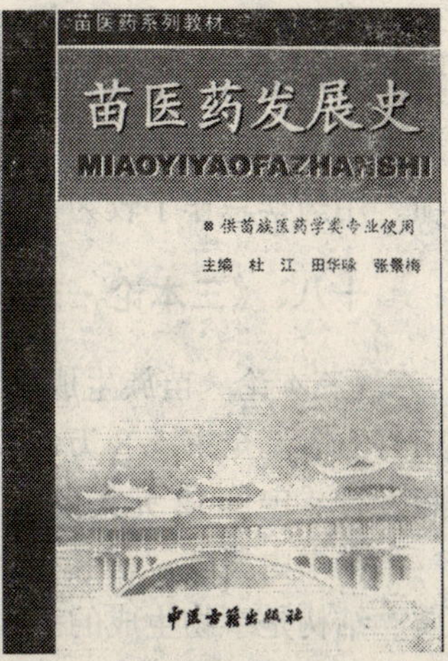

《苗族医药发展史》，杜江、田华咏、张景梅主编。

《苗医药发展史》一书，由贵阳中医学院杜江教授、湘西自治州民族医药研究所田华咏所长、贵阳中医学院张景梅教授共同主编，作为贵阳中医学院苗族医药学类专业使用的苗医药系列教材。2007 年 2 月，由医古籍出版社出版公开发行。全书 7 万字，32 开本。该书由七章组成，分别介绍了苗族简况，苗族医药发展概述、原始苗族医药，古代苗族医药、近代苗族医药发展简况、现代苗族医药发展简况、中国苗族医特点。

十七、《苗族药物学》

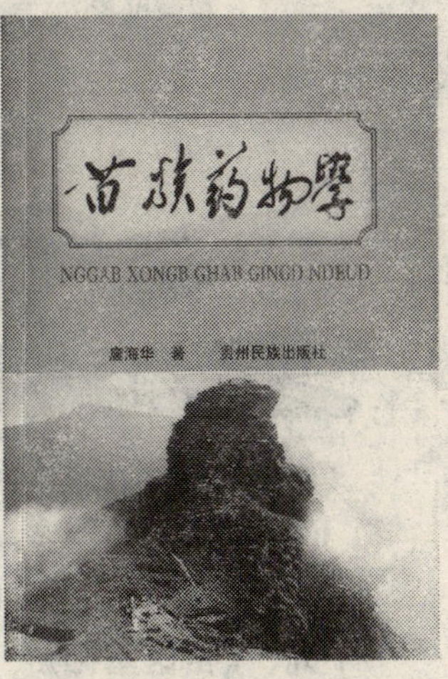

《苗族药物学》，唐海华著。

《苗族药物学》由贵州省松桃苗族自治县唐海华著，2006 年 11 月由贵州民族出版社出版发行。全书 43 万字，32 开本，定价 58 元人民币。我国著名苗学专家王朝文、王正福、李廷贵等为该书题辞或作序。

“苗族药物学”全书共十二章，主要介绍黔东北以松桃苗族自治县为中收的苗药理论，收载常用苗药 388 味，苗药黑线图标本 435 幅，苗药识别黑线图 128 幅，以及其它扦图 33 幅。书中对当地苗药发展史、基础理论作简介。对每味苗药从苗语名、学名、别名、植物来源、鉴别方法、药用部位、采集季节、性味归经、功用、主治病症、用法、用量、注意事项、用药禁忌作了较为系统地论述，突出黔东北苗族用药特点。

十八、《三本论·苗族生成哲学精髓解析》

《三本论·苗族生成哲学精髓解析》由湖南省花垣县卫生局田兴秀著。全书 3.8 万字，2004 年 1 月，由云南人民出版社出版发行。定价 12 元人民币。

本书由概要、总论及附录三大部分组成。书介绍能量、物质、结构是事物生成的三大根本，简称三本。

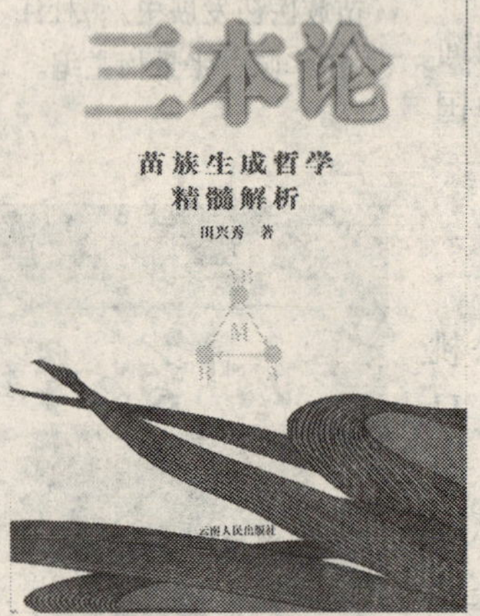

《三本论·苗族生成哲学精髓解析》，田兴秀著。

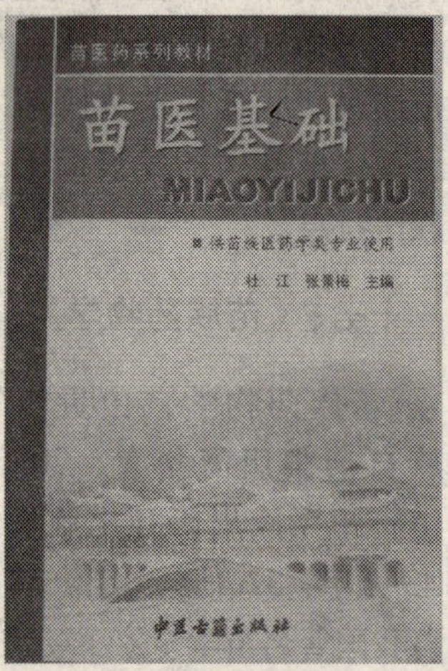

《苗医基础》，杜江、张景梅主编。

十九、《苗医基础》

《苗医基础》一书，由贵阳中医学院杜江、张景梅主编，

2007年7月，由中医古籍出版社出版，公开发行。该书为贵阳中医学院苗医药系列教材。全书由五章组成，共23.6万字。收中系统地介绍了“苗医基础理论”、“疾病的诊断方法”、“疾病的治疗原则”、“苗医传统疾病的分类与证治”、“苗医组方特点”等内容。

二十、《苗药资源学》

《苗药资源学》一书，由贵阳中医学院胡成刚主编，2007年7月，由中医古籍出版社出版，公开发行。该书为贵阳中医学院苗医系列教材。全书40万字，由10章组成。书中系统地介绍了苗药基本情况、苗药资源的特征、化学资源、资源分布、资源调查、资源的开发与利用、苗药各论、苗药资源调查应用的现代技术等，在书中还附录苗药中文名索引及拉丁名索引。

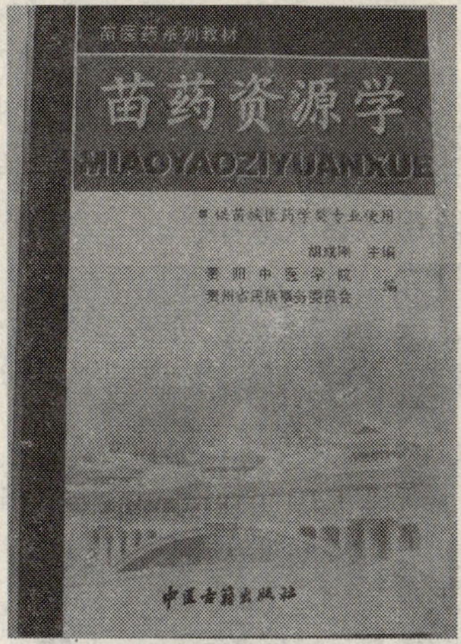

《苗药资源学》，胡成刚主编。

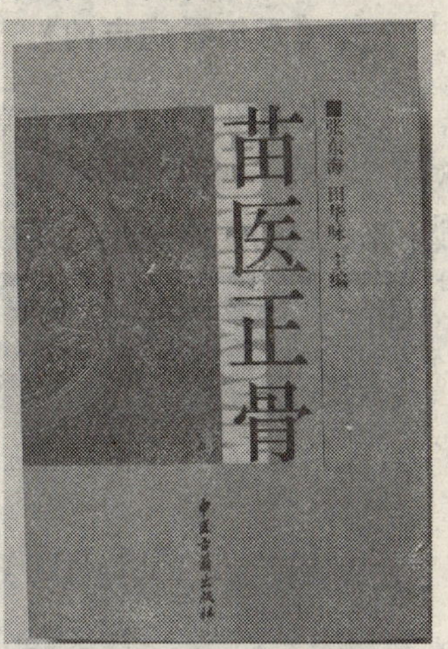

《苗医正骨》，张东海、田华咏主编。

二十一、《苗医正骨》

《苗医正骨》一书，由湘西自治州龙山县民族骨伤科医院张东海院长，湘西自治州民族医药研究所田华咏所长主编，2007年10月，由中医古籍出版社出版，公开发行。全书由五章组成，20余万字。书中扦图近300幅，分彩色和黑白照，其中彩色图片为手法照片，黑白图片为临床X光摄片照。书中系统地介绍了湘西张氏苗医正骨手法、常用苗族药物、正骨手法加接骨散治疗骨伤疾病的临床经验总结等。

第二节　苗族民间苗医手抄本

一、《万年看病吉凶》

《看病吉凶科》，为清末乾城（今吉首县）紫金村苗医陈祖敬的（1888~1962）手抄本。此抄本是陈祖敬苗医从父辈手中传抄下来，已有100余年。现抄本存陈祖敬后人家中。

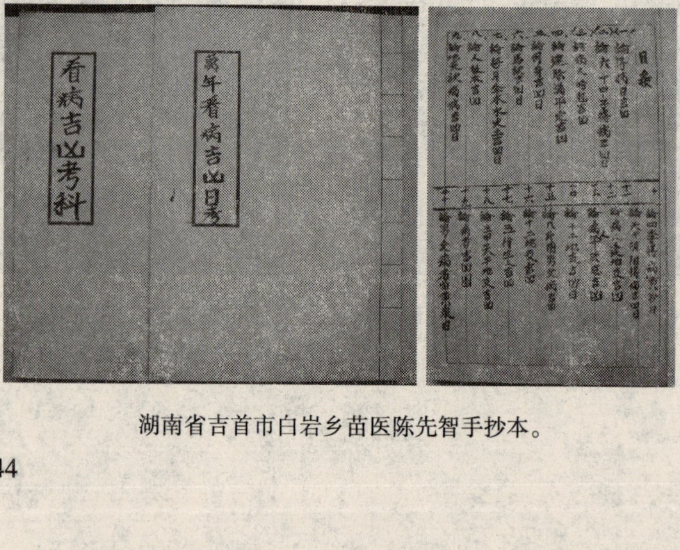

湖南省吉首市白岩乡苗医陈先智手抄本。

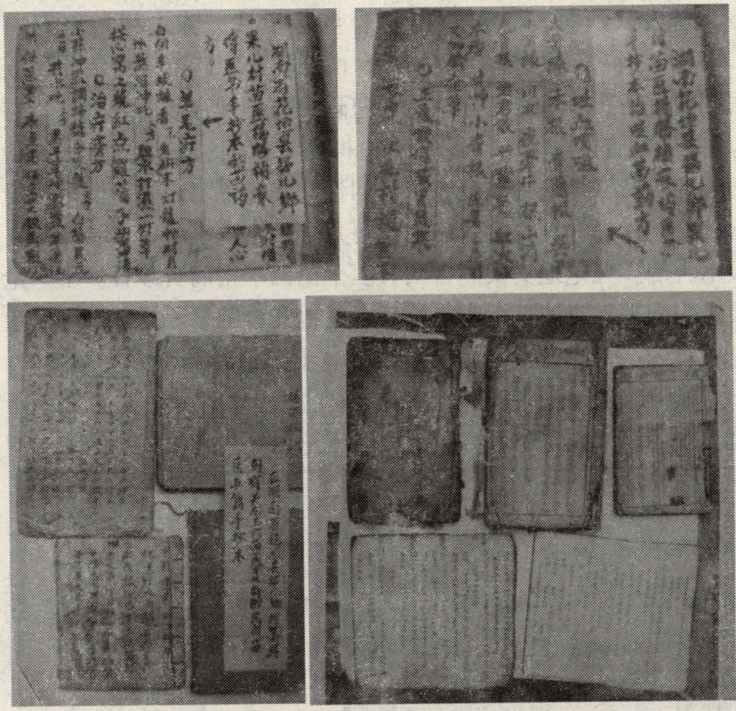

湘西花垣县苗医手抄本。(资料照片)

《万年病吉凶》抄本，分两大部分。

第一部分内容有：每日看病吉凶日（月 30 天，一天一看，判吉凶)，每月十二天干病吉凶；每月病地吉凶；十二生命看病吉凶；十二得病吉凶；十二身立身倒去；看十二生命犯；论天干地支所属五推查；论身月见怪吉元。第二部分为各论，即二十论看病吉凶。二十论看病吉凶与《看病吉凶科》中内基本相同。

二、《看病吉凶科》

《看病吉凶科》抄本，为清末乾城阿糯苗医（今吉首市白岩乡）陈发武所抄写。吉首市白岩乡陈祖武，陈先智苗医存有《看病吉凶科》手抄本。2004 年，由湘西土家族苗族自治州民族医药研究所田华咏、滕建卓进行整理，打印现存该所陈列室。

《看病吉凶》分二十论：一论得病日吉凶。二论六十甲子得病吉凶日。三论病人时克吉凶。四论建除满平定吉凶。五论例身吉凶日。六论禄马诀吉凶。七论每月金木水火土吉凶日。八论人板木吉凶。九论地支诀病吉凶日。十论四季得病黄沙日。十一论天干阴阳得病吉凶日。十二论病人逢地支吉凶日。十三论病人年庚忌吉凶。十四论十二地支吉凶日。十五论八卦图男女病吉凶。十六又论十二地支吉凶。十七论五行生人吉凶。十八论五甲天干地支吉凶。十九论病者吉凶图。二十论男女病者怕黄泉的。

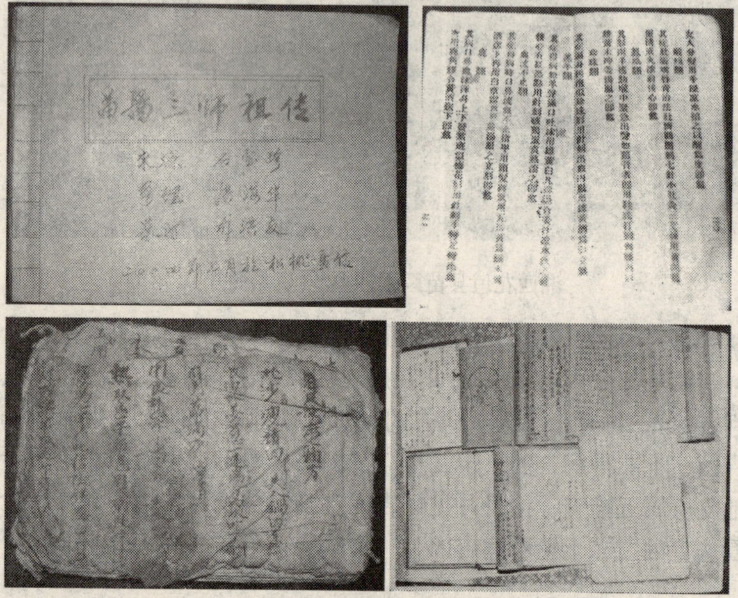

贵州省苗医手抄本。（资料照片、杜江提供）

第十一章　苗医药学术论文

［标题］苗药苦参的临床新用
［作者］王友
［机构］贵州省凯里贵阳医学院第二附属医院
［刊名］中国实用医药，2007 年 36 期
［关键词］苦参；临床；新用

［标题］中国苗族医药域间学术特点比较研究
［作者］田华咏；田药
［机构］湖南省湘西自治州民族医药研究所（416000）
［刊名］中国民族医药杂志，2007 年 09 期
［关键词］苗医；传统医学

［标题］苗医三线捆扎疗法治小儿走胎体会
［作者］石志权
［机构］湖南省吉首市民族街石志权民族医诊所
［刊名］中国民族医药杂志，2007 年 12 期
［关键词］小儿走胎；三线捆疗法

［标题］略论中国苗特征及其对人类医学的贡献
［作者］田华咏；田药
［机构］湖南省湘西自治州民族医药研究所（416000）
［刊名］中国民族医药杂志，2007 年 09 期
［关键词］苗医；传统医学

[标题] 苗药梅金化石散治疗肾结石体会
[作者] 石志权
[机构] 湖南省吉首市民主街民族医诊所（416000）
[刊名] 中国民族医药杂志，2007 年 09 期
[关键词] 肾结石；苗药；梅金化石散

[标题] 改良苗药整关胜了油餐用于晚期妊娠引产 125 例分析
[作者] 梁玉英；何云芳
[机构] 汉中职业技术学院附属医院（723000）
[刊名] 中国民族医药杂志，2007 年 09 期
[关键词] 引产；整关胜了；苗药；油煎蛋黄；催产素

[标题] 苗药五百野牛狗骨汤治疗风湿性关节炎
[作者] 蒲芳
[机构] 湖南省怀化市舞水路苗药百草堂诊所（418000）
[刊名] 中国民族医药杂志，2007 年 09 期
[关键词] 风湿性关节炎；五百野牛狗骨汤；苗药

[标题] 苗药山白鬼骨蒲黄汤治疗乳腺炎
[作者] 李德秀
[机构] 湖南省怀化市芷江路百草堂苗医诊所（418000）
[刊名] 中国民族医药杂志，2007 年 09 期
[关键词] 乳腺炎；山白鬼骨蒲黄汤；苗药

[标题] 湘西东部苗医正骨手法整理及临床应用
[作者] 符忠来
[机构] 湖南省吉首市五里牌社区苗医骨伤科诊所（416000）
[刊名] 中国民族医药杂志，2007 年 09 期
[关键词] 苗医；正骨手法

[标题] 苗医小儿推拿手法“一掌精”整理与临床应用
[作者] 陈先智
[机构] 湖南省吉首市白岩乡紫金村（416000）
[刊名] 中国民族医药杂志，2007 年 09 期
[关键词] 苗医疗法；小儿推拿；“一掌精”

[标题] 骨伤科苗药整理与研究
[作者] 曾宪平；田兰；田华咏
[机构] 湖南省湘西自治州人民医院（416000）
[刊名] 中国民族医药杂志，2007 年 09 期
[关键词] 骨伤疾病；苗药

[标题] 清末至民国年间湘西苗族医药简述
[作者] 杨德泉
[机构] 湖南省湘西自治州药品检验所（416000）
[刊名] 中国民族医药杂志，2007 年 09 期
[关键词] 苗族医药；清末至民国年间；湘西

[标题] 湘西苗药补品分类整理研究
[作者] 彭芳胜
[机构] 湘西自治州民族医药研究所（416000）
[刊名] 中国民族医药杂志，2007 年 09 期
[关键词] 苗药补品；分类研究

[标题] 苗医骨伤科史略
[作者] 张东海；田华咏；滕建卓
[机构] 湖南省龙山县民族骨伤科医院（416800）
[刊名] 中国民族医药杂志，.2007 年 09 期
[关键词] 苗医；骨伤科；发展史

[标题] 苗药内外合用治疗银屑病
[作者] 王太伍
[机构] 湖南省吉首市民主街苗医诊所（416000）
[刊名] 中国民族医药杂志，2007 年 09 期
[关键词] 苗药；银屑病；内服；外用

[标题] 苗药走花肖的生药鉴别研究
[作者] 杨德胜；蒲小英；李加莲
[机构] 湖南省吉首大学
[刊名] 中国民族医药杂志，2007 年 09 期
[关键词] 苗药；都飘；生药鉴别

[标题] 苗药治疗风湿性关节炎
[作者] 龙江泽
[机构] 湖南省花垣县三角岩镇城郊卫生室（416400）
[刊名] 中国民族医药杂志，2007 年 09 期
[关键词] 关节炎；苗药；治疗

[标题] 苗药野牛鬼骨灵芝汤治疗头风、头痛
[作者] 毛雪芳
[机构] 湖南省怀化市苗医百草堂诊所（418000）
[刊名] 中国民族医药杂志，2007 年 09 期
[关键词] 头风；头痛；野牛鬼骨灵芝汤；苗药

[标题] 苗药益肝草袋泡剂治疗肥胖性脂肪肝 128 例
[作者] 陈瑛
[机构] 四川省夏邑县中医院（746400）
[刊名] 中国民族医药杂志，2007 年 09 期
[关键词] 肥胖性脂肪肝；苗药；益肝草袋泡剂

[标题] 自拟苗药消斑汤治疗黄褐斑600例
[作者] 文明昌
[机构] 贵州省黔东南州中医院（558000）
[刊名] 中国民族医药杂志，2007年06期
[关键词] 黄褐斑；消斑汤；苗药

[标题] 苗医治毒法方法概说
[作者] 杜江
[机构] 贵阳中医学院民族医药研究所（550002）
[刊名] 中国民族医药杂志，2007年07期
[关键词] 苗医；治毒法；概说

[标题] 中苗医熏蒸疗法述略
[作者] 郑曙光
[机构] 贵阳中医学院（550002）
[刊名] 中国民族医药杂志，2007年07期
[关键词] 熏蒸疗法；中医；苗医

[标题] 几种苗医常用外治法的临床应用情况
[作者] 杜江
[机构] 贵阳中医学院民族医药研究所（550002）
[刊名] 中国民族医药杂志，2007年07期
[关键词] 外治法；苗医；临床应用

[标题] 湘西苗族聚居地野生药用植物资源与应用研究
[作者] 康健
[机构] 吉首大学生物资源与环境科学学院（416000）
[刊名] 中国民族医药杂志，2007年07期
[关键词] 湘西；野生药用植物；苗药

[标题] 苗药肤痔清软膏微生物限度检查方法验证试验研究
[作者] 袁林娜
[机构] 贵州省药品检验所贵州（550000）
[刊名] 中国民族民间医药杂志，2007 年 03 期
[关键词] 苗药肤痔清；微生物限度检查方法

[标题] 苗药窝嘎抗炎镇痛作用的实验研究
[作者] 刘书华
[机构] 贵州省黔东南民族职业技术学院（556000）
[刊名] 中国现代医药杂志，2007 年 05 期
[关键词] 窝嘎；抗炎；镇痛

[标题] 苗药地瓜藤化学成分的研究
[作者] 关永霞；杨小生；佟丽华
[机构] 贵州省中国科学院天然产物化学重点实验室（550000）
[刊名] 中草药，2007 年 03 期
[关键词] 苗药；地瓜藤；化学成分

[标题] 苗药蛙粪龙中白藜芦醇的含量测定
[作者] 罗迎春；陈懿；张兵锋；杜江；
[机构] 贵州大学精细化工研究开发中心贵州民族学院化学与环境科学学院（550000）
[刊名] 中国民族医药杂志，2007 年 03 期
[关键词] 超声波提取；HPLC；白藜芦醇；虎杖；蛙粪龙；

[标题] 苗药土人参的化学成分研究
[作者] 沈笑媛；杨小生；杨波；郝小江；
[机构] 贵州省中国科学院天然产物化学重点实验室

（550000）

［刊名］中国中药杂志，2007 年 10 期

［关键词］苗药；土人参；化学成分

［标题］黔南苗医诊病概述

［作者］文明昌；文江波；蒙景慧

［机构］贵州省黔南州中医院民族医药研究所（558000）

［刊名］中国民族医药杂志，2007 年 03 期

［关键词］苗医；诊疗

［标题］贵州民族药开发大有可为

［作者］何薇薇

［机构］贵州省科技情报研究所（550000）

［刊名］中国卫生产业，2007 年 03 期

［关键词］苗药；开发

［标题］苗医用药的特点浅析

［作者］杜江；鲁道旺；刘亮

［机构］贵阳中医学院药学系（550002）

［刊名］亚太传统医药，2007 年 01 期

［关键词］民族医药；苗族医药；用药特点；原因分析

［标题］试论民族医药的作用及其开发前景

［作者］彭再生；祝均辉；胡德俊

［机构］湖北恩施自治州疾控中心（445000）

［刊名］中国民族医药杂志，2007 年 02 期

［关键词］民族医药；应用；前景

［标题］苗药柏林接骨散治疗伤疾举隅

［作者］张东海；张立

［机构］湖南龙山县红十字会民族骨伤科医院（4168000）
［刊名］中国民族医药杂志，2007 年 02 期
［关键词］伤疾；柏林接骨散；苗药

［标题］六枝长角苗验方选介
［作者］刘亮；杜江；王建凯
［机构］贵阳中医学院（550002）
［刊名］贵阳中医学院学报，2007 年 02 期
［关键词］苗族医药；长角苗；秘验方

［标题］我国民族药发展现状及存在问题
［作者］何雁；刘勇；罗晓健；李毅；王跃生；吕爱平；杨世林
［机构］江西中医学院（330000）
［刊名］中草药，2006 年 12 期
［关键词］民族药；苗医药

［标题］贵州苗、水、布依、仡佬四种民族药的比较研究（四）
［作者］任明波；张晓曼；黄静；杨理明；赵俊华；潘炉台
［机构］贵阳中医学院民族医药研究所（550002）
［刊名］中国民族民间医药杂志，2006 年 06 期
［关键词］贵州；苗药

［标题］苗药药理学初论
［作者］耿晓照
［机构］贵阳中医学院基础部功能实验室（550002）
［刊名］中国民族民间医药杂志，2006 年 06 期
［关键词］苗药；药理

［标题］苗族医药将结束口传心授历史——写在《苗族医

学》出版发行之际

［作者］黄仁健

［机构］黔东南州科学技术局（556000）

［刊名］中国民族民间医药杂志，2006 年 06 期

［关键词］苗族医药

［标题］西部苗医对风湿类疾病的分类和诊疗方法

［作者］杜江；赵能武；赵俊华；张兵锋

［机构］贵州省中医药研究院民族医药研究所（550002）

［刊名］中国民族医药杂志，2006 年 06 期

［关键词］苗族医药；风湿类疾病；诊断要点；治疗方法

［标题］苗药观音草在民间的使用及开发应用情况

［作者］徐宏；杜江

［机构］贵阳中医学院（550002）

［刊名］中国民族医药杂志，2006 年 05 期

［关键词］苗药；观音草；苗族验方；开发应用

［标题］苗瑶语民族医药文化探源

［作者］田华咏；田菂

［机构］湖南湘西自治州民族医药研究所（416000）

［刊名］中国民族医药杂志，2006 年 05 期

［关键词］苗瑶畲医学；苗瑶语族；盘瓠文化

［标题］苗医的组方原则及方剂特点分析

［作者］杜江

［机构］贵阳中医学院（550002）

［刊名］中国民族医药杂志，2006 年 05 期

［关键词］苗族医药；苗医方剂；方剂特点；组方原则

[标题] 止咳化痰苗药对 COPD 患者血清 IL－8 和 TNF－α 水平干扰的临床观察

[作者] 葛正行；谭韬

[机构] 贵阳中医学院第二附属医院（550002）

[刊名] 中国民族医药杂志，2006 年 02 期

[关键词] COPD 患者；止咳化痰苗药；白细胞介素 8；肿瘤坏死因子

[标题] 苗医“六大六小脉诀”之肺脾命脉理浅探

[作者] 熊传桀；曾定伦；雷正荣

[机构] 重庆市中医院（400000）

[刊名] 云南中医学院学报，2006 年 S1 期

[关键词] 苗医；六大六小脉诀；肺脉；脾脉；命脉

[标题] 苗族医药开发研究运用的问题与对策

[作者] 李明文

[机构] 贵州省黔东南州民族医药研究所（556000）

[刊名] 云南中医学院学报，2006 年 S1 期

[关键词] 传统医药；民族医药；苗族医药

[标题] 苗药痹痛消胶囊治疗风湿性关节炎 100 例

[作者] 祝均辉；杨菊芳；向阳

[机构] 湖北省咸丰县中医院（445300）

[刊名] 云南中医学院学报，2006 年 S1 期

[关键词] 苗药；痹痛消胶囊；风湿性关节炎

[标题] 苗药六月疏肝散治疗经行乳房胀痛 52 例

[作者] 李昌禹；李凡益

[机构] 贵州黔南州中医院民族医药研究所（556000）
[刊名] 云南中医学院学报，2006 年 S1 期
[关键词] 经行乳房胀痛；苗药；六月疏肝散；临床治疗

[标题] 黔南苗医药对疾病的认识分类和命名初探
[作者] 文明昌；文江波
[机构] 贵州省黔南州中医院民族医药研究所（558000）
[刊名] 云南中医学院学报，2006 年 S1 期
[关键词] 民族医药；苗医药；疾病分类；疾病命名

[标题] 苗族医药开发研究运用的问题与对策
[作者] 李明文
[机构] 贵州省黔东南州民族医药研究所（558000）
[刊名] 云南中医学院学报，2006 年 S1 期
[关键词] 传统医药；民族医药；苗族医药

[标题] 苗医“四大筋脉”学说的探讨
[作者] 杜江
[机构] 贵阳中医学院民族医药研究所（550002）
[刊名] 中华中医药杂志，2006 年 10 期
[关键词] 民族医药；苗族医药；四大筋脉；理论探索

[标题] 黔东南州苗药研究开发的前景
[作者] 张厚良
[机构] 贵州省黔东南州科技局（558000）
[刊名] 亚太传统医药，2006 年 07 期
[关键词] 民族医药；苗药；贵州；开发

[标题] 苗医用药的基本规律
[作者] 杜江

[机构] 贵阳中医学院（550002）
[刊名] 亚太传统医药，2006 年 06 期
[关键词] 苗族医药；苗族药；用药规律

[标题] 苗族医药数据库的深层次开发
[作者] 张季芳；王华南；房芸；罗寰；潘明茜
[机构] 贵阳中医学院图书馆（550002）
[刊名] 贵阳中医学院学报，2006 年 06 期
[关键词] 苗族医药；数据库

[标题] 贵州苗、水、布依、仡佬四种民族药的比较研究（三）
[作者] 黄静；杨理明；张晓曼
[机构] 贵州省药品检验所（550002）
[刊名] 中国民族民间医药杂志，2006 年 05 期
[关键词] 贵州；民族药；苗药

[标题] 贵州苗、水、布依、仡佬四种民族药的比较研究（二）
[作者] 杨理明；黄静；张晓曼
[机构] 贵州省药品检验所（550002）
[刊名] 中国民族民间医药杂志，2006 年 04 期
[关键词] 贵州；民族药；苗药

[标题] 嘎娄陡佳
[作者] 陆科闵
[机构] 黔东南州民族医药研究所（558000）
[刊名] 中国民族民间医药杂志，2006 年 04 期
[关键词] 两纲五经；天地人气血水；冷热平衡；内外兼治

[标题] 止咳化痰苗药及中药配伍对 COPD 大鼠模型中 TGF－β－1 因子的拮抗

［作者］葛正行；范新民
［机构］贵阳中医学院第二附属医院呼吸内科（550000）
［刊名］中国中医基础医学杂志，2006 年 04 期
［关键词］COPD；止咳化痰苗药；转化生长因子 β1

［标题］从苗族原始神话探寻远古苗族医药文化
［作者］田华咏
［机构］湘西自治州民族医药研究所（416000）
［刊名］中国民族民间医药杂志，2006 年 03 期
［关键词］苗族；医药文化史

［标题］贵州苗、水、布依、仡佬四种民族药的比较研究
［作者］裴栋；杨理明；黄静
［机构］贵阳中医学院民族医药研究所（550002）
［刊名］中国民族民间医药杂志，2006 年 03 期
［关键词］苗药；水药；布依药；仡佬药；比较研究

［标题］天角遗方（二）
［作者］欧志安
［机构］湖南省凤凰县中医院（416200）
［刊名］中国民族民间医药杂志，2006 年 03 期
［关键词］苗医；方药

［标题］天角遗方（一）
［作者］欧志安
［机构］湖南省凤凰县中医院（416200）
［刊名］中国民族民间医药杂志，2006 年 02 期
［关键词］苗医；方药

［标题］《中华本草·苗药卷》结题报告

［作者］邱德文；吴元黔
［机构］贵阳中医学院（550002）
［刊名］贵阳中医学院学报，2006 年 03 期
［关键词］民族药；苗药；中华本草；报告

［标题］苗族医药的盛世华章——《中华本草·苗药卷》评介
［作者］田华咏
［机构］湘西自治州民族医药研究所（416000）
［刊名］贵阳中医学院学报，2006 年 03 期
［关键词］本草；中华本草；苗药

［标题］高效液相色谱法测定苗药制剂结石消胶囊剂中盐酸巴马汀的含量
［作者］陈爱民；陈庆；靳凤云
［机构］贵州康诺制药有限公司（550000）
［刊名］贵阳中医学院学报，2006 年 01 期
［关键词］高效液相色谱法；结石消胶囊；盐酸巴马汀；含量测定

［标题］苗药倍针汤不同比例组方的抑菌效果的实验研究
［作者］蔡琨；冯华；田维毅
［机构］贵阳中医学院（550002）
［刊名］贵阳中医学院学报，2006 年 01 期
［关键词］倍针汤；混料均匀设计；组方研究

［标题］民族医药学文献整理的一株新花——《中华本草·苗药卷》评价
［作者］左言富
［机构］南京中医药大学（210000）

［刊名］南京中医药大学学报（自然科学版），2006年02期
［关键词］中华本草；苗药

［标题］贵阳孟关苗医秘验方选介
［作者］程哲利；田振华；吴家其；杜江
［机构］贵阳中医学院（550002）
［刊名］中国民族民间医药杂志，2006年02期
［关键词］贵阳孟关；苗医；秘验方

［标题］苗药清火养元胶囊治疗火热证临床观察
［作者］梁山；黄桂峰
［机构］贵阳中医学院一附院（550001）
［刊名］中国民族医药杂志，2006年01期
［关键词］清火养元胶囊；火热证；苗医药疗法

［标题］贵州苗药研究评价与产业化发展
［作者］冉懋雄
［机构］贵州省中医药研究院中药研究所（550002）
［刊名］中国现代中药，2006年03期
［关键词］苗药；产业化

［标题］苗药分公母简介
［作者］杨德胜
［机构］湖南吉首大学医学院（416000）
［刊名］中国民间疗法，2006年05期
［关键词］苗药

［标题］论黔南苗医药特色
［作者］文明昌
［机构］贵州省黔南州中医院民族医药研究所（558000）

[刊名] 中国民间疗法，2006 年 02 期
[关键词] 苗医药；黔南

[标题] 孟关苗医特殊诊断治疗疾病方法选介
[作者] 程哲利；田振华；吴家其
[机构] 贵阳中医学院（550002）
[刊名] 中国民族民间医药杂志，2006 年 01 期
[关键词] 贵阳孟关；苗族；特殊方法；疾病

[标题] 贵州民族民间常用花类药物的应用
[作者] 田振华
[机构] 贵州中医药研究院中药研究所（550002）
[刊名] 中国民族民间医药杂志，2006 年 01 期
[关键词] 花类药物；苗药
[标题] 苗族的传统医药
[作者] 阿土
[机构] 不详
[刊名] 贵州民族研究，2006 年 01 期
[关键词] 苗族医药

[标题] 苗药双金胃疡胶囊治疗胃、十二指肠溃疡体会
[作者] 龙美姣
[机构] 湖南省安化县第二人民医院（413522）
[刊名] 中外健康文摘．医药月刊，2006 年 01 期
[关键词] 苗药；双金胃疡胶囊；十二指肠溃疡

[标题] 论苗族医药基础理论研究的缺陷
[作者] 麻勇斌
[机构] 贵州省社会科学院（550000）

[刊名] 贵州社会科学，2006年01期
[关键词] 苗族医药；医行为；药行为

[标题] 倾情领略：绚烂的苗医药文化
[作者] 杨楹
[机构] 不详
[刊名] 中国医药指南，2005年11期
[关键词] 苗族；医药文化

[标题] 贵州苗族医药研究与开发概况
[作者] 杜江
[机构] 贵阳中医学院民族医药研究所（550002）
[刊名] 世界科学技术－中医药现代化，2005年02期
[关键词] 苗族医药；苗药开发；苗药产业化

[标题] 苗医药学科的发展趋势分析
[作者] 杜江
[机构] 贵阳中医学院民族医药研究所（550002）
[刊名] 中国民族医药杂志，2005年04期
[关键词] 苗族医药；学科发展；趋势分析

[标题] 黔东武陵山区的苗族医药特点及治疗方法研究
[作者] 朱翠萍
[机构] 贵阳医学院医院（550002）
[刊名] 中国民族民间医药杂志，2005年06期
[关键词] 苗族医药；特点；治疗方法；研究

[标题] 苗药促骨生长散治疗骨折骨痂不长20例
[作者] 熊招
[机构] 云南省呈贡县熊氏诊所（650500）

[刊名] 中国民族民间医药杂志，2005 年 06 期
[关键词] 苗药；促骨生长散；骨痂不长

[标题] 吉祥草的鉴别
[作者] 佘永红；米长忠；周顺
[机构] 湘西自治州药品检验所（416000）
[刊名] 中国民族民间医药杂志，2005 年 05 期
[关键词] 吉祥草；性状鉴别；显微鉴别

[标题] 六枝长角苗的一些特殊诊疗方法
[作者] 杜江；胡成刚；潘炉台；赵俊华
[机构] 贵阳中医学院民族医药研究所（550002）
[刊名] 中国民族民间医药杂志，2005 年 05 期
[关键词] 苗族医药；长角苗；诊断方法；治疗方法

[标题] 苗药烫伤油治疗 140 例烧烫伤临床观察
[作者] 文明昌；文江波
[机构] 贵州省黔南州中医院（558000）
[刊名] 中国民族医药杂志，2005 年 06 期
[关键词] 烧烫伤；苗药；烫伤油

[标题] 苗药—头花蓼研究综述
[作者] 李孟林；梁斌；姚强
[机构] 贵州威门药业股份有限公司（550000）
[刊名] 中国医院用药评价与分析，2005 年 06 期
[关键词] 苗药；头花蓼

[标题] 试论苗族医学的生态智慧
[作者] 陈浩林；崔箭
[机构] 中央民族大学（100000）

［刊名］中国民族民间医药杂志，2005 年 05 期
［关键词］苗族医学；生态智慧

［标题］苗族医药基础理论研究的“哲学缺失”与“哲学思想套用不当”
［作者］麻勇斌
［机构］贵州省社会科学院文化研究所（550000）
［刊名］贵州师范大学学报（社会科学版），2005 年 05 期
［关键词］苗族医药；哲学缺失；套用不当

［标题］论广西苗医疾病诊断的“七十二风症”
［作者］胡成刚；赵俊华；韦波
［机构］贵阳中医学院民族医药研究所（550002）
［刊名］贵阳中医学院学报，2005 年 04 期
［关键词］广西苗医；“七十二风症”；诊断治疗

［标题］对贵州苗族医药保护的思考
［作者］刘维蓉
［机构］贵阳中医学院（550002）
［刊名］贵阳中医学院学报，2005 年 04 期
［关键词］贵州苗族医药；新药行政保护；中药品种保护；专利保护

［标题］苗族医药数据库的开发与应用
［作者］张季芳；王华南；庄田畋
［机构］贵阳中医学院图书馆（550002）
［刊名］贵阳中医学院学报，2005 年 04 期
［关键词］苗族医药；数据库

［标题］苗族用药特点与相关习俗

［作者］田振华
［机构］贵州省中医药研究院中药研究所（550002）
［刊名］中国民族民间医药杂志，2005 年 04 期
［关键词］苗族；用药特点

［标题］贵州苗族部分药材的基原订正
［作者］孙济平；何顺志；叶玉珊
［机构］贵阳中医学院药学系（550002）；
［刊名］中国药学杂志，2005 年 03 期
［关键词］贵州；苗族药材；基原；订正

［标题］苗族黑骨藤有效部位的筛选研究
［作者］陈庆；靳凤云；陈华国
［机构］贵阳中医学院第一附属医院（550001）
［刊名］中国民族民间医药杂志，2005 年 03 期
［关键词］黑骨藤；水提物；醇提物；石油醚提取物

［标题］苗医药治疗肺结核秘验方拾遗
［作者］张兵锋；杜江
［机构］贵阳中医学院民族医药研究所（550002）
［刊名］中国民族民间医药杂志，2005 年 03 期
［关键词］苗医药；肺结核

［标题］苗药牛血莲的生药学研究
［作者］周顺；米长忠；佘永红
［机构］湘西州民族中医院（416000）
［刊名］中国民族民间医药杂志，2005 年 02 期
［关键词］苗药；牛血莲；生药学研究

［标题］苗族医药传统知识体系中的“元哲学思想丛结”

［作者］麻勇斌
［机构］贵州省社会科学院文化研究所（550000）
［刊名］贵州师范大学学报（社会科学版），2005 年 04 期
［关键词］苗族医药；传统知识；元哲学

［标题］贵州六盘水苗医验方选
［作者］彭朝霞；赵能武；杜江
［机构］六盘水市药品检验所（553000）
［刊名］中国民族民间医药杂志，2005 年 02 期
［关键词］贵州六盘水；苗医；验方

［标题］湘西苗族百草汤常用组成药物调查
［作者］杨德胜；杨德泉
［机构］吉首大学医学院（416000）
［刊名］中国民族民间医药杂志，2005 年 01 期
［关键词］苗族；百草汤

［标题］苗药冷水花的生药学研究
［作者］王贵英；李成先
［机构］贵州省遵义市药品检验所（563002）
［刊名］中国民族医药杂志，2005 年 01 期
［关键词］冷水花；苗药；生药鉴定

［标题］苗族医药学发展简史述略（下）
［作者］吴元黔
［机构］贵阳中医学院教务处（550002）
［刊名］贵阳中医学院学报，2005 年 02 期
［关键词］苗族；苗族医药学；发展史

［标题］苗族正骨方药"恶罗汉"的药理药效及其制备

[作者] 马太江；古世培
[机构] 西南民族大学民族研究院（650000）
[刊名] 西南民族大学学报（自然科学版），2005 年 01 期
[关键词] 恶罗汉；药理药效；制备

[标题] 几种具有苗医特色的"望诊"方法
[作者] 孙济平；杜江
[机构] 贵阳中医学院（550002）
[刊名] 中国民族医药杂志，2005 年 01 期
[关键词] 苗族医；诊断；望诊

[标题] 苗药三百接骨刺老苞汤治疗腰腿综合征
[作者] 祝均辉；黄昌辉；陈睦易
[机构] 湖北省咸丰县中医院（445300）
[刊名] 湖北中医杂志，2005 年 01 期
[关键词] 腰腿综合征；中医药疗法；三百接骨刺老苞汤；苗药

[标题] 苗族医药学发展史述略（中）
[作者] 吴元黔
[机构] 贵阳中医学院教务处（550002）
[刊名] 贵阳中医学院学报，2005 年 01 期
[关键词] 苗族；苗族医药学；发展史

[标题] 苗医预防保健的方法浅谈
[作者] 杜江；张兵锋
[机构] 贵州省中医药研究院民族医药研究所（550002）
[刊名] 中国民族医药杂志，2004 年 S1 期
[关键词] 苗医；预防保健；习俗

[标题] 苗医治肿瘤验方
[作者] 石银双
[机构] 湖南省凤凰县木里乡万溶江村苗医诊所（416300）
[刊名] 中国民族医药杂志，2004 年 S1 期
[关键词] 肿瘤；苗医；验方

[标题] 苗医苗药单验方应用浅析
[作者] 文明昌；文江波
[机构] 贵州省黔南州中医院民族医药研究所（558000）
[刊名] 中国民族医药杂志，2004 年 S1 期
[关键词] 苗药；单方验方

[标题] 蕨类药用植物在苗族医药中的应用
[作者] 田振华
[机构] 贵州省中医研究院（550002）
[刊名] 中国民族医药杂志，2004 年 S1 期
[关键词] 蕨类；药用植物；苗族医药

[标题] 苗医对自然疗法的粗浅探讨
[作者] 刘起贵
[机构] 贵州省镇宁县兴电路 5 号（651200）；
[刊名] 中国民族医药杂志，2004 年 S1 期
[关键词] 自然疗法；苗医；认识

[标题] 苗医冲气蒸疗法的临床应用
[作者] 田仁海；龙爱国
[机构] 湖南省花垣县雅桥乡卫生院（416409）
[刊名] 中国民族医药杂志，2004 年 S1 期
[关键词] 苗医；蒸汽疗法；临床应

［标题］浅谈保护苗族医药资源
［作者］罗昭金；罗俊
［机构］贵州省黔南州中医院（558000）
［刊名］中国民族医药杂志，2004 年 S1 期
［关键词］苗族医药；资源

［标题］苗药方“四大血”形性特征与适应症范围
［作者］曾定伦；熊传棨；王毅刚
［机构］重庆市中医研究院（400013）
［刊名］中国民族医药杂志，2004 年 S1 期
［关键词］“四大血”；形性特征；苗药

［标题］苗医药治疗椎间盘突出症
［作者］吴言发；吴建芬
［机构］湖南省花垣县崇山苗医门诊部（416400）
［刊名］中国民族医药杂志，2004 年 S1 期
［关键词］椎间盘突出症；苗医药；治疗

［标题］苗药桉叶的研究概况
［作者］赵能武；杜江
［机构］贵阳中医学院民族医药研究所（550002）
［刊名］中国民族医药杂志，2004 年 S1 期
［关键词］苗药；桉叶；生药学；植物化学；药理；临床；研究概况

［标题］苗药方“四大血”形性特征与适应症范围
［作者］曾定伦；熊传棨；王毅刚
［机构］重庆市中医研究院（400013）
［刊名］中国民族医药杂志，2004 年 S1 期

[关键词]“四大血”；形性特征；苗药

[标题] 六百水牛鬼田汤治疗前列腺炎 120 例
[作者] 罗贵沅
[机构] 湖南省怀化市府星路狗崽冲百草堂诊所（418000）
[刊名] 中国民族医药杂志，2004 年 S1 期
[关键词] 前列腺炎；“六百水牛鬼田汤”；苗医药

[标题] 贵州苗药“血藤”名实考
[作者] 韦波
[机构] 贵州省中医药研究院民族医药研究所（550002）
[刊名] 中国民族医药杂志，2004 年 S1 期
[关键词] 苗药；血藤名；实考

[标题] 苗药血藤个别品种考辨
[作者] 黎芸；熊传桀；曾定伦
[机构] 重庆市中医研究院（400013）
[刊名] 中国民族医药杂志，2004 年 S1 期
[关键词] 大血藤；虎杖根；茜草根；苗药；鉴别

[标题] 苗药“血藤”豆科品种考辨
[作者] 吴桂华；熊传桀；曾定伦
[机构] 重庆市中医研究院（400013）
[刊名] 中国民族医药杂志，2004 年 S1 期
[关键词] 血藤；豆科；苗药；考辩

[标题] 苗药“血藤”五味子科品种考辨
[作者] 熊传桀；吴桂华；黎芸
[机构] 重庆市中医研究院（400013）
[刊名] 中国民族医药杂志，2004 年 S1 期

［关键词］血藤；五味子科；苗药；考辨

［标题］苗药“七百龙鸡凤金汤”治疗附件炎经验介绍
［作者］罗其林；李德秀
［机构］湖南省怀化市府星路狗崽冲“百草堂”诊所（418000）；
［刊名］中国民族医药杂志，2004 年 S1 期
［关键词］苗药；附件炎

［标题］苗药三百接骨刺老苞汤治疗腰腿综合征 60 例疗效观察
［作者］祝均辉；黄昌辉；陈睦易
［机构］湖北咸丰县中医院苗药研究室（445600）
［刊名］中国民族医药杂志，2004 年 S1 期
［关键词］苗药；腰腿综合征

［标题］苗药拔毒酊、消疣清毒剂治尖锐湿疣 300 例体会
［作者］石启双
［机构］湖南怀化市狗崽冲鹤城区医学会门诊部（418000）
［刊名］中国民族医药杂志，2004 年 S1 期
［关键词］苗药；尖锐湿疣

［标题］苗药“飞蛾汤”治疗喉痛 56 例观察
［作者］李凡益；郭桂轩
［机构］贵州省黔南州中医院民研所（558000）
［刊名］中国民族医药杂志，2004 年 S1 期
［关键词］苗药；喉痛

［标题］苗药综合疗法治疗丘疹性荨麻疹
［作者］李知禄

[机构] 湖南省城步苗族自治县人民医院（422500）
[刊名] 中国民族医药杂志，2004 年 S1 期
[关键词] 丘疹性荨麻疹；苗药；外治法

[标题] 苗药生骨丸治疗 13 例股骨头坏死总结
[作者] 吴康远；吴增堂
[机构] 贵州省黔东南自治州民族医药研究所（556600）
[刊名] 中国民族医药杂志，2004 年 S1 期
[关键词] 股骨头坏死；生骨丸；苗药

[标题] 苗药莲乌骨痨丸治疗骨关节结核 43 例
[作者] 吴康远；吴增堂
[机构] 贵州省黔东南自治州民族医药研究所（556600）
[刊名] 中国民族医药杂志，2004 年 S1 期
[关键词] 骨关节结核；莲乌骨痨丸；苗药

[标题] 苗药三根四草汤治疗急慢性胆囊炎 40 例
[作者] 宋廷洲
[机构] 贵州省天柱县白市镇联合诊所（556605）
[刊名] 中国民族医药杂志，2004 年 S1 期
[关键词] 苗药；三根四草汤；胆囊炎

[标题] 苗药风湿液治疗类风湿性关节炎的临床观察
[作者] 冯桂云
[机构] 湖北省恩施州咸丰县中医院（445600）
[刊名] 中国民族医药杂志，2004 年 S1 期
[关键词] 类风湿性关节炎；风湿液；苗药

[标题] 苗药治疗腰椎间盘突出症 500 例
[作者] 谢槐森

[机构] 湖南省怀化市洪江区邮政局（418200）
[刊名] 中国民族医药杂志，2004 年 S1 期
[关键词] 腰椎间盘突出；治疗；苗药

[标题] 医正骨手法复位与柏林接骨散治疗下肢骨折——附 3014 例下肢骨折分析
[作者] 张东海；张立
[机构] 湖南省龙山县民族骨伤科医院（416000）
[刊名] 中国民族医药杂志，2004 年 S1 期
[关键词] 苗医正骨手法；柏林接骨散；下肢骨折；临床流行病学分析

[标题] 重庆市土家族、苗族医药概况
[作者] 瞿显友；秦松云；刘毅
[机构] 重庆市中药研究院（400000）
[刊名] 中国民族民间医药杂志，2004 年 05 期
[关键词] 重庆；土家族苗族；民族医药；现状

[标题] 苗医苗药单验方应用浅析
[作者] 文明昌；文江波
[机构] 贵州省黔南州中医院民族医药研究所（558000）
[刊名] 中国民间疗法，2004 年 11 期
[关键词] 苗族医药；单验方

[标题] 川黔滇邻区苗族医药文化探析
[作者] 马太江
[机构] 西南民族大学西南民族研究院（610000）
[刊名] 西南民族大学学报（人文社科版），2004 年 11 期
[关键词] 苗族医药；源流；特点

[标题] 苗医便方歌谣选（妇孺门）（三）
[作者] 欧志安；欧中秋
[机构] 湖南省凤凰县民族中医院（416200）
[刊名] 中国民族民间医药杂志，2004 年 06 期
[关键词] 苗医；歌谣

[标题] 贵州苗族草药“水金凤”植物基源调查报告（I）
[作者] 郑林；魏升华
[机构] 贵阳中医学院药学系（550002）
[刊名] 中草药，2004 年 06 期
[关键词] 苗药；基源；调查

[标题] 论苗医护理理念及其在现代护理中的实践作用
[作者] 吴晓丽；李春梅；向红群
[机构] 吉首大学医学院（416000）
[刊名] 中国民族民间医药杂志，2004 年 06 期
[关键词] 苗医护理；护理理念；实践作用

[标题] 自拟苗药排石汤配合黄体酮治疗肾输尿管结石
[作者] 洪东升；
[机构] 湖南凤凰县民族中医院（416200）
[刊名] 中国基层医药，2004 年 06 期
[关键词] 苗药；肾输尿管结石

[标题] 贵州苗族医药要略
[作者] 张朝卿；戎聚全
[机构] 黔南民族医学高等专科学校（558000）
[刊名] 黔南民族医专学报，2004 年 02 期
[关键词] 苗族；医药；概论

[标题] 苗族医药学发展简史述略（上）
[作者] 吴元黔
[机构] 贵阳中医学院教务处（550002）
[刊名] 贵阳中医学院学报，2004 年 04 期
[关键词] 苗族；苗族医药学；发展史

[标题] 苗族“断根药”浅析
[作者] 韦波；周武华；杨立勇；潘炉台
[机构] 贵州省中医药研究院民族医药研究所（550002）
[刊名] 中国民族民间医药杂志，2004 年 04 期
[关键词] 苗族医药；断根药

[标题] 苗医便方歌谣选（外病门）（二）
[作者] 欧志安；欧忠秋
[机构] 湖南省凤凰县民族中医院（416200）
[刊名] 中国民族民间医药杂志，2004 年 04 期
[关键词] 苗医；歌谣

[标题] 苗族药物的类别和命名
[作者] 龙运光；袁涛忠；金鸣昌
[机构] 黔东南自治州民族医药研究所（558000）
[刊名] 中国民族民间医药杂志，2004 年 04 期
[关键词] 苗族药物；类别；命名法

[标题] 苗医便方歌谣选（外病门）
[作者] 欧志安；欧忠秋
[机构] 凤凰县民族中医院（416200）
[刊名] 中国民族民间医药杂志，2004 年 03 期
[关键词] 苗医；歌谣

[标题] 苗药风湿液治疗类风湿性关节炎的临床观察
[作者] 冯桂云
[机构] 咸丰县中医院 (445600)
[刊名] 中国民族民间医药杂志, 2004 年 03 期
[关键词] 类风湿性关节炎; 苗药; 风湿液

[标题] 苗药治疗痹证疼痛 500 例
[作者] 白班荣
[机构] 贵州省施秉县大桥头回春堂诊所 (556200)
[刊名] 中国民间疗法, 2004 年 03 期
[关键词] 苗药; 痹证

[标题] 略论苗药学基础
[作者] 冉懋雄
[机构] 贵州省中医药研究院中药研究所 (550002)
[刊名] 中药研究与信息, 2004 年 01 期
[关键词] 苗药学; 基础

[标题] 苗药肾康灵汤治疗肾小球肾炎 40 例报告
[作者] 文明昌
[机构] 黔南州中医院民族医药研究所 (558000)
[刊名] 贵阳中医学院学报, 2003 年 03 期
[关键词] 肾小球肾炎; 苗药; 肾康灵

[标题] 苗族医药治疗牛皮癣 188 例临床观察
[作者] 文明昌; 罗岑梅; 蒙景惠
[机构] 贵州省黔南民族医药研究所 (558000)
[刊名] 贵阳中医学院学报, 2003 年 02 期
[关键词] 苗族医药; 牛皮癣; 辨证分型

[标题] 土家族苗族民间医药摭拾
[作者] 赵敬华
[机构] 湖北民族学院医学院（445000）
[刊名] 中国民族医药杂志，2003 年 02 期
[关键词] 土家族医药；苗族医药；验方

[标题] 恩施土家族、苗族医药学的形成及现状
[作者] 赵敬华；赵晖
[机构] 湖北民族学院医学院（445000）
[刊名] 中国民族民间医药杂志，2003 年 01 期
[关键词] 土家族；苗族；医药学；药物资源；临床应用

[标题] 蛇伤与苗药
[作者] 罗安阔；罗安书
[机构] 贵州雷山县方祥五步蛇研究室（557100）
[刊名] 蛇志，2003 年 02 期
[关键词] 苗药；蛇伤

[标题] 自拟消疣散治疗扁平疣 125 例
[作者] 张臻福
[机构] 贵州省台江苗族医药研究所（556300）
[刊名] 中医药研究，2002 年 02 期
[关键词] 消疣散；扁平疣；苗医苗药

[标题] 苗族药物金铁锁研究进展
[作者] 王学勇；邱德文；蒋朝晖
[机构] 贵阳中医学院（550002）
[刊名] 中国中医基础医学杂志，2002 年 11 期
[关键词] 金铁锁；苗药；总皂甙

[标题] 苗医妙方除风湿
[作者] 杨国秀
[机构] 不详
[刊名] 养生月刊，2002 年 11 期
[关键词] 苗医药；风湿

[标题] 苗医治疗消化系统疾病常用药
[作者] 周凯林；杨立勇；潘炉台
[机构] 六盘水市药检所（553000）
[刊名] 中国民族民间医药杂志，2002 年 06 期
[关键词] 苗医；消化系统疾病

[标题] 苗族族源与苗族医药溯源探讨
[作者] 冉懋雄
[机构] 贵州省中药研究所（550002）
[刊名] 中国民族民间医药杂志，2002 年 06 期
[关键词] 苗族族源；苗族医药；溯源

[标题] 苗药的开发研究及其前景展望
[作者] 邱德文；李建银
[机构] 贵阳中医学院（550002）
[刊名] 中国民族民间医药杂志，2002 年 05 期
[关键词] 苗药；开发研究；前景展望

[标题] 苗医经验方拾遗
[作者] 周凯林；杨立勇；潘炉台
[机构] 贵州省六盘水市药检所（553000）
[刊名] 中国民族民间医药杂志，2002 年 05 期
[关键词] 苗医；经验方

[标题] 苗族方药“爱福宁合剂”的抗癌作用
[作者] 赵新环；谢正富
[机构] 康本苗族医药研究所（550000）
[刊名] 中国民族民间医药杂志，2002 年 04 期
[关键词] 苗药；爱福宁合剂；抗癌

[标题] 贵州民族医药的比较研究
[作者] 胡成刚；潘炉台；赵俊华
[机构] 贵阳中医学院民族医药研究所（550002）
[刊名] 中国民族民间医药杂志，2002 年 03 期
[关键词] 贵州；民族医药；中医药学；比较研究

[标题] 苗族药三月泡的品种鉴定和成分研究
[作者] 王世清；潘文刚；张志勇
[机构] 贵阳中医学院中药系（550002）
[刊名] 中国民族民间医药杂志，2002 年 01 期
[关键词] 三月泡；品种鉴定；成分研究

[标题] 苗药“野牛铁虎了麦汤”治疗肺痈 108 例
[作者] 罗其林
[机构] 湖南省怀化市府星路 179 号百草堂（418000）
[刊名] 中国民族民间医药杂志，2002 年 01 期
[关键词] 苗药；“野牛铁虎了麦汤”；肺痈

[标题] 苗族医药中的敷熨疗法
[作者] 冉懋雄；周厚琼；王朝碧
[机构] 贵州省中药研究所（550002）
[刊名] 中国临床医生，2001 年 07 期
[关键词] 苗族医药；敷熨疗法

[标题] 苗族医药中的针疗
[作者] 冉懋雄；周厚琼；王朝碧
[机构] 贵州省中药研究所（550002）
[刊名] 中国临床医生，2001 年 06 期
[关键词] 苗族医药；针疗

[标题] 苗族医药中的放血割脂疗法
[作者] 冉懋雄；周厚琼；王朝碧
[机构] 贵州省中药研究所（550002）
[刊名] 中国临床医生，2001 年 05 期
[关键词] 苗族医药；放血割脂疗法

[标题] 传统苗药治疗腰腿痛 150 例临床总结分析
[作者] 李建南；张聚虹；熊啃德
[机构] 云南省玉溪市澄江县中医医院（653100）
[刊名] 云南中医中药杂志，2001 年 06 期
[关键词] 苗药；腰腿痛；临床分析

[标题] 贵州苗族医药开发应用研究的主要思路
[作者] 王敏；翟信长
[机构] 贵阳中医学院（550002）
[刊名] 中国民族民间医药杂志，2001 年 06 期
[关键词] 苗族医药；开发；应用；研究

[标题] 贵州苗药新发展
[作者] 冉懋雄
[机构] 贵州省中药研究所（550002）
[刊名] 中药材，2001 年 05 期
[关键词] 贵州；苗族；传统药；开发

[标题] 苗医热水泡脚的保健作用
[作者] 张琳
[机构] 湖南省凤凰县民族中医院（416200）
[刊名] 中国民族医药杂志，2001 年 03 期
[关键词] 苗医；热水泡脚；保健作用

[标题] 湘西土家族医、苗族医调查报告
[作者] 诸国本
[机构] 中国民族医药学会（100700）
[刊名] 中国民族医药杂志，2001 年 02 期
[关键词] 土家族医药；苗族医药；湘西；调查

[标题] 苗医的热敷疗法
[作者] 杨晓冬；刘栋梁；梁丽朝
[机构] 不详
[刊名] 中国民族，2001 年 07 期
[关键词] 苗医；热敷疗法

[标题] 苗药阿姆鼎治疗高血脂 68 例临床观察
[作者] 陆一纯
[机构] 贵州省黔东南自治州人民医院（556000）
[刊名] 中国民族民间医药杂志，2001 年 02 期
[关键词] 苗药；高血脂

[标题] 贵州苗族药开发应用简史
[作者] 谭学林
[机构] 贵阳中医学院（550002）
[刊名] 中国民族民间医药杂志，2001 年 02 期
[关键词] 苗族医药；民族医史；苗药开发应用

[标题] 苗族医药理论体系概述
[作者] 陆科闵
[机构] 贵州省黔东南自治州民族医药研究所（556000）
[刊名] 中国民族民间医药杂志，2000 年 06 期
[关键词] 苗族医药；理论

[标题] 论口承民族医药学
[作者] 曾育麟
[机构] 云南中医学院（650000）
[刊名] 中国民族民间医药杂志，2000 年 05 期
[关键词] 民族医药学；苗医

[标题] 试论苗医侗医诊断疾病之异同
[作者] 郑曙光；危莉；崔和敏
[机构] 贵州省中医研究所（550002）
[刊名] 中国民族医药杂志，2000 年 04 期
[关键词] 苗医；侗医；诊断

[标题] 苗医侗医布依医传统疗法略述
[作者] 危莉；郑曙光；崔和敏
[机构] 贵州省中医研究所（550002）
[刊名] 中国民族医药杂志，2000 年 03 期
[关键词] 传统疗法；苗医；侗医；布依医

[标题] 苗医热敷疗法的应用
[作者] 杨晓冬；刘栋梁；梁丽朝
[机构] 贵州省荣军康复医院（550000）
[刊名] 中国民族医药杂志，2000 年 02 期
[关键词] 苗医；热敷疗法

[标题] 苗族医药验方“来兴仰加”的临床研究
[作者] 张培琴
[机构] 贵阳中医学院第一附属医院（550001）
[刊名] 中国民族民间医药杂志，2000 年 02 期
[关键词] 苗族医药；来兴仰加；临床研究

[标题] 苗族早期医药活动特点初探
[作者] 谭学林
[机构] 贵州省贵阳中医学院基础部（550002）
[刊名] 中华医史杂志，2000 年 02 期
[关键词] 苗族医药；巫医合一

[标题] 贵州民族医药走向市场与前景展望
[作者] 冉懋雄
[机构] 贵州省中药研究所（550002）
[刊名] 中国民族民间医药杂志，2000 年 05 期
[关键词] 民族医药；苗族医药

[标题] 苗医正骨法与柏林接骨散治疗 287 例骨折临床疗效观察
[作者] 张东海；张立；田华咏
[机构] 湖南省龙山县民族骨伤科医院（416800）
[刊名] 中国民族民间医药杂志，2000 年 04 期
[关键词] 骨折；柏林接骨散；苗医正骨疗法

[标题] 苗药—伤蒙 Sangbmongb
[作者] 谭家华
[机构] 贵阳中医学院第一附属医院（550001）
[刊名] 中国民族民间医药杂志，2000 年 03 期

[关键词] 苗药；一伤蒙

[标题] 苗侗医疾病分类对比初探
[作者] 危莉；崔和敏；郑曙光
[机构] 贵州省中医研究所（550002）
[刊名] 中国民族民间医药杂志，2000 年 02 期
[关键词] 苗医；侗医；疾病分类

[标题] 略论贵州苗族医药的发展历程与医理方药特色
[作者] 冉懋雄；陈德媛；包骏
[机构] 贵州省中药研究所（550002）
[刊名] 中国民族民间医药杂志，2000 年 01 期
[关键词] 苗族医药；医理方药

[标题] 苗族医药的外治法
[作者] 王朝碧；邢伟莺
[机构] 贵州省医药卫生学会办公室（550000）
[刊名] 贵州医药，2000 年 01 期
[关键词] 苗族医药；外治法

[标题] 贵州苗医翻类与侗医痧证对比
[作者] 崔和敏；郑曙光；危莉
[机构] 贵州省中医研究所（550002）
[刊名] 中国民族医药杂志，1999 年 03 期
[关键词] 贵州；苗医；翻类

[标题] 浅谈两则苗药验方
[作者] 欧琬
[机构] 湖南省会同县广坪中心卫生院（418300）
[刊名] 中国民族民间医药杂志，1999 年 06 期

[关键词] 苗药；验方

[标题] 苗药“克痹液”治疗坐骨神经痛168例疗效观察
[作者] 周德忠；张升铭；萧成纹
[机构] 湖南省怀化市民族民间医药研究会（418000）
[刊名] 中国民族民间医药杂志，1999年05期
[关键词] 苗药；酒剂；坐骨神经痛

[标题] 苗族医药探源论
[作者] 冉懋雄
[机构] 贵州省中药研究所（550002）
[刊名] 中国民族民间医药杂志，1999年04期
[关键词] 苗族医药；探源

[标题] 贵州苗医“三百鬼灯九金汤”治疗慢性咽喉炎218例
[作者] 罗其林
[机构] 湖南省怀化市府星路“百草堂”（418000）
[刊名] 中国民族民间医药杂志，1999年04期
[关键词] 苗医；三百鬼灯九金汤；慢性咽喉炎

[标题] 苗族药“乙肝散”治疗乙型肝炎320例小结
[作者] 彭继铁；周德忠
[机构] 湖南麻阳县苗医诊所（419407）
[刊名] 中国民族民间医药杂志，1999年04期
[关键词] 苗医药；乙肝散；乙型肝炎

[标题] 土家族苗族医药治验举隅
[作者] 赵晖
[机构] 江苏省南京中医药大学（210000）
[刊名] 中国民族医药杂志，1999年02期

[关键词] 苗族医药；临床治验

[标题] 苗药“消痔散”治疗内痔出血水肿92例临床观察
[作者] 熊彪；罗登翠；熊安富
[机构] 贵州省安龙县龙广熊氏医院（552400）
[刊名] 中国民族民间医药杂志，1999年01期
[关键词] 苗药；消痔散；内痔

[标题] 苗族与布依族的骨伤民间疗法
[作者] 刘栋梁；林开中
[机构] 贵州省荣军康复医院（550000）
[刊名] 中国民族医药杂志，1998年04期
[关键词] 苗医药；骨伤；民间疗法

[标题] 土家医苗医经疾症候对比
[作者] 田华咏
[机构] 湖南省湘西自治州民族医药研究所（416000）
[刊名] 中国民族医药杂志，1998年03期
[关键词] 苗医；经疾症候

[标题] 苗药祛风止痛涂膜剂的临床初探
[作者] 杜江；李丹阳
[机构] 贵州省中医研究所（550002）
[刊名] 中国民族医药杂志，1998年02期
[关键词] 风湿痛；苗族药；临床观察

[标题] 苗药筋骨伤药水治疗肩周炎103例临床疗效观察
[作者] 陆一纯
[机构] 贵州省黔东南自治州人民医院（556000）
[刊名] 中国民族医药杂志，1998年01期

[关键词] 肩周炎；筋骨伤药水；苗药；疗效观察

[标题] 苗医验方马蹄香汤治疗小儿食滞腹泻
[作者] 刘增海
[机构] 云南省南涧县浪沧乡卫生院（675700）
[刊名] 中国民间疗法，1998 年 06 期
[关键词] 苗医；验方；小儿食滞腹泻

[标题] 从苗族用火遗风看其早期医疗保健成就
[作者] 谭学林
[机构] 贵阳中医学院（550002）
[刊名] 中华医史杂志，1998 年 01 期
[关键词] 苗族；火俗；医疗保健；渊源

[标题] 苗医药苗岭奇葩
[作者] 杨昌文
[机构] 贵州省民族研究所（550002）
[刊名] 民族团结，1998 年 10 期
[关键词] 苗医药

[标题] 苗族药红根药材的质量标准研究
[作者] 王永发；茶旭；胡祥富
[机构] 云南省中医中药研究所（650000）
[刊名] 云南中医中药杂志，1998 年 01 期
[关键词] 苗族药；红根；质量标准

[标题] 苗药——固公果阿江制剂——“肠康胶囊”的质量标准研究
[作者] 任洁；何广新
[机构] 昆明市药品检验所（650000）

[刊名] 中国民族民间医药杂志，1998年02期
[关键词] 苗药；肠康胶囊；质量标准

[标题] 苗医“天泡灸”治验举隅
[作者] 张云洲；苗晓玲；罗祯训
[机构] 云南中医学院（650000）
[刊名] 中国民族民间医药杂志，1997年06期
[关键词] 苗医；天泡灸

[标题] 自制苗医钩针穿刺治疗皮脂腺囊肿50例的体会
[作者] 文茂杰
[机构] 贵州省黔东族自治州人民医院（556000）
[刊名] 中国民族民间医药杂志，1997年04期
[关键词] 苗医；钩针穿刺；脂腺囊肿

[标题] 浅谈苗族“隔药”用于疾病的预防和治疗
[作者] 王正芊；袁莉；刘瑛
[机构] 贵州省黔东南州民族医药研究所（556000）
[刊名] 中国民族医药杂志，1997年04期
[关键词] 苗医药；隔药

[标题] 苗药治疗闭合性脑外伤19例
[作者] 龙玉山；邓德建
[机构] 湖南省凤凰县民族中医院（416200）
[刊名] 中国民族医药杂志，1997年04期
[关键词] 苗药；闭合性脑外伤

[标题] 苗药香樟和枫树根皮外用治疗面神经麻痹76例
[作者] 朱胜福
[机构] 贵州省都匀黔南民族医专中医教研室（558000）

[刊名] 中国民族民间医药杂志，1997 年 03 期
[关键词] 香樟；枫树；面神经麻痹

[标题] 苗医穴位割脂法治疗小儿疳证 140 例临床观察
[作者] 黄国英
[机构] 广西平果铝业公司医院（530000）
[刊名] 中国民族民间医药杂志，1997 年 03 期
[关键词] 苗医；穴位割脂；小儿疳症

[标题] 民族医对六月雪的应用
[作者] 王正芊；袁莉
[机构] 贵州黔东南州民族医药研究所（556000）
[刊名] 中国民族民间医药杂志，1997 年 01 期
[关键词] 民族医；六月雪；应用

[标题] 苗族民间单方治疗皮肤病的经验简介
[作者] 文茂杰
[机构] 贵州省黔东南州人民医院（556000）
[刊名] 中国民族民间医药杂志，1997 年 01 期
[关键词] 苗医；皮肤病

[标题] 苗药阿雄粉的临床初步观察及抑菌研究
[作者] 吴祖林；王立庄；蔡乾英
[机构] 湖南医科大学附属第二医院（410000）
[刊名] 中医杂志，1996 年 11 期
[关键词] 民族药；苗族；@阿雄粉

[标题] 苗族药膳 3 则
[作者] 杨建香
[机构] 贵州省黔东南苗族侗族自治州中医院（556000）

［刊名］中国民族医药杂志，1996 年 S1 期
［关键词］苗族；药膳

［标题］民族医药研究工作初探
［作者］王厚安
［机构］贵州省中医研究所（550002）
［刊名］中国民族医药杂志，1996 年 S1 期
［关键词］苗族医药；研究工作

［标题］苗医药治疗癫、狂、痫 35 例临床观察
［作者］李金桂；于大坝
［机构］湖南省绥宁县楚南苗医药研究所（422600）
［刊名］中国民族医药杂志，1996 年 04 期
［关键词］苗医药；癫；狂；痫

［标题］土苗医“碧蓉散”治疗胃脘痛
［作者］姜玲；雷永恕
［机构］湖北恩施民族学院医院（445000）
［刊名］中国民族医药杂志，1996 年 02 期
［关键词］苗医；碧蓉散；胃脘痛

［标题］苗药菖蒲的历史初考
［作者］罗文华
［机构］贵州省中医研究所（550002）
［刊名］中国民族医药杂志，1996 年 02 期
［关键词］苗族；菖蒲；民族医药学

［标题］湘西民族药炮制概说
［作者］瞿显友；杨赛兰
［机构］湖南省湘西自治州民族医药研究所（416000）

［刊名］中国民族医药杂志，1996 年 02 期
［关键词］苗药；炮制

［标题］苗医浅说
［作者］吴佑兰
［机构］不详
［刊名］中国民族，1996 年 10 期
［关键词］苗医

［标题］中苗医望指纹之比较
［作者］郑曙光；熊百莉
［机构］贵州省中医研究所（550002）
［刊名］中国民族民间医药杂志，1996 年 04 期
［关键词］苗医；指纹

［标题］恩施土家族、苗族医药初探
［作者］赵敬华；许沛虎；赵晖
［机构］恩施医学高等专科学校（445000）
［刊名］中国民族民间医药杂志，1996 年 04 期
［关键词］苗族医药

［标题］应用苗医折顶手法治疗长骨骨折移位
［作者］龙千里
［机构］贵州省台江县科委苗族医药研究所（556000）
［刊名］中国民族民间医药杂志，1996 年 02 期
［关键词］苗医；折顶手法；长骨骨折

［标题］论毕节地区苗族弩药针刺法的形成和发展
［作者］祝炯奎；祝有学
［机构］贵州省毕节市阴底乡（551700）

［刊名］中国民族民间医药杂志，1996 年 01 期
［关键词］苗族医药；弩药针刺法

［标题］老子与苗族医药——略谈《黄龙秘传》与《道德经》
［作者］李金桂
［机构］湖南省绥宁县楚南苗医药研究所（422000）
［刊名］中国民族医药杂志，1996 年 01 期
［关键词］老子；苗族医药

［标题］苗医熏蒸疗法
［作者］谭学林
［机构］贵阳中医学院（550002）
［刊名］家庭中医药，1996 年 03 期
［关键词］苗医；熏蒸疗法

［标题］土苗医千锤膏治疗跌打损伤的临床应用
［作者］姜国菊；雷艳东
［机构］湖北恩施医专附院民族医药科（445000）
［刊名］中国民族医药杂志，1995 年 01 期
［关键词］苗医药；千锤膏；跌打损伤

［标题］苗医百草图歌
［作者］刘起贵
［机构］贵州省镇宁县（561200）
［刊名］中国民族民间医药杂志，1995 年 05 期
［关键词］苗医；百草图

［标题］湘西土家族苗族民间抗癌动物药的整理
［作者］罗景方
［机构］湖南湘西自治州药品检验所（416000）

[刊名] 中国民族民间医药杂志，1995 年 03 期
[关键词] 苗药；抗癌；动物药

[标题] 苗族用巴豆治疗急慢性骨髓炎体会
[作者] 刘起贵
[机构] 贵州省镇宁县（561200）
[刊名] 中国民族民间医药杂志，1995 年 02 期
[关键词] 苗族医药；巴豆；骨髓炎

[标题] 苗医对药物的分类方法
[作者] 石富龙
[机构] 湖南省古丈县卫生局（416300）
[刊名] 中国民族民间医药杂志，1995 年 04 期
[关键词] 苗药；分类

[标题] 苗医药物薰蒸疗法治疗痹证 117 例临床研究
[作者] 袁庆忠；云忠祥
[机构] 中国中医研究院广西民族医药研究所（530000）
[刊名] 中国民族民间医药杂志，1994 年 06 期
[关键词] 苗医药；薰蒸疗法；痹证

[标题] 苗药复方忙厂药酒治疗冷骨风 278 例疗效观察
[作者] 黄章全
[机构] 贵州省民族民间医药研究会（550000）
[刊名] 中国民族民间医药杂志，1994 年 05 期
[关键词] 苗药；冷骨风

[标题] 疗效特快的苗医掐穴术
[作者] 石国章
[机构] 湖南省湘西州花垣县（416400）

[刊名] 中国民族民间医药杂志，1994 年 04 期
[关键词] 苗医；掐穴术

[标题] 苗族民间蕨类抗癌中草药的整理研究
[作者] 罗景方
[机构] 湖南省湘西自治州药品检验所（416000）
[刊名] 中国民族民间医药杂志，1994 年 04 期
[关键词] 苗药；蕨类；抗癌

[标题] 苗医学体系研究
[作者] 唐永江
[机构] 贵州省松桃县卫生局（554100）
[刊名] 中国民族民间医药杂志，1994 年 02 期
[关键词] 苗医学

[标题] 苗族单味药制剂验效 60 例
[作者] 黄代才；陈兴德；朱显华
[机构] 云南省昭通市科委（657000）
[刊名] 中国民族民间医药杂志，1994 年 02 期
[关键词] 苗药；制剂

[标题] 土苗民药炮制方法举隅
[作者] 黄大福
[机构] 湖北省恩施医专附院中药科（445000）
[刊名] 湖北民族学院学报（医学版），1994 年 02 期
[关键词] 苗药；炮制

[标题] 浅谈西南少数民族传统医药
[作者] 杨昌文
[机构] 贵州省民族研究所（550002）

［刊名］贵州民族研究，1994 年 01 期
［关键词］苗族医药

［标题］苗药土辛反败酱的实验研究
［作者］饶光宇；耿晓照；周黎华
［机构］贵州省中医研究所（550002）
［刊名］中国中药杂志，1994 年 01 期
［关键词］苗药；土辛；败酱

［标题］土苗医“千锤膏”治疗跌打损伤的临床应用
［作者］姜国菊；雷艳东
［机构］湖北省恩施医专附院民医科（445000）
［刊名］湖北民族学院学报（医学版），1993 年 02 期
［关键词］苗医药；千锤膏；跌打损伤

［标题］土家医苗医临床常用部分治风湿类药物
［作者］姜锦林；姜国菊；雷永恕
［机构］湖北省恩施医专附院民医科（445000）
［刊名］湖北民族学院学报（医学版），1993 年 02 期
［关键词］苗药；风湿

［标题］土苗医药拾贝
［作者］赵敬华
［机构］湖北省恩施医专中医系（445000）
［刊名］湖北民族学院学报（医学版），1992 年 02 期
［关键词］苗族医药

［标题］因地制宜中西结合开发我省土家苗族医药资源
［作者］王平；赵敬华
［机构］湖北省恩施医专中医系（445000）

[刊名] 湖北民族学院学报（医学版），1993 年 01 期
[关键词] 苗族医药；开发

[标题] 苗族民间验方四则
[作者] 楚天舒
[机构] 不详
[刊名] 医学文选，1991 年 04 期
[关键词] 苗族医药；验方

[标题] 苗胞的产后熏洗疗法
[作者] 潘德仁
[机构] 贵州天柱县竹林医院（556600）
[刊名] 医学文选，1991 年 04 期
[关键词] 苗族医药；熏洗疗法

[标题] 苗家士法治痛经
[作者] 陆强益
[机构] 不详
[刊名] 医学文选，1991 年 04 期
[关键词] 苗医；痛经

[标题] 黔东南苗族民间治疗腮腺炎方法四则
[作者] 潘木钧
[机构] 不详
[刊名] 医学文选，1991 年 04 期
[关键词] 苗族医药；腮腺炎

[标题] 苗族民间治急性乳腺炎数法
[作者] 潘德仁
[机构] 贵州省天柱县远口区竹林医院（556600）

[刊名] 医学文选，1991 年 04 期、
[关键词] 苗族医药；乳腺炎

[标题] 浅谈苗医针角灸
[作者] 麻福昌
[机构] 贵阳中医学院第一附属医院（550001）
[刊名] 贵州医药，1990 年 01 期
[关键词] 苗医；针角灸

[标题] 苗族医药治疗银屑病 20 例报告
[作者] 周亦农；朱宜德
[机构] 湖南省中医药研究院（410008）
[刊名] 云南中医中药杂志，1989 年 06 期
[关键词] 苗族医药；银屑病

[标题] 鄂西民族药资源的初步研究
[作者] 万定荣；李安娟；方志先
[机构] 湖北省药品检验所（440000）
[刊名] 中国中药杂志，1988 年 09 期
[关键词] 土家族苗族；民族药资源

[标题] 苗族熏蒸疗法
[作者] 胡红
[机构] 黔东南州民族医药研究所（556000）
[刊名] 贵州医药，1988 年 04 期
[关键词] 苗族；熏蒸疗法

[标题] 苗族医药珍宝—弩药与糖药针
[作者] 李朝斗
[机构] 贵阳中医学院（550002）

[刊名] 贵州医药，1988 年 02 期
[关键词] 苗族医药；弩药；糖药针

[标题] 苗族医学初探
[作者] 欧志安
[机构] 湖南省凤凰县中草药研究所（416200）
[刊名] 内蒙古中医药，1987 年 04 期
[关键词] 苗族医药

[标题] 苗医治疗多发性骨折一例报告
[作者] 姜希霖
[机构] 贵州省剑河县民族医院（556400）
[刊名] 贵州医药，1987 年 05 期
[关键词] 苗医药；多发性骨折

[标题] 贵州民族医药事业发展概况
[作者] 万昌发
[机构] 贵州省中医研究所民族医药研究室（550002）
[刊名] 贵州医药，1987 年 05 期
[关键词] 苗族医药；发展

[标题] 苗家医药显奇功
[作者] 欧志安
[机构] 湖南省凤凰县卫生局（416200）
[刊名] 中国民族，1984 年 10 期
[关键词] 苗族医药

[标题] 苗医苗药概论
[作者] 龙文玉
[机构] 湘西自治州民族中学（416000）

[刊名] 贵州民族研究，1982 年 02 期
[关键词] 苗族医药

[标题] 论湘西苗族医药
[作者] 欧志安
[机构] 湖南省凤凰县中医院（416200）
[刊名] 贵州民族研究，1983 年 02 期
[关键词] 苗族医药

[标题] 苗族医药研究 20 年评述
[作者] 田华咏
[机构] 湘西自治州民族医药研究所湖南吉首；
[刊名] 中国民族民间医药杂志，2007 年 02 期
[关键词] 苗族医药

[标题] 苗药蛙龚龙中白藜芦醇的含量测定
[作者] 罗迎春；陈懿；张兵锋
[机构] 贵州大学精细化工研究开发中心（550000）
[刊名] 中国民族医药杂志，2007 年 03 期
[关键词] 超声波提取；HPLC；白藜芦醇；虎杖；蛙龚龙

[标题] 苗药黑骨藤药材的显微结构研究
[作者] 廖海民；李良俊；任铁
[机构] 贵州大学生命科学学院（550000）
[刊名] 西北药学杂志，2007 年 01 期
[关键词] 黑骨藤；杠柳；黑龙骨；青蛇藤；显微结构

[标题] 苗药祛风通络扶正散治疗面神经麻痹 108 例体会
[作者] 石启双
[机构] 怀化市府星路狗崽冲辰州中西医诊所（418000）

［刊名］中国民族医药杂志，2007 年 02 期
［关键词］面神经麻痹；祛风通络扶正散；苗医药

［标题］论三本论的实用意义
［作者］田兴秀
［机构］湖南省花垣县卫生局（416400）
［刊名］学术探索，1999 年 05 期
［关键词］三本论；苗医理论

［标题］三本论附篇：事、物、人论
［作者］田兴秀
［机构］湖南省花垣县卫生局（416400）
［刊名］学术探索，1999 年 01 期
［关键词］三本论；苗医理论

［标题］三本论
［作者］田兴秀
［机构］湖南省花垣县卫生局（416400）
［刊名］学术探索，1998 年 05 期
［关键词］苗医理论

［标题］生成学说在苗族医学中的应用
［作者］田兴秀；
［机构］湖南省花垣县卫生局（416400）
［刊名］民族论坛，1993 年 03 期
［关键词］苗医；生成学说

［标题］苗医药用方法及特点
［作者］滕建卓
［机构］湘西自治州民族医药研究所，湖南吉首 416000

[刊名] 怀化医专学报，2004，03（1）．－103－104
[关键词] 苗医药；药用方法；药用特点

[标题] 苗药王万应膏治疗烧烫伤135例临床观察
[作者] 熊安富熊彪罗登翠
[机构] 贵州省安龙县龙广熊氏中西医院（552403）
[刊名] 湖北中医杂志（全国土家族苗族医药专辑）2002
[关键词] 苗医药；王万应膏；烧烫伤/治疗

[标题] 苗药三参四黄降糖汤治疗糖尿病举隅
[作者] 向大安
[机构] 湖北省建始县中医院（445300）
[刊名] 湖北中医杂志（全国土家族苗族医药专辑）2002
[关键词] 苗医药；三参四黄降糖汤；糠尿病/治疗

[标题] 苗族医学特色诊疗简介
[作者] 杨迎民谭宗艾
[机构] 湖北省恩施州中心医院（445000）
[刊名] 湖北中医杂志（全国土家族苗族医药专辑）2002
[关键词] 苗族医药；诊疗特色

[标题] 世界传统医药奇葩——土家族苗族民族医学
[作者] 趙敬华
[机构] 湖北民族学院医学院（445000）
[刊名] 湖北中医杂志（全国土家族苗族医药专辑）2002
[关键词] 土家族医药；苗族医学

[标题] 苗医验方四则
[作者] 田亚斌
[机构] 湖北省来凤县民族医院（445700）

［刊名］湖北中医杂志（全国土家族苗族医药专辑）2002
［关键词］苗族医药；验方/临床应用

［标题］贵州民族医药及苗药产业的特色与蓬勃发展
［作者］冉懋雄
［机构］贵阳中医学院中药研究所（550002）
［刊名］贵阳中医学院学报（2003 全国苗族医药特辑）
［关键词］苗族医药；药药产业化

［标题］贵州苗族药开发史概要
［作者］谭学林
［机构］贵阳中医学院（550002）
［刊名］贵阳中医学院学报（2003 全国苗族医药特辑）
［关键词］苗药；开发历史

［标题］苗药质征说和走关论对传统医药理论的充实印证与发展
［作者］熊传榘曾宣伦王毅刚，等。
［机构］重庆市中医研究所（400013）
［刊名］贵阳中医学院学报（2003 全国苗族医药特辑）
［关键词］苗药；质征说；走关论

［标题］进一步发展贵州苗药的思路及对策
［作者］唐仕勇
［机构］贵州省中医研究所附属医院（550008）
［刊名］贵阳中医学院学报（2003 全国苗族医药特辑）
［关键词］苗药；研发

［标题］苗药的现状及其开发前景
［作者］罗春丽邱德友张永萍

[机构] 贵阳中医学院（550002）
[刊名] 贵阳中医学院学报（2003 全国苗族医药特辑）
[关键词] 苗药；研发

[标题] 浅谈苗医药的形成与发展
[作者] 吴言发
[机构] 湖南省花垣县崇山苗医门诊部（416400）
[刊名] 贵阳中医学院学报（2003 全国苗族医药特辑）
[关键词] 苗族医药；形成与发展

[标题] 关于促进苗药科研与产业发展的思路
[作者] 胡学成
[机构] 贵州六枝大华药业有限公司（553403）
[刊名] 贵阳中医学院学报（2003 全国苗族医药特辑）
[关键词] 苗族药；产业发展

[标题] 论苗医学十大特色
[作者] 田兴秀
[机构] 湖南省花垣县卫生局（416400）
[刊名] 贵阳中医学院学报（2003 全国苗族医药特辑）
[关键词] 苗医学；理论特色

[标题] 通气散血法在苗医内治法中的地位
[作者] 熊传榘曾宣论王毅刚，等。
[机构] 重庆市中医研究所（400013）
[刊名] 贵阳中医学院学报（2003 全国苗族医药特辑）
[关键词] 通气散血法；苗医；内治法/临床应用

[标题] 贵州苗族药材（部分）的基源订正
[作者] 何顺志叶玉珊

[机构] 贵阳中医学院药学系（550002）
[刊名] 贵阳中医学院学报（2003 全国苗族医药特辑）
[关键词] 苗药；基源订正

[标题] 略论中国苗族三大医药文化圈的形成与特色
[作者] 田华咏
[机构] 湘西自治州民族医药研究所（416000）
[刊名] 贵阳中医学院学报（2003 全国苗族医药特辑）
[关键词] 苗族医学；苗医文化圈

[标题] 苗药产业发展中的资源保护问题
[作者] 杜江汪清
[机构] 贵阳中医学院民族医药研究所（550002）
[刊名] 贵阳中医学院学报（2003 全国苗族医药特辑）
[关键词] 苗药；资源保护

[标题] 苗族医药发展方向探讨
[作者] 云雪林
[机构] 贵阳中医学院（550002）
[刊名] 贵阳中医学院学报（2003 全国苗族医药特辑）
[关键词] 苗族医药；发展方向

[标题] 论苗族医药的独特理论
[作者] 朱国豪朱娜琳
[机构] 贵州省铜仁地区经贸局（554300）
[刊名] 贵阳中医学院学报（2003 全国苗族医药特辑）
[关键词] 苗医学；理论探讨

[标题] 谈苗族医学预防学的萌芽
[作者] 韦波趙能武

[机构] 贵州中医学院民族医药研究所（550002）
[刊名] 贵阳中医学院学报（2003 全国苗族医药特辑）
[关键词] 苗医；预防学

[标题] 对修订部分苗药产品质量标准之我见
[作者] 徐树芸黄静杨理明
[机构] 贵州省药品检验所（550004）
[刊名] 贵阳中医学院学报（2003 全国苗族医药特辑）
[关键词] 苗药；质量标准

[标题] 浅谈苗族医药对中医骨伤科学的贡献
[作者] 孙济平万慧玲
[机构] 贵州中医学院（550002）
[刊名] 贵阳中医学院学报（2003 全国苗族医药特辑）
[关键词] 苗族医药；中医；骨伤科

[标题] 加强贵州苗族医药知识产权保护之我见
[作者] 张敬杰吴珊
[机构] 贵阳中医学院（550002）
[刊名] 贵阳中医学院学报（2003 全国苗族医药特辑）
[关键词] 苗族医药；知识产权保护

[标题] 论苗医交环学说
[作者] 石明芳
[机构] 湖南省花垣县猫儿乡卫生院（416400）
[刊名] 贵阳中医学院学报（2003 全国苗族医药特辑）
[关键词] 苗医；交环学说

[标题] “三本论”在苗医学中的指导作用
[作者] 吴言发

[机构] 湖南省花垣县崇山苗医门诊部（416400）
[刊名] 贵阳中医学院学报（2003 全国苗族医药特辑）
[关键词] 苗医学；三本论

[标题] 浅谈土家医苗医之毒气说
[作者] 符开春何玉珍
[机构] 怀化市民族医药研究所（418002）
[刊名] 贵阳中医学院学报（2003 全国苗族医药特辑）
[关键词] 苗医；土家医；毒气说

[标题] 苗族医药特色简介
[作者] 向远彩严纯
[机构] 湖北省利川市中医院（445400）
[刊名] 贵阳中医学院学报（2003 全国苗族医药特辑）
[关键词] 苗族医学；诊疗特色

[标题] 苗药金铁锁及其开发利用现状
[作者] 张红毅张琴丽覃多章
[机构] 贵州民族制药有限公司（550018）
[刊名] 贵阳中医学院学报（2003 全国苗族医药特辑）
[关键词] 苗药；金铁锁

[标题] 贵州优势苗药艾纳香及其产品
[作者] 张红毅张琴丽覃多章
[机构] 贵州民族制药有限公司（550018）
[刊名] 贵阳中医学院学报（2003 全国苗族医药特辑）
[关键词] 苗药；艾纳香

[标题] 苗族医药治疗牛皮癣 188 例临床总结
[作者] 文明昌罗宏梅蔡果慧

[机构] 黔南州民族医药研究所（558000）
[刊名] 贵阳中医学院学报（2003 全国苗族医药特辑）
[关键词] 苗医药；牛皮癣/临床治疗

[标题] 贵州独特的苗族药用植物——米槁
[作者] 张红毅张琴丽王特文
[机构] 贵州民族制药有限公司（550018）
[刊名] 贵阳中医学院学报（2003 全国苗族医特辑）
[关键词] 苗药：米槁

[标题] 雷公山苗药治疗白内障
[作者] 龙金光
[机构] 贵州省凯里市医学会（556000）
[刊名] 贵阳中医学院学报（2003 全国苗族医药特辑）
[关键词] 苗药；白内障/临床治疗

[标题] 苗药“爱美康”药膏治疗烧伤简报
[作者] 潘权
[机构] 贵阳市民族医药诊疗所（550001）
[刊名] 贵阳中医学院学报（2003 全国苗族医药特辑）
[关键词] 苗药；爱美康药膏；烧伤/临床治疗

[标题] 苗药雪冬花合剂治疗类风湿性关节炎 125 例临床观察
[作者] 张继德
[机构] 湖南省凤凰县民族中医院（416300）
[刊名] 贵阳中医学院学报（2003 全国苗族医药特辑）
[关键词] 苗药；雪冬花合剂；类风湿性关节炎

[标题] 苗药复方竹花酒治疗风湿性关节痛 100 例临床观察
[作者] 杨通宝隆吉河

［机构］湖南省凤凰县民族中医院（416200）
［刊名］贵阳中医学院学报（2003 全国苗族医药特辑）
［关键词］苗药；复方竹花酒；风湿关节痛

［标题］苗医正骨法加柏林接骨散治疗上肢骨折——附 5737 例上肢骨折临床流行病学分析
［作者］张东海张立
［机构］湖南省龙山县民族骨伤科医院（416800）
［刊名］贵阳中医学院学报（2003 全国苗族医药特辑）
［关键词］苗医正骨；骨折；临床流行病学分析

［标题］苗药“黑白保肝丸”治疗乙型肝炎临床观察
［作者］熊安富罗登翠
［机构］贵州省安龙县龙广镇熊氏中西医院（552403）
［刊名］贵阳中医学院学报（2003 全国苗族医药特辑）
［关键词］苗药；黑白保肝丸；乙型肝炎

［标题］苗药“降压通络汤”治疗高血压脑血栓
［作者］萧成纹
［机构］湖南省通道侗族自治县第一人民医院（418500）
［刊名］贵阳中医学院学报（2003 全国苗族医药特辑）
［关键词］苗药；降压通络汤；高血压；脑血栓

［标题］苗药“黑膏药”治疗骨质增生 89 例
［作者］史小文
［机构］贵阳市白云大道 203 号九局中心医院（550014）
［刊名］贵阳中医学院学报（2003 全国苗族医药特辑）
［关键词］苗药；黑药膏；骨质增生

［标题］苗药万寿汤治疗腰腿痛 50 例观察

[作者] 李凡益
[机构] 黔南自治州民族医药研究所（55800）
[刊名] 贵阳中医学院学报（2003 全国苗族医药特辑）
[关键词] 苗药；万寿汤；腰腿痛

[标题] 苗药阿梅棍治疗慢性浅表性胃炎 45 例观察
[作者] 李昌禹李凡益
[机构] 黔南自治州民族医药研究所（55800）
[刊名] 贵阳中医学院学报（2003 全国苗族医药特辑）
[关键词] 苗药；阿梅棍；慢性浅表性胃炎

[标题] 苗药竹椒汤外洗加针刺治疗肩周炎 30 例
[作者] 覃红曼
[机构] 贵州省荔波县人民医院（558400）
[刊名] 贵阳中医学院学报（2003 全国苗族医药特辑）
[关键词] 苗药；竹椒汤；针刺疗法；肩周炎

[标题] 复方苗药风湿胶囊治疗急性风湿性关节炎 33 例
[作者] 杨长丰祝均辉黄昌辉
[机构] 湖北省咸丰县中医院（445600）
[刊名] 贵阳中医学院学报（2003 全国苗族医药特辑）
[关键词] 苗药；风湿胶囊；风湿性关节炎

[标题] 苗药巴布剂——平喘止咳贴，行气通便贴
[作者] 张高红曹宇浩林开忠
[机构] 贵州康琦药械有限公司（550004）
[刊名] 贵阳中医学院学报（2003 全国苗族医药特辑）
[关键词] 苗药；平喘止咳贴；行气通便贴

[标题] 苗药黄萱益肝散治疗慢性乙肝 3700 例临床观察

[作者] 曾德祥曾朝凤周银妮
[机构] 贵阳肝病医院（550001）
[刊名] 贵阳中医学院学报（2003 全国苗族医药特辑）
[关键词] 苗药；黄萱益肝散；慢性乙型肝炎

[标题] 苗医药内服外敷治疗偏头痛 18 例
[作者] 洪东升滕黎明
[机构] 湖南省凤凰县民族中医院（416300）
[刊名] 贵阳中医学院学报（2003 全国苗族医药特辑）
[关键词] 苗医药；内服外敷法；偏头痛

[标题] 苗医对通气散血药的认识方法
[作者] 熊传架曾定伦王毅刚
[机构] 重庆市中医研究所（400013）
[刊名] 贵阳中医学院学报（2003 全国苗族医药特辑）
[关键词] 苗医；通气散血药/认识方法

[标题] 苗医药用方法及特点
[作者] 滕建卓
[机构] 湘西自治州民族医药研究所（416000）
[刊名] 贵阳中医学院学报（2003 全国苗族医药特辑）
[关键词] 苗医；药用方法

[标题] 苗药“八棱麻”伤科运用举隅
[作者] 邓孝军
[机构] 湖北省恩施市舞阳卫生院（445000）
[刊名] 贵阳中医学院学报（2003 全国苗族医药特辑）
[关键词] 苗药；八棱麻；伤科/临床应用

[标题] 神奇而独具风格的苗族医药

［作者］杨迎民
［机构］湖北省恩施自治州民族医院（445000）
［刊名］贵阳中医学院学报（2003 全国苗族医药特辑）
［关键词］苗族医药

［标题］苗药整理之我见
［作者］陈德媛吴家其危莉
［机构］贵阳中医学院（550002）
［刊名］贵阳中医学院学报（2003 全国苗族医药特辑）
［关键词］苗药；文献整理

［标题］苗药“黑白降压丸”治疗高血压
［作者］罗登翠熊安富
［机构］贵州省安龙县龙个镇熊氏中西医院（552403）
［刊名］贵阳中医学院学报（2003 全国苗族医药特辑）
［关键词］苗药；黑白降压丸；高血压

［标题］台江苗医接骨手法拾贝
［作者］龙千里张文春张臻福
［机构］贵州省台江县苗族医药研究所附属医院（556300）
［刊名］贵阳中医学院学报（2003 全国苗族医药特辑）
［关键词］苗医；接骨手法

［标题］苗医治乙肝验方
［作者］熊彪
［机构］贵州省安龙县龙广镇熊氏中西医院（552403）
［刊名］贵阳中医学院学报（2003 全国苗族医药特辑）
［关键词］苗医；乙肝验方/临床应用

［标题］苗药“七白马牛羊鸡汤”治疗肝病经验介绍

［作者］罗其林罗贵沅
［机构］怀化市百草堂苗医诊所（418000）
［刊名］贵阳中医学院学报（2003全国苗族医药特辑）
［关键词］苗药；肝病/临床应用

［标题］土、苗医药在软组织损伤中的临床应用
［作者］敖传西
［机构］湖北省恩施州中心医院（445000）
［刊名］贵阳中医学院学报（2003全国苗族医药特辑）
［关键词］苗医药；软组织损伤/临床应用

［标题］苗药“山白鬼骨蒲黄汤”治疗乳腺炎
［作者］罗爱莲杨梅
［机构］怀化市百草堂苗医诊所（418000）
［刊名］贵阳中医学院学报（2003全国苗族医药特辑）
［关键词］苗药；乳腺炎/临床应用

［标题］蓼科药用植物在苗族医药中的应用
［作者］田振华
［机构］贵阳中医学院民族医药研究所（550002）
［刊名］贵阳中医学院学报（2003全国苗族医药特辑）
［关键词］苗药；蓼科植物

［标题］苗药九子黄连与千里光的临床应用
［作者］欧琬
［机构］湖南省会同县广坪中心卫生院（41830）
［刊名］贵阳中医学院学报（2003全国苗族医药特辑）
［关键词］苗药；九子黄连；千里光

［标题］清末至民国年间湘西苗族医药中的鲜药用法

[作者] 杨德泉
[机构] 湘西自治州药检所（416000）
[刊名] 贵阳中医学院学报（2003 全国苗族医药特辑）
[关键词] 苗医药；鲜药用法

[标题] 苗药头花蓼的研究进展
[作者] 张予覃贵江
[机构] 贵州省福泉市第二人民医院（558000）
[刊名] 贵阳中医学院学报（2003 全国苗族医药特辑）
[关键词] 苗药；头花蓼；化学成分；临床应用

[标题] 苗药吉祥草的研究概况
[作者] 张元杜江邱德文
[机构] 贵阳中医学院（550002）
[刊名] 贵阳中医学院学报（2003 全国苗族医药特辑）
[关键词] 苗药；吉祥草；生药学研究；化学成分研究；临床应用

[标题] 苗药黑骨藤的研究概况
[作者] 王瑾杜江邱德文
[机构] 贵阳中医学院（550002）
[刊名] 贵阳中医学院学报（2003 全国苗族医药特辑）
[关键词] 苗药；黑骨藤；药理；化学成分；鉴别

[标题] 苗药“石平”膏和“远苏”二仙散治疗乳腺癌的临床报告
[作者] 潘权
[机构] 贵阳市民族医药诊疗所（550000）
[刊名] 贵阳中医学院学报（2003 全国苗族医药特辑）

[关键词] 苗药；石平膏；远苏二仙散；乳腺癌/临床治疗

[标题] 苗药余甘子的发展概况与抗衰老作用研究的前景展望
[作者] 罗春丽邱德文张永萍
[机构] 贵阳中医学院（550002）
[刊名] 贵阳中医学院学报（2003 全国苗族医药特辑）
[关键词] 苗药；抗衰老

[标题] 苗族金铁锁的系统研究
[作者] 王学勇邱德文蒋朝晖
[机构] 贵阳中医学院（550002）
[刊名] 贵阳中医学院学报（2003 全国苗族医药特辑）
[关键词] 苗药；金铁锁；本草参证；药理研究；化学成分

[标题] 苗药矮地茶的的现代研究
[作者] 詹亚梅
[机构] 贵阳中医学院（550002）
[刊名] 贵阳中医学院学报（2003 全国苗族医药特辑）
[关键词] 苗药；矮地茶

[标题] 苗药蛇倒退的现代研究及展望
[作者] 黄明进
[机构] 贵阳中医学院（550002）
[刊名] 贵阳中医学院学报（2003 全国苗族医药特辑）
[关键词] 苗药；蛇倒退

[标题] 苗药酢浆草研究概述
[作者] 刘明邱德文
[机构] 贵阳中医学院（550002）
[刊名] 贵阳中医学院学报（2003 全国苗族医药特辑）

[关键词] 苗药；酢浆草

[标题] 黑骨藤研究概况
[作者] 陈庆靳凤云陈华国
[机构] 贵阳中医学院（550002
[刊名] 贵阳中医学院学报（2003 全国苗族医药特辑）
[关键词] 苗药；黑骨藤；化学成分；药理研究；

[标题] 苗药肿节风的研究概况
[作者] 趙能武杜江
[机构] 贵阳中医学院民族医药研究所（550002）
[刊名] 贵阳中医学院学报（2003 全国苗族医药特辑）
[关键词] 苗药；肿节风；化学成分；药理研究；临床应用

[标题] 贵阳市菊科苗族用药资源的种类与研究情况概述
[作者] 徐文芬何顺志
[机构] 贵阳中医学院药学系（550002）
[刊名] 贵阳中医学院学报（2003 全国苗族医药特辑）
[关键词] 苗药；菊科/药用植物

[标题] 贵阳市百合科苗族用药植物资源的种类与研究
[作者] 黄敏何顺志
[机构] 贵阳中医学院药学系（550002）
[刊名] 贵阳中医学院学报（2003 全国苗族医药特辑）
[关键词] 苗药；百合科；药用植物

[标题] 苗药木瓜的研究进展
[作者] 王学军
[机构] 贵阳中医学院中药研究所（550002）
[刊名] 贵阳中医学院学报（2003 全国苗族医药特辑）

[关键词] 苗药；木瓜；化学成分；药理研究；临床应用

[标题] 苗药黑骨藤追风活络胶囊的鉴别研究
[作者] 林佳任毛大鸣
[机构] 贵州老来福药业有限公司（550025）
[刊名] 贵阳中医学院学报（2003 全国苗族医药特辑）
[关键词] 苗药；黑骨藤；追风活络胶囊；鉴别

[标题] 铜仁地区苗族常用药物介绍
[作者] 周光玉
[机构] 贵州省铜仁地区药检所（554300）
[刊名] 贵阳中医学院学报（2003 全国苗族医药特辑）
[关键词] 铜仁地区；常用苗药

[标题] 苗药金骨莲胶囊的研究
[作者] 王克良
[机构] 贵州民族制药有限公司（550001）
[刊名] 贵阳中医学院学报（2003 全国苗族医药特辑）
[关键词] 苗药；金骨莲胶囊；痹证/临床研究

[标题] 苗药金刚藤的研究
[作者] 郭刚邱德文杜江
[机构] 贵阳中医学院（550002）
[刊名] 贵阳中医学院学报（2003 全国苗族医药特辑）
[关键词] 苗药；金刚藤；本草研究；药理；化学成分

[标题] 苗药无花果治疗痔病
[作者] 杨学联
[机构] 湖北省来凤县民族医院（445700）
[刊名] 贵阳中医学院学报（2003 全国苗族医药特辑）

[关键词] 苗药；无花果；痔病

[标题] 苗药大果木姜子的化学和药理学研究进展
[作者] 李建银许建阳邱德文
[机构] 贵阳中医学院（550002）
[刊名] 贵阳中医学院学报（2003 全国苗族医药特辑）
[关键词] 苗药；木姜子；药理；化学成分

[标题] 贵州苗药金铁锁对类风湿性关节炎小鼠大脑草胺类神经递质的影响
[作者] 许建阳王发强郑维发
[机构] 北京中国武警总医院（100039）
[刊名] 贵阳中医学院学报（2003 全国苗族医药特辑）
[关键词] 苗药；金铁锁；小鼠类风湿性关节炎；镇痛

[标题] 苗药金铁锁总皂苷提取工艺研究
[作者] 王学勇邱德文蒋朝晖
[机构] 贵阳中医学院（550002）
[刊名] 贵阳中医学院学报（2003 全国苗族医药特辑）
[关键词] 苗药；金铁锁；总皂苷；提取工艺

[标题] 松桃苗族医药情况报告
[作者] 唐永江
[机构] 贵州省松桃县卫生局（554100）
[刊名] 卫生管理与信息，1986（4）增刊
[关键词] 松桃；苗族医药

[标题] 凤凰县苗族医药情况调查报告
[作者] 石通文
[机构] 湘西自治州民族医药研究所（416000）